U0381178

完美怀孕
每日一页

姜　艳◎编著

重庆出版集团 🌀 重庆出版社

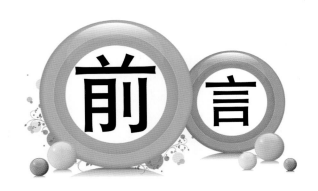

280 天的守护

孕育生命是女性一生中最为幸福和难忘的事。你与宝宝紧密相连的 280 天，会是你一生最难忘的记忆。为人母的喜悦与困惑、幸福与辛苦，你将在这 280 天里一一体会。

生命就是这样奇妙！从一颗小小的受精卵到一个白里透红、人见人爱的小娃儿，都是一点一滴在妈妈肚子里悄悄地改变、成长，而妈妈的肚子就像是宝宝生命中第一个家。中医认为"胎之所养，赖母之所嗜，母子之气，呼吸相通。是以胎气肥瘦，在母之素日奉养厚薄如何"。孕育宝宝的优质免疫力，需要从"小"扎根！ 所以说，宝宝生命中第一个家的好坏，取决于"家"是否能提供最佳的保护、优质又健康的环境及充足的营养，让宝宝在其中能发育出强壮的体质、聪明的脑力与优质的免疫力。

孕妈妈，你准备好了吗？让宝宝健康发育、顺利出世，孕妈妈就跟随我们的这本《完美怀孕每日一页》，一起见证这不平凡的孕育之旅！

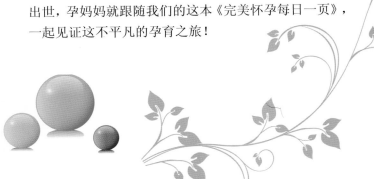

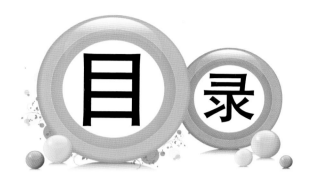

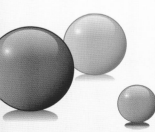

孕 **②** 月 早孕反应来报到 ···················· 35

孕 **③** 月 安全度过害喜期 ················ 57

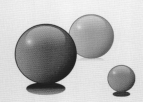

孕 4 月　终于轻松些了 …………83

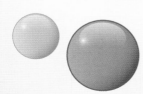

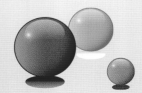

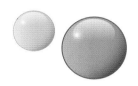

孕 6 月 令人欣喜和神奇的胎动 …………… 141

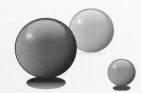

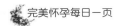
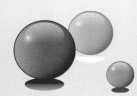

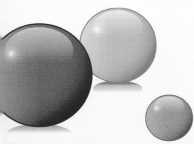

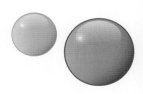

孕 **9** 月　准备好一切吧 ················· 229

孕 **10** 月 进入倒计时啦 ················· 259

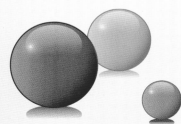

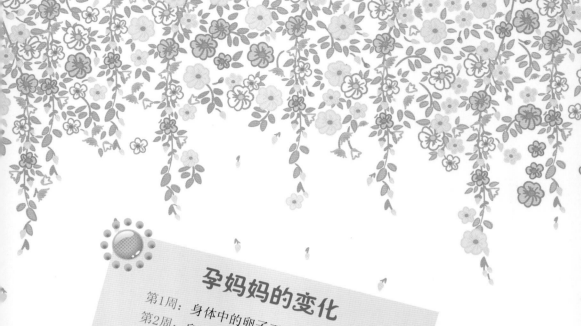

孕妈妈的变化

第1周：身体中的卵子正在发育。

第2周：卵子成熟时期，时刻为受孕作准备。

第3周：一个顽强的精子经过千山万水与卵子结合，形成受精卵，开始进行细胞分裂。

第4周：受精卵着床了。但由于胚胎太小，子宫大小与未怀孕时基本相同，此时大多孕妈妈不会有感觉，只有极少数较敏感的人可能会有畏寒、慵懒、困倦等症状。

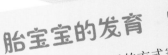

胎宝宝的发育

第1周：此时宝宝仍以精子和卵子的方式寄存在爸爸妈妈的身体中。

第2周：受精卵大约在受精后7～10日，从输卵管游走到子宫，在子宫内着床，并从母体中吸收养分，开始发育。

第3周：在怀孕第3周后期胚胎长0.5～1.0厘米，体重不到1克，但肉眼已能看出其外形。

第4周：尚无法明显地区分头部和身体，并且长有腮弓和尾巴，此时眼睛和鼻子还没有成形，但能看到下巴和嘴的原形。

孕1月

准备着
你的到来

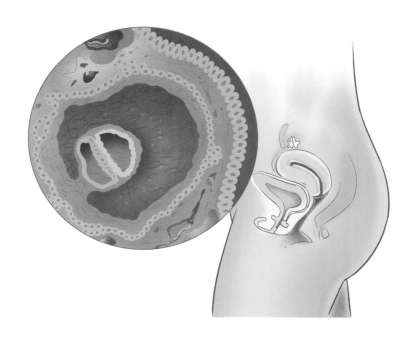

第 1~2 天 选择"好孕"时机

从优生的角度考虑，应选择好的怀孕时机，这样不仅可减少或避免一些缺陷病儿的出生，还可提高体质和智力均优秀的孩子的出生率。

在以下的情况下最好不要怀孕。

◆春节期间不宜怀孕。

◆婚后不宜立即怀孕。

◆旅途中不宜怀孕。

◆避孕期间不宜怀孕。

◆早产或流产后不宜立即怀孕。

◆长期服用药物的女性不宜立即怀孕。

◆不久前受过X光照射的女性不宜立即怀孕。

◆患有妇科疾病时不宜受孕。

优生学建议男女应在最佳生育年龄内孕育，女性最佳的生育年龄在

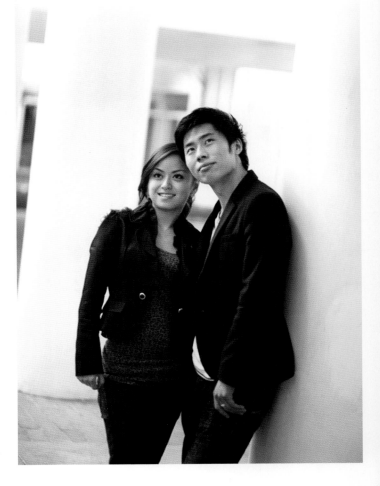

24~30岁，而男性则在25~31岁。在此年龄段内，夫妻身体强壮，精力充沛，精子、卵子质量高，可将最好的基因传给下一代，此阶段夫妻的生活经验也比较丰富，有利于抚养好婴儿。

怀孕前，不仅准妈妈要检查和调养好自己的身体、精神状态，同时，准爸爸也要相应地做好这些方面的准备工作，这样才能生出聪明、健康的宝宝。现代医学认为，最佳的受孕季节在夏末秋初，此时天气适宜，蔬菜水果供应充裕，极适合胎儿的发育。婴儿出生时正是春末夏初，气温变化小，给产妇的恢复和婴儿的生长都带来很多的便利。

第3~4天 孕前检查做了吗

孕前检查是优生的重要内容，主要是确定孕前夫妻双方的健康是否处于良好状态，以便及时发现不能生育的疾病或其他生殖系统缺陷等，供当事人孕育决策时参考。若等到孕后才发现，则可能影响夫妻之间的感情或造成家庭纠纷，同时对胎儿造成的伤害会更大。因此，孕前检查很重要，其检查内容包括以下几项：

血常规检查。了解血色素高低，以发现是否有贫血、凝血异常等血液系统疾病。

尿常规检查。尿常规检测是对肾脏的了解，因为孕妇身体的种种变化对肾脏系统来说是一个巨大的考验。

便常规检查。这项检查是对肠道寄生虫感染、消化系统疾病作出确切的诊断，避免在妊娠中造成流产、胎儿畸形等严重后果。

胸部透视检查。胸部透视检查用于对结核病等肺部病变的诊断。

白带常规检查。白带常规检查是对一些生殖道致病微生物的排查，若发现有感染，应及时进行彻底治疗后再怀孕，以免引起胎儿发育异常、流产、早产等。

妇科内分泌全套检查。这项检查有助于对女性子宫的了解。

肝功能检测。肝功能检测有助于对肝脏和肾脏功能的了解。

乙肝病毒抗原抗体检测。乙肝病毒抗原抗体的检测是孕妈妈对自己是否患有或携带乙肝病毒的了解。

糖尿病检查。糖尿病是会给妊娠带来严重影响的疾病。因此，一些已有明显肾脏病变或严重的视网膜病变的糖尿病患者，应到医院请医生检查评估后再决定是否能怀孕。

性病检查。性传染病主要包括艾滋病、梅毒和淋病等，这些性病会伤害胎儿，或造成死胎、畸胎，或传染胎儿、新生儿，影响下一代健康。

染色体检查。染色体检查用于染色体异常、遗传性疾病的诊断，有助于及早发现先天性卵巢发育不良综合征和先天性性腺发育异常等遗传疾病。

TORCH检测。此项检查是通过对血清抗体的检查，从而判断女性是否已被弓形虫、风疹病毒、单纯疱疹和巨细胞病毒感染。若患有这些疾病，则应该治愈后再怀孕，否则可能会造成胎宝宝畸形。

Rh血型检查。此项检查是为了避免Rh血型不合的产生，如存在血型不合的问题，最好请医生给予指导后再怀孕。

口腔检查。有怀孕计划的女性，应当到口腔科（最好是专门为准孕妇检查的口腔科）做口腔卫生状况检查，接受口腔医生的健康指导，这是非常关键的一点。孕期口腔常见病都与口腔的卫生状况密切相关，准备怀孕的女性需要知道受孕期如果患口腔疾病，何时进行治疗较安全等相关知识。

第5天 你，准备好了吗

作好心理准备

从单身到结婚再到怀孕是一个心理需要调节的过程。怀孕会让女性产生喜悦的心情，但同时也会因为缺乏怀孕和生育经验，或怀孕后身体、工作和娱乐等都将会改变等原因而产生紧张、不安和焦虑情绪。所以，迎接一个新生命降临前，有许多事情需要仔细规划和准备，因为这绝对是女人一生中最重要的里程碑。

准备怀孕的女性首先要作好相应的心理准备，在夫妻双方心理状态良好的情况下可实现高质量的受孕。还要作好怀孕以后会出现妊娠反应的心理准备，正确对待怀孕可能带来的问题。孕后的种种不适会令人出现如头晕、乏力、嗜睡、恶心、呕吐，等等，有的甚至不能工作，不能进食，可这些都是孕育宝宝所要经历的，准备怀孕的女性应提前有所了解。

总之，孕前女性一定要作好心理准备，这不仅关系到自身的身心健康，还将影响优生。

作好身体准备

孕前注意身体的调理，并且积极治疗一些本身就有的慢性病或其他疾病，才能在怀孕时给予宝宝最有利的生长环境，遗传病、生活习惯、睡眠、营养等都会影响体质，所以女性要学会缓解压力，合理调整和安排自己的工作和生活，保证充足的睡眠，保持良好的情绪，为孕育宝宝提供良好的基础。

最好再制订一套合理的健身计划。进行至少一个月以上有规律的运动后再怀孕，可促进女性体内激素的合理调配，确保受孕时女性体内激素的平衡与受精卵的顺利着床，并可促进胎儿的发育和宝宝身体的灵活程度，避免怀孕早期发生流产，还能明显地减轻分娩时的难度和痛苦。晨跑、瑜伽、游泳等运动形式都是不错的选择，即便是每天慢跑和散步也有利于女性体质的改善。运动可以不要求强度，但要注重坚持。

婴儿出生缺陷绝不仅仅与女性的孕期状况有关，与男性也有着同等密切的关系。故男性也要作好身体准备，如治疗生殖系统疾病、避免接触有害物质、不滥用药物，注意适当的运动保健等，这也是优生的基础。

作好经济准备

孕育宝宝是件大事，需要作好必要的经济准备，因为怀孕后，孕妈妈的工作安排、饮食调养都需要经济的支撑。尤其孕妈妈的衣物、宝宝的用品等，需要更新、购买，更不用说宝宝出生后的养育费用。因此，在孕前就需作好经济准备。

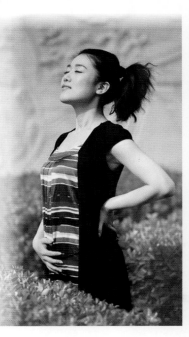

第6天　和烟酒说"拜拜"

孕前要戒烟

　　吸烟的危害越来越受到人们的重视，夫妇双方或一方吸烟，都对受孕有着很大的影响。吸烟与不孕症有很大关系，因为香烟在燃烧过程中所产生的有毒化学物质可能导致细胞突变，对生殖细胞会造成一定的损害，卵子和精子突变后会导致胎儿畸形和智力低下。

　　女性在怀孕20周以前如果减少吸烟数量或停止吸烟，所生婴儿的出生重量可接近于非吸烟者的婴儿，但仍有先天性异常

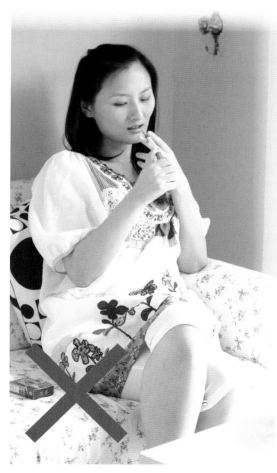

的危险，这是由于在怀孕早期或者怀孕前吸烟所引起的。因为烟雾中含有一些致畸物质，如尼古丁、焦油、辐射物和多环烃类。尼古丁及其代谢产物可以改变催乳素和孕酮的分泌，破坏受精卵的着床过程，尼古丁还可提高妊娠子宫的紧张度，增加子宫的收缩力，从而造成自发性流产。还应注意，不吸烟的女性如果与吸烟的人在一起，也会受到影响，妻子和吸烟的丈夫在一起，也会吸入空气中的焦油和尼古丁，同本人吸烟一样有危害。因此，女性想怀孕，应在1年前停止吸烟，并同时让丈夫也戒烟。

孕前须戒酒

　　大量事实证明，嗜酒会影响后代健康，因为酒的主要成分是酒精，酒精在体内达到一定浓度时，对大脑、心脏、肝脏、生殖系统都有损害。

　　孕妇饮酒会造成流产、早产、死胎，且发生率较常人明显升高，因为酒精是生殖细胞的毒害因子，受酒精毒害的卵子很难迅速恢复健康。酒精还可导致受精卵不健全，酒后受孕可造成胎儿发育迟缓。据统计，孕后饮酒的孕妇生出的婴儿中有32%是先天性智力低下。

　　因此，如果受孕前有饮酒的情况，应等到这种不健康的卵细胞排出后，新的健康的卵细胞成熟时再考虑受孕。酒精代谢物一般在戒酒后2～3天即可排泄出去，但一个卵细胞的成熟至少要14天以上。所以，在孕前须戒酒一个月后方可受孕，而且孕后也一定要戒酒。

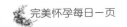

第7天 营养补充不可少哦

好的身体是孕育健康宝宝的基础，所以孕前要进行营养补充。不同体质的女性，由于个体之间的差异，在孕前营养补充、饮食调理、开始时间、营养内容、加量多少等问题上，都会因人而异。

体质与营养状况一般的女性，饮食调理应在孕前3个月就开始，每天要摄入足够量的优质蛋白质、维生素、矿物质、微量元素和适量脂肪，这些营养素是胎儿生长发育的物质基础。平时可多吃鸡、鸭、鱼、猪瘦肉、虾、鸡蛋、豆制品、牛奶、骨头汤、坚果类食物。

身体瘦弱、营养状况较差的女性，孕前饮食调理更为重要，最好在怀孕前1年左右就开始补充营养。除上述的营养元素要足够外，还应注意营养要全面，不偏食、不挑食，搭配要合理，科学烹饪，多调换口味，以使身体得到充分补充达到较佳状态。

身体肥胖、营养状态较好的人，通常来说不需要过多地增加营养，但是优质蛋白质、维生素、矿物质等这些必需的营养素摄入仍不可少，只是应少进食含脂肪及糖类较高的食物。

食补是最安全的，如果想要服用维生素剂、铁剂或其他营养制剂，最好在医生的指导下服用，不可盲目滥用，也不要服用过量，有些营养素摄入过量同样对身体有害。

叶酸的补充

怀孕前的3个月开始，每日补充0.4～0.8毫克的叶酸，使机体内的叶酸逐渐累积达到一定的量，这样是为了预防胎儿神经管缺陷的发生。

专家研究发现，在饮食中补充叶酸，以防止发生先天性神经系统发育异常的做法，对于男性来说同样重要。男性体内叶酸或维生素C水平过低，会导致精液浓度降低，精子活力减弱。有关专家建议，男子在计划做父亲时，应该多吃绿叶蔬菜、水果和粗粮，这些食物中叶酸和维生素C含量都很高。如果不能从食物中摄取足够的叶酸和维生素，可在医生的指导下服用叶酸和维生素制剂。

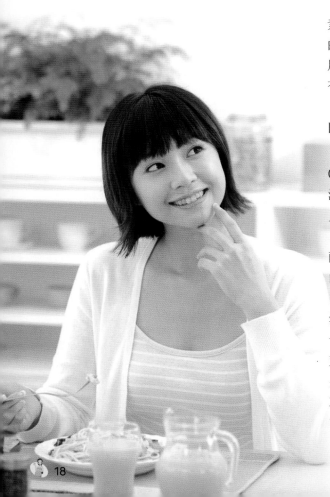

第8天　宜吃食物及禁忌食物

宜吃食物

杂粮：杂粮营养丰富，如小米和玉米是健脑、补脑的有益主食。

黑芝麻：黑芝麻含有丰富的钙、磷、铁，同时含有19.7%的优质蛋白质和近十种重要的氨基酸，这些氨基酸均为构成脑神经细胞的主要成分。

芝麻酱：芝麻酱竟跟鱼的营养成分相当，在食疗保健上，它们有很多相似的营养学作用。孕前吃芝麻酱，有抗氧化，防畸变，健脑，护心降脂，补钙，养血，防糖尿病和高血压等功效。

花生：花生中含有极易被人体吸收利用的优质蛋白质，还富含各种维生素、卵磷脂等。

海产品：海产品提供易被人体吸收利用的钙、碘、磷、铁等无机盐和微量元素，对大脑的健康生长发育，防治神经衰弱、提高免疫力，有极强的功效。

水果：胎儿的生长发育需要大量维生素，水果富含维生素。

黑木耳：黑木耳富含钙、铁，所含的胶质能起到清胃肠的作用。木耳还具有益气、养血、健胃、润燥、清肺等疗效，可用于滋补大脑和强身。

豆芽：无论黄豆、绿豆，其豆芽中所含多种维生素能够消除身体内的致畸物质，并可促进性激素的生成。

畜禽血：如猪、鸭、鸡、鹅等动物血，其所含的蛋白质分解后会产生一种具有解毒和滑肠作用的物质，而且畜禽血还有补血补铁的功效。

禁忌食物

高糖食品：经常食用高糖食物可能引起糖代谢紊乱，甚至成为潜在的糖尿病患者，怀孕后极易出现妊娠糖尿病。

辛辣食品：辛辣食物会影响正常人的消化功能，还可导致胃部不适、便秘等。

腌熏食品：各种腌熏食品在制作过程中会产生强烈的致癌物质，可使精子和卵子中的遗传物质DNA发生畸变，导致形成的受精卵畸形。

烤肉和涮肉：这些肉在烤或涮的多数情况下并没有完全熟，而女性吃了这些未熟的肉后就容易受到弓形虫的感染，使生下的宝宝弱智、瘫痪或畸形的概率增加。

含有咖啡因的饮品：咖啡因可以在一定程度上改变女性体内雌激素与孕激素的比例，从而间接抑制受精卵在子宫内的着床和发育。对男性来说，大多数可乐型饮品会直接伤害到精子，影响其生育能力，如果受损伤的精子与卵子相结合，还可能导致胎儿畸形或先天不足。

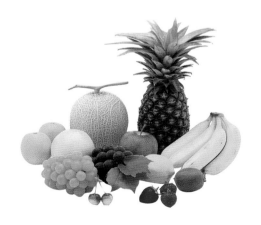

第9天 生命的诞生——精子和卵子的结合

精子是由成年男性的睾丸所产生的生殖细胞。其形状有点像蝌蚪，前面有一个卵圆形的头部，后面有一根呈丝状的小尾巴。千万别小瞧这根小尾巴，它的作用可是举足轻重的。只有依靠这条小尾巴的摆动，精子才能向前移动。正常男性每天可产生几百万甚至几亿个精子，当男子性高潮射精时，它与前列腺及精囊腺分泌的液体组成精液，一同排出体外。但是，在这些为数众多的竞争者当中，只有极少数幸运儿可以冲破重重障碍，通过阴道和子宫，到达输卵管，与卵子相遇。

假如睾丸产生的精子没有从男性的射精管排出，则会逐渐衰老、死亡，被更加年轻的精子所取代。

卵子是由卵巢细胞发育而成，女性从青春期一直到绝经期，真正能够完全

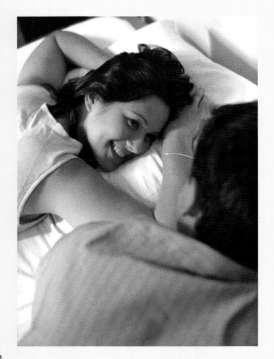

发育成熟并正常从卵巢排出的卵子只有400～500个左右。一个卵子在排出后可存活约48小时，在这48小时内，卵子与精子结合形成受精卵。女性一般是左右两个卵巢轮流排卵，少数情况下能同时排出两个或两个以上的卵子。如果分别与精子相结合，就出现了双卵双胞胎和多卵多胞胎。不过卵子排出后如果未受精，便会在48～72小时后自然死亡，失去这次受精的机会。如果要再受精，则需等到1个月后另一个卵子成熟并被排出，如此反复。

女性排出的卵子由输卵管伞端吸入输卵管最粗的壶腹部中，在此等待精子。射入到阴道内的精子靠自己的力量运动，不过，阴道内的酸性较强，难以抵挡酸性的精子会拼命地寻求中性或碱性环境，从而推挤到相当于子宫入口的子宫颈管处，然后沿着子宫腔朝着输卵管的方向前进。精子通过输卵管的入口，进入输卵管内，遇到卵子，与其结合。事实上，卵子与精子相遇、受精的地点，应该是在输卵管正中央的部分，亦即在输卵管膨大部，卵子要花数小时，精子则要花数小时到十几个小时才能到达这个地方。

精卵结合标志着新生命的诞生，这个在输卵管壶腹部形成的原始生命细胞，经过输卵管的蠕动，大约需要4天时间被运送到子宫腔内。此时的子宫内膜最适宜受精卵的着床，着床后不停地进行细胞分裂，便可孕育出胚胎，神奇的生命之旅就此展开了。

第10天 精子的质量要靠准爸爸哦

生活细节保证精子质量

精子的产生是男性发育成熟的标志，它持续于整个成年期，也是繁衍后代不可缺少的遗传物质。精子是体内最小的细胞，它需要均衡的能量补充，在适宜的温度下，才能产生大量健康的精子。成熟的精子存在于睾丸中，一个成年男性每天可产生上亿个精子。

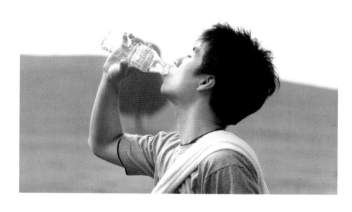

想要一个健康且聪明的宝宝，优质的精子不可少，这得靠准爸爸的努力哦。

专家建议，男性应从生活中的小事做起，保护自己的精子，例如：

◆日常操作电脑时，与电脑屏幕保持不少于70厘米的距离，不要把笔记本电脑放在膝盖上。

◆不要穿紧身裤。

◆少去桑拿房、蒸气浴室。高温蒸浴会直接伤害精子，还会抑制精子生成。

◆不要将手机放在裤兜里。

◆戒烟、少饮酒。

◆多参加锻炼。

◆放松心态。精神压力过大也对精子的成长有负面影响，所以男性应做些能让自己放松的事情，如散步、听音乐等。

多吃蔬菜水果

很多男性平时不喜欢吃蔬菜水果，认为那是女人们减肥的食物。其实，水果所含有的维生素A、维生素C，以及B族维生素都是男性生殖功能必需的营养素。如果长期缺乏这些维生素，将会影响性腺发育，不利于精子生成，从而使精子减少或影响精子的活力。为此，计划怀孕时，男性要摄入充足的热量、蛋白质、矿物质、维生素、微量元素等。除了多吃一些鸡、鱼、瘦肉、蛋类、豆制品等富含蛋白质的食品，准爸爸还应该多吃一些绿叶蔬菜、水果和粗粮，这些食物中含有维生素C、维生素E、锌、硒等利于精子成长的成分。坚果、鱼类中富含ω-3脂肪酸，也应多吃，以保证精子发育所必需的营养，使遗传潜能得到最大的发挥，同时为胎儿生长发育准备好充足而均衡的营养。

第11天 排卵期在哪天呢

女性在排卵期排出的卵子存活时间只有12小时，精子的寿命为48小时，故女性只有在排卵期同房才会受孕，所以掌握自己准确的排卵日期至关重要。如何测算自己的排卵期呢？有以下方法。

基础体温测试排卵期

可用基础体温法来测定排卵日。基础体温是指在没有发生运动、饮食等足以改变体温的行为前测量的体温。女性排卵前，基础体温一般为36.2～36.5℃，排卵后，基础体温会上升至高体温段，一般为36.8℃左右。从低体温段向高体温段移动的几天，视为排卵日期。

可于每天清晨起床前，身体还未进行任何活动的时候，在同一时间，用体温表放于口腔中5分钟，然后将测定的温度记录在案。根据记录连成曲线，就可看出排卵日期。

按月经周期推算

在生殖周期中，子宫每个月都有月经周期为受孕作准备，月经来潮的第一天是月经周期的第一天，排卵通常发生在下次月经来潮前的14天左右，所以将这前后两天视为排卵期。此测算方法适于月经周期较规律的女性，比如，正常的月经周期为28天的女性，如果这次月经第一天为3月10日，那么其排卵期应在25、26、27、28、29这几天。

观察宫颈黏液

女性月经干净后宫颈黏液常稠厚而量少，甚至没有黏液，称"干燥期"，而在月经周期中期，随着内分泌的改变，阴道黏液会增多而稀薄，越接近排卵期，阴道越湿润，此时期称"湿润期"。分泌的黏液变得像鸡蛋清一样，清亮有弹性，拉丝度高，不易拉断，出现这种黏液的最后一天前后48小时之间是排卵日。

用排卵试纸测试

排卵试纸是通过检测黄体生成激素（LH）的峰值水平来预知是否排卵的。女性排卵前24～48小时内，尿液中的黄体生成激素（LH）会出现高峰值，用排卵试纸自测，结果就会显示为阳性。测试方法可按排卵试纸上的包装说明。

不过应尽量采用每天同一时刻的尿样，收集尿液前2小时应减少水分摄入，因稀释了的尿样也会妨碍LH峰值的检测。

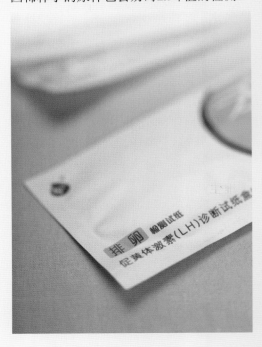

第12天　远离宠物

近年来，养宠物的家庭越来越多，特别是年轻的女性，对一些可爱的猫、狗等动物特别宠爱，与之非常亲密。宠物虽然可爱，但对人的健康多有不利，尤其是对有怀孕计划的年轻夫妇，更能构成严重的威胁。因为当你和宠物接触的时候，极有可能感染上一种叫做弓形虫的病菌。

弓形虫病是由弓形虫引发的一种人畜共患疾病，经常会通过猫、狗传染给人类。它们排出的粪便中含有大量的滋生体，人若不注意环境卫生与它们接触，或饭前、便后未洗手，或吃了未经煮熟的含有滋养体的肉和水，就会被感染。如果怀孕的女性感染了急性弓形虫病，不管本人是否出现症状，都会通过胎盘传给胎儿，造成流产、早产、死胎和胎儿畸形，也可导致孩子在儿童期时智力低下。有的孩子出生时并无症状，但会在数月或数年后发生神经系统症状及眼部损害症状。被弓形虫感染后的女性没有自觉症状，若家中养有宠物，夫妇在孕前应该到医院检查，经确认没感染宠物身上的病原体后才可怀孕。

所以，为了优生，准备怀孕或已经怀孕的女性一定要避免接触小猫、小狗等宠物，家中的宠物应寄养或送给亲友，也不要到养动物的朋友家或动物园去玩，一旦接触了宠物，应马上洗手。

▼猫、狗是弓形虫常见的携带体，其中又以猫最为突出。研究表明，一只猫的粪便中每天可以排泄数以万计的弓形虫卵囊。

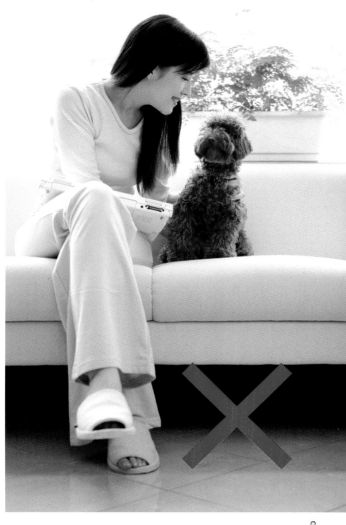

第 13~14 天 调整好排卵期的身心状态

女子排卵不单纯是个局部的生理过程，而是受整体身心状态的影响，身心状态也进一步影响排卵及卵子的质量，所以是个互动的过程。欲怀孕的女性最好预先测算好排卵时间，并在排卵期前后调整好自己的心理状态，为怀孕作好必要的精神准备。

当确认并准备在排卵期怀孕的时候，夫妇双方应提前作好准备，如共同操持家务，丈夫在妻子排卵之前1周要禁欲，以储备足够的精液量和精子数，而且在准备的4周内不宜洗热水浴，因为高温会使精子的活性和数量下降；不要穿又窄又厚的牛仔裤，以免阴囊温度上升而影响精子的数量与质量，并且双方要避免接触烟、酒、药物等，注意休息，保持体力充沛，加强营养，多进食优质蛋白质，如鱼、肉、蛋、奶等，戒烟戒酒，夫妇在和谐的气氛中共进温馨的晚餐；饭后，夫妻双方边听音乐边交流感情，晚间连续几天进行性生活。

而且，同房时，双方在情绪非常愉悦、情感分外投入的情况下，怀着美好的憧憬，最大限度地发挥各自的潜能进行性活动，在夫妇双方都能达到性高潮，获得性快感的情况下受精，易于受精卵着床受孕，孕育的孩子也健康。

想要当妈妈的女性在排卵期注意调整好自己的心理和情绪状态，这是遗传、胎教和优生优育的最低要求。此时正是排卵期，你，可别错过哦！

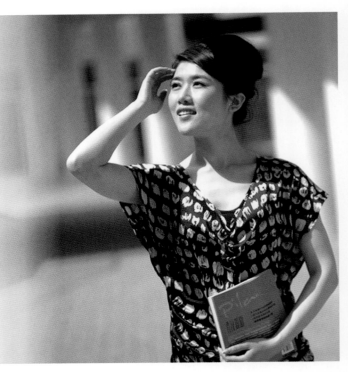

▲每一个新生命都是一枚精子与一枚卵子相遇而成的。当人在最放松的时候，精力、体力、智力、性功能都处于高潮，精子和卵子的质量也高。

第15天 应改变的不良饮食习惯

　　培养健康的饮食习惯，有助于得到一个健康、聪明、可爱的宝宝。准备怀孕的女性往往会有以下常见的不良习惯需要纠正。

◎吃过咸或过于油腻的食物

　　吃过咸食物容易引起孕期浮肿，但也不能一点盐都不吃。油腻食品容易引起血脂增高，体重增加。

◎多食味精

　　味精的成分是谷氨酸钠，进食过量会影响锌的吸收。

◎偏食、挑食，食品过精、过细

　　有的女性偏爱食用鸡鸭鱼肉和高档的营养保健品，有的人只吃素菜，有的人不吃动物内脏（如猪肝）等，而有的人不喝牛奶、不吃鸡蛋。这些习惯都是不可取的。

　　食物的种类不同，所含的营养成分不同，含量也不等。有的食物含这几种营养素，有的含那几种，有的含量多，有的含量少，因此，应当吃得杂一些，不偏食、不忌口，什么都吃，养成好的膳食习惯。食品精制会流失一些营养素，故也要适当吃些粗粮，以摄取全面的营养。

◎常食含咖啡因的食物

　　女性大量饮食咖啡、可可、茶叶、巧克力和可乐型饮料等食品和饮料后，均会出现恶心、呕吐、头痛、心跳加快等症状，对女性健康不利。

◎吸烟、饮酒

　　烟里的尼古丁对受精卵、胎儿、新生儿的发育都有一定损害，酒精可导致胎儿畸形和智力低下。

◎摄入过多植物油脂

　　摄入过多植物油脂，如豆油、菜油等，容易造成单一性的植物脂肪过高，对胎儿脑部发育不利，也影响母体健康。正确的做法是植物油和动物油都要吃一点，但都不宜过量。

　　正确的饮食习惯包括以下这些：睡前的3个小时尽量不要再进食，以免影响消化和睡眠。尽量少摄取含糖饮料以及甜点；可食用纤维含量高的食物，如糙米、全麦食品等，促进肠胃蠕动，降低热量的吸收。

　　尤其应当重视饮食卫生，防止食物污染，应尽量选用新鲜天然食品，避免服用含添加剂、色素等物质的食品；蔬菜应充分清洗干净，必要时可以浸泡一下，水果应去皮后再食用，以避免农药污染；尽量饮用白开水，避免饮用各种咖啡、可乐等饮品。在家庭炊具中应尽量使用铁锅或不锈钢炊具，避免使用铝制品及彩色搪瓷制品，以防止铝元素、铅元素对人体的伤害。

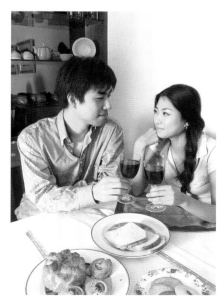

第16天 高质量的受孕是优生的前提

我国胎教学说中很重视受孕时夫妇双方的情绪因素和周围的环境因素，认为夫妻之间性生活的质量对优生非常重要。

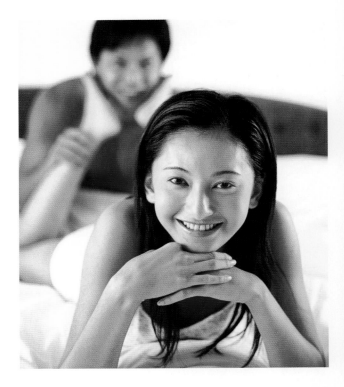

研究表明，男性在性高潮时射精，则精子的活力旺盛，精液中的营养物质及激素充足，有利于精子及早抵达输卵管。而性交时女性的快感愈强烈，由子宫颈管分泌出来的分泌液就多，分泌物中的营养物质如氨基酸和糖含量增加，这会增强精子的活力。同时，女性达到性高潮时阴道充血，阴道口变紧，阴道深部皱褶伸展变宽，便于储存精液。平时坚硬闭锁的子宫颈口也松弛张开，宫颈口黏液变得稀薄，使精子容易进入，而性快感与性高潮又促进子宫收缩及输卵管蠕动，有助于精子上行，从而达到受精的目的。

数千万个精子经过激烈竞争，强壮而优秀的精子与卵子结合，孕育出高素质的下一代。所以，恩爱夫妻生下来的孩子健康、漂亮、聪明的说法是相当有道理的。

以受孕为目的的性生活特别需要性高潮，想要有从内心契合的性交，环境和气氛相当重要。卧室应尽量安静，不受外界的干扰，并保持室内空气的流通。室内陈设的摆放应整洁而有条理。床上的被褥、床单和枕巾等物品应该是干净，最好是刚洗晒过，能散发出一股清新的味道的。

优化的心境则要求在性结合时双方的心情和性欲都必须处于最高水平中。医学认为，男女交合时必须心情良好，才能为孕育优生打下良好的基础。所以在选择好的最佳受孕日里，夫妻双方应进行感情交流，多一点肌肤之亲，还可以放一些有气氛的柔和音乐，亮一盏微弱的粉红色灯光，穿一些可爱迷人的内衣。当夫妻双方的情感、思维和行为等方面都达到高度协调时同房，并极大限度地发挥各自的潜能，调动一些手段以增强双方的性感及性欲高潮，就能孕育出一个健康、聪明的优秀宝宝。

第17~18天 居室方面的准备

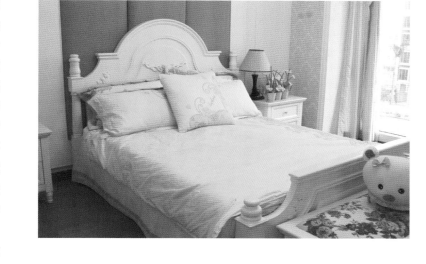

当夫妻决定怀孕的时候，最好将居室整理一番，因为孕妇的居住环境应该保证安静舒适、清洁卫生，有清新的空气以及良好的通风设施，这些有助于孕妇轻松悠闲地度过孕期。

整洁通风的房屋。居室不要求豪华漂亮，但必须要通风良好，室内应整齐清洁，舒适安静。另外，要避免居室装修后所散发的气味，这种气味会严重地影响孕妇和胎儿的健康。

居室的空间。居室的空间不一定很大，重要的是要装饰得温馨舒适，让孕妈妈身处其间，始终都能保持轻松愉快的心情。

适宜的温度。孕妈妈居室的室温最好保持在20~22℃，温度不能太高，否则会使人有精神不振、头昏脑涨、全身不适的感觉，温度也不能太低，否则会影响人的正常工作和生活。夏天室温高，可开窗通风；也可使用电风扇，但不能过凉或对着电风扇直吹，以免生病。冬天以暖气取暖调节室温，若以煤炉取暖，应防止发生一氧化碳中毒，因一氧化碳中毒而造成的缺氧对母婴十分有害，所以即使在冬天，也不要忘记定时开窗使空气流通。

适宜的湿度。居室最好的空气湿度以50%为宜，若相对湿度太低，会使人觉得口干舌燥、喉痛、流鼻血等。调节的方法有在火炉上放水壶，暖气上放水槽，室内摆水盆，或地上喷洒水等。若湿度太高，则室内潮湿，衣服、被褥发潮，会引起消化功能失调、食欲降低、肢体关节酸痛、水肿等。调节办法是移去室内潮湿的东西及沸腾的开水，或打开门窗通风换气，以散发潮湿的空气。

居室的色彩。居室的色彩搭配应以温柔清新为主，采用乳白色、淡蓝色、淡紫色、淡绿色等色调，可使孕妇内心的烦闷很快消除，心情趋于平和、安详。如果孕妇是在紧张繁忙、技术要求高的环境中工作，家中不妨用粉红色、橘黄色、黄褐色等暖色调进行布置。因为这些颜色会给人一种健康、活泼、鲜艳、悦目的感觉，可使孕妇神经得到放松，体力得到恢复，有利于胎儿大脑的发育。

第19天 会生男孩还是女孩呢

人体是由无数细胞所构成的，而几乎所有细胞的中心都有称为核的部分。在此部分存在着细线状物质，这种物质能够利用特别的色素染色，因此称为染色体。

染色体不是人类特有的，包括动物和植物在内，举凡栖息在地球上的生物，全都具有染色体。人们发现，不同种生物的染色体数目和形态各不相同，而在同一种生物中，染色体的数目及形状则是不变的，于是才有了子女像父母的遗传现象。

在人体细胞中有23对（46条）染色体，其中22对（44条）为常染色体，一对为性染色体。常染色体是不论男女都具有相同形状与大小的染色体，也称为体染色体。

性染色体有两种：即X染色体和Y染色体。女性的一对性染色体是两条大小形态相同的XX染色体；男性的一对性染色体则不相同，一条是X染色体，一条是较小的Y染色体。

有趣的是，人体染色体的数量，不管在身体哪个部位的细胞里都是成双成对存在的，具体有46条23对，可是唯独在生殖细胞——卵子和精子里，却只剩下23条。这是因为在精子和卵子形成时，经过两次减数分裂，使原有的染色体数目减半，最终每个精子和卵子就具有23条染色体，包括22条常染色体和一条性染色体。

由于女性的性染色体是XX，只能形成一种卵子，即含一条X染色体的卵子；男性性染色体是XY，可形成两种精子即含X精子或含Y精子。

其中含X精子与卵子结合形成XX合子，则发育成女孩；含Y精子与卵子结合形成XY合子，则发育成男孩。受精时，两种精子与卵子结合是随机的，其机会均等，也就是说形成XX合子与XY合子的机会各有50%。可以说，从受孕的那一刻起，孩子的性别就被确定了。

▼精子X和精子Y各有特点。精子X的头较大，体积较大，活动比精子Y慢，对酸性的耐受力和对宫颈黏液的穿透力较精子Y强，寿命较长。

精子Y头小而圆，体积也较小，比精子X移动快，但对酸性的耐受力和宫颈黏液的穿透力较弱，寿命也短，但是在碱性环境中却恰好相反，Y精子反而变得生龙活虎起来。

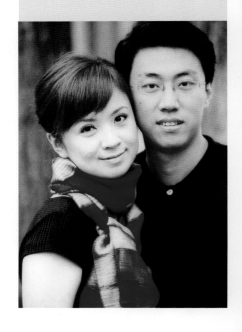

第20~21天 回归健康生活方式

其实在受孕前，年轻夫妇就应回归健康的生活方式，以利于优生优育，怀孕后，更应继续保持这种良好的生活习惯。健康生活包括以下内容：

◆保证健康规律的生活，保证充足的睡眠，不过于劳累，不熬夜。

◆不长时间操作电脑、玩游戏或看电视。

◆根据身体条件制订适宜的健身计划，参加有益身心的体育活动，如慢跑、散步、游泳、瑜伽等。

◆避免接触有害物质，如农药、铅、苯、汽油、X线及其他放射性物质等。

◆家中若养有宠物，如狗、猫、鸟等，请送给亲友或寄养在朋友家。

◆戒除不良嗜好，如吸烟、酗酒、吸毒等，不仅影响身体健康，还可影响受孕和胚胎的发育，导致智力低下和畸形儿的发生率相对增高。

◆受孕前半年完全停止服用避孕药，其他药物也应在医生指导下服用。

◆阅读有关孕期保健和育儿方面的书、杂志，做到心中有数，从容应对孕期可能发生的问题。

◆欣赏书法作品，陶冶情操，多听欢快、轻松的音乐，保持情绪愉悦。

◆按时就餐，保证营养配餐，减少在外就餐的次数。

◆在医生的指导下及早开始服用叶酸等微量元素，保证均衡的营养。

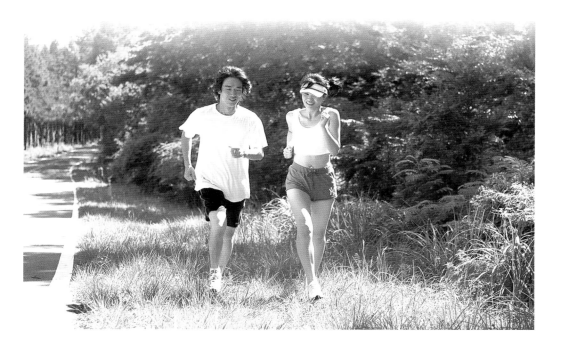

第22天 避免体重过重或过轻

专家研究表明，体重过重或过轻的女性，会因内分泌功能受到影响而不利于受孕。体重过轻，表明体内的营养状况欠佳，怀孕后容易生出低体重儿；反之，身体肥胖容易导致某些妊娠并发症，如高血压、糖尿病等，容易生出巨大儿。另外，体重不正常还会使婴儿出生后，第一年患呼吸道或腹泻的概率增大。所以，一旦计划怀孕就要注意把体重调整到正常。

那么，你知道评价体重的标准及计算方法吗？

目前国际上常用的衡量人体胖瘦程度以及健康与否的一个标准是BMI，简称体重指数。其计算公式如下：

$$体重指数（BMI）= \frac{体重（千克）}{身高（米）\times身高（米）}$$

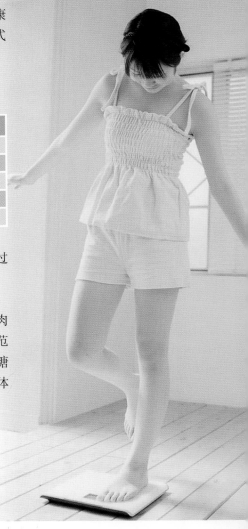

体重指数	类别	罹病机会
<18.5	过轻	某些疾病患病率增高
18.5～22.9	正常	正常
23～24.9	过重	增高
25～29.9	肥胖	高
>30	痴肥	严重

罹病情况包括糖尿病、血糖过高、血胰岛素过高、高脂血、冠心病、高血压、癌症、痛风等。

如果孕前体重低于标准，除了增加饮食量外，还应多摄取优质蛋白质和富含脂肪的食物，如肉类、蛋类、鱼类及大豆制品，使体重达到标准范围；体重超重的女性，孕前要减少脂肪、淀粉和糖类食物的摄入，并注意加强体育锻炼或运动，待体重恢复到正常标准时再准备怀孕。

第23~24天 孕早期不宜做的检查

不宜做X线检查

X线是一种波长很短的电磁波，它能透过人体组织，使体液和组织细胞发生物理与生物化学变化，引起不同程度的损伤。不同的X射线每次对人体照射的量虽然很小，却很容易损伤人体内的生殖细胞和染色体。

受孕后2~8周，胚胎器官正处于高度分化和形成中，此时，一旦不慎接受X射线检查，就有可能使胚胎基因的结构发生变化，或者使染色体发生断裂，从而造成胎儿畸形甚至胎儿死亡。因此，在最初妊娠2个月里要绝对禁止做下腹X射线检查。

妊娠3个月以后，胎儿的大多数器官已经基本形成，X线检查对胎儿的危害虽然小了一些，但也会影响胎儿的性腺、牙齿和中枢神经系统的继续发育，使胎儿在子宫内发育缓慢，出生后智力低下。另外，有关专家还指出，早期胎儿被X线照射，还有可能在其10岁以内增加发生恶性肿瘤和白血病的危险。

不宜做CT检查

CT是利用电子计算机技术和横断层投照方式，将X射线穿透人体每个轴层的组织，它具有很高的密度分辨力，要比普通X线强100倍，其对人体的危害也比X光大得多。孕妈妈若在怀孕的前3个月内接触放射线，可能引起胎儿畸形、胎儿脑积水或造血系统缺陷、颅骨缺损等严重后果。如孕妈妈必须做CT检查，需要在腹部放置防X射线辐射的装置，以避免和减少胎儿畸形的发生。

TIPS

某些有害因素的刺激不仅会致畸，还会影响胎儿的大脑发育，进而影响智力。比如孕妇在怀孕期间患了某些疾病，受到放射线照射、吸烟、酗酒、服药不当以及营养不良等。可见，对孩子的智力来说，环境因素也是不可忽略的。只有遗传与环境二者兼顾，相辅相成，才能"外因通过内因而起作用"，使孩子的智能潜力得到最为充分的发挥。

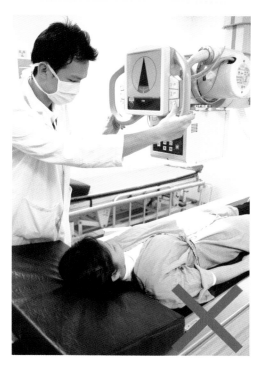

第25~26天 应回避的工作

随着社会的不断发展，越来越多的女性从事着各行各业的工作。有些岗位的女性应在受孕后暂时调换工作岗位，因为有些工作环境不利于胎宝宝的发育。

医务工作者。尤其是某些科室的临床医生、护士，这类人员在传染病流行期间经常与患各种病毒感染的患者密切接触，而这些病毒（主要是风疹病毒、流感病毒、巨细胞病毒等）会对胎儿造成严重危害。因此，临床医务人员在计划受孕或早孕阶段若正值病毒性传染病流行期间，最好加强自我保健，严防病毒侵害。

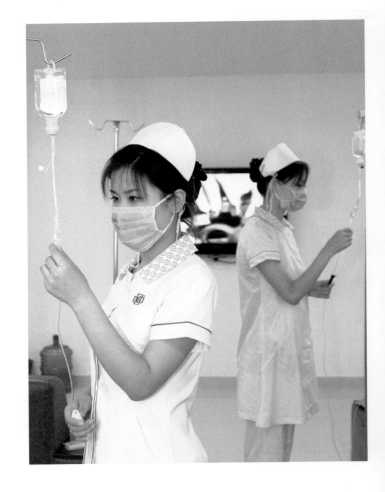

某些特殊工种。经常接触铅、镉、汞等金属，会增加妊娠女性流产和死胎的可能性，其中甲基汞可致畸胎；铅可引起婴儿智力低下；二硫化碳、二甲苯、苯、汽油等有机物，可使流产率增高；氯乙烯可使婴儿先天痴呆率增高。密切接触化学农药的工种也是孕妇需要远离的岗位。

高温作业、振动作业和噪声过大的工种。有研究表明，工作环境温度过高，或振动甚剧，或噪声过大，均可对胎儿的生长发育造成不良影响。

接触电离辐射的工种。研究结果表明，电离辐射对胎儿来说是看不见的凶手，可严重损害胎儿，甚至会造成畸胎、先天愚型和死胎。所以，接触工业生产放射性物质，从事电离辐射研究、电视机生产以及医疗部门的放射线工作的人员，均应暂时调离工作岗位。

还有长时间站立、频繁上下楼梯，以及经常抬举重物的工作，等等，都是准妈妈应回避的，这些工作不仅太劳累，也极有可能引发流产等意外事件。

第27~28天 一月胎教方案

胎教应该是以胎儿的生理发育为基础，根据胎儿生长发育的规律，从各方面对胎儿实施积极的教育和刺激。

孕1月的胎教方案应是调理好身体，使受精卵在母体内顺利着床健康发育，此月还是胚胎分化与形成时期，应为其提供舒适的生长环境和丰富的营养，忌烟戒酒，保持心情愉快，使准妈妈能在温馨、舒适的环境中孕育宝宝。

保持身心愉悦，让宝宝有一个好的开始

胎教在孕前就应该进行。孕前营养、孕前身心的准备、最佳的怀孕时机等，都是胎教的内容。在怀孕前，准爸妈应该有意识地进行身心的调理，保持情绪愉悦，让宝宝在快乐幸福的爱的氛围中来临。孕早期是胚胎各器官分化的关键时期，母亲的情绪会引起内分泌变化，可以通过胎盘影响宝宝的大脑发育，所以，此月孕妈妈应尽量避免情绪激动、紧张，保持平和愉悦，让宝宝的发育有一个好的开始。

制订胎教计划

在怀孕之初，准妈妈就应该做好孕期的胎教计划，胎教是一个循序渐进的过程，首先应该了解胎儿生理发育的特点，再根据其特点逐步实施合理的胎教，以最大限度地开发胎儿的潜能。

1~4个月是胎儿的快速成长期，这个时期内，神经系统和循环系统都已经开始发育，此时胎教的基础是营养，其次是良好的环境。4个月以后，孕妈妈最好不要长期待在环境嘈杂的地方，因为胎儿的听觉正在发育。5~7个月的孩子很喜欢妈妈的声音，对话胎教正当时，且爸爸说话比妈妈更有效，因为男性的声音具有穿透力，更容易穿透腹壁进入到胎儿的耳朵里。

在8个月的时候，胎儿的身体发育就基本成形了，这时候，胎儿可以依自己的意愿活动身体，也开始对外界的声音、动作有了反应，妈妈时常抚摸肚子可以感受到孩子的身体，也可以感受到孩子的动作和情绪。

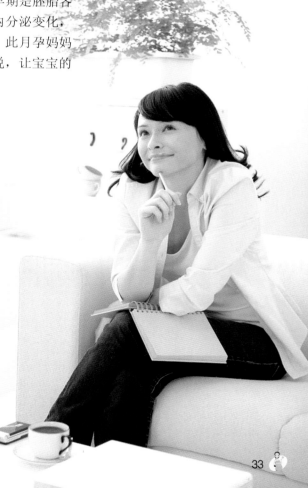

孕妈妈的变化

第5周：有些孕妈妈还没有反应，但有的却有了比较明显的早孕反应，会感到嗜睡、倦怠甚至恶心等不适。

第6周：妊娠反应在此月内会始终伴随孕妈妈，使孕妈妈出现食欲下降、情绪不稳、心情烦躁等现象。

第7周：此时孕妈妈子宫如鹅卵般大小，比未怀孕时稍大一点，但腹部表面并没有增大的迹象。

第8周：妊娠反应会对孕妈妈的情绪造成不良的影响，要注意调节。

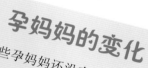

胎宝宝的发育

第5周：此时胚胎像一只小蝌蚪，由外胚层、中胚层和内胚层组成，这三个胚层将来会形成宝宝的器官及组织。

第6周：即将形成宝宝身体各部位和器官系统的细胞正迅猛地分化着。现在他大概有6毫米长，有了模糊的四肢。

第7周：胚胎差不多有1.5厘米长了，内脏及脑部开始分化，心脏开始有规律地跳动，脐带开始输送氧气和营养。

第8周：胚胎尾部正在消失，用肉眼也可分辨出头、身体和手足。大脑中的神经元也开始扩展并相互连接，构成最初的神经线路。

孕2月

早孕反应 来报到

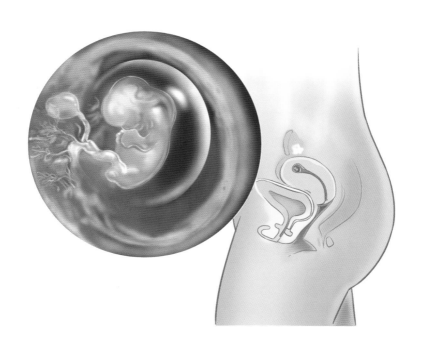

第29天 职场妈妈的权益

职场女性怀孕后应了解相关的权益，以维护自己的权利。我国的《女职工劳动保护规定》就是为了维护女职工的合法权益，减少和解决女职工在劳动和工作中因生理特点造成的特殊困难而制定的规定。

其中，第五条的内容是：用人单位不得因女职工怀孕、生育、哺乳降低其工资、予以辞退、与其解除劳动或者聘用合同。

第六条的内容是：女职工在孕期不能适应原劳动的，用人单位应当根据医疗机构的证明，予以减轻劳动量或者安排其他能够适应的劳动。

对怀孕7个月以上的女职工，用人单位不得延长劳动时间或者安排夜班劳动，并应当在劳动时间内安排一定的休息时间。

怀孕女职工在劳动时间内进行产前检查，所需时间计入劳动时间。

第七条的内容是：女职工生育享受98天产假，其中产前可以休假15天；难产的，增加产假15天；生育多胞胎的，每多生育1个婴儿，增加产假15天。

第八条的内容是：女职工产假期间的生育津贴，对已经参加生育保险的，按照用人单位上年度职工月平均工资的标准由生育保险基金支付；对未参加生育保险的，按照女职工产假前工资的标准由用人单位支付。

女职工生育或者流产的医疗费用，按照生育保险规定的项目和标准，对已经参加生育保险的，由生育保险基金支付；对未参加生育保险的，由用人单位支付。

《规定》还指出了女职工在孕期禁忌从事的劳动范围：

（一）作业场所空气中铅及其化合物、汞及其化合物、苯、镉、铍、砷、氰化物、氮氧化物、一氧化碳、二硫化碳、氯、己内酰胺、氯丁二烯、氯乙烯、环氧乙烷、苯胺、甲醛等有毒物质浓度超过国家职业卫生标准的作业；

（二）从事抗癌药物、己烯雌酚生产，接触麻醉剂气体等的作业；

（三）非密封源放射性物质的操作，核事故与放射事故的应急处置；

（四）高处作业分级标准中规定的高处作业；

（五）冷水作业分级标准中规定的冷水作业；

（六）低温作业分级标准中规定的低温作业；

（七）高温作业分级标准中规定的第三级、第四级的作业；

（八）噪声作业分级标准中规定的第三级、第四级的作业；

（九）体力劳动强度分级标准中规定的第三级、第四级体力劳动强度的作业；

（十）在密闭空间、高压室作业或者潜水作业，伴有强烈振动的作业，或者需要频繁弯腰、攀高、下蹲的作业。

第30~31天 用药原则

怀孕后，吃喝玩乐都有了禁忌，特别吃药更应该引起重视。

女性怀孕以后，在整个妊娠期间，由于身体各系统发生了生理变化，一些细菌和病毒容易侵入，稍不小心即容易患一些疾病。但不少孕妇即使有病，也不敢用药，或医生开了处方，还将信将疑，不去取药，自己"硬挺"，以致贻误病情，殃及母子。事实上，在孕期合理用药，能使流产、早产和死胎减少，新生儿和孕产妇疾病的发生率和死亡率都会降低。

不可否认，如果孕期用药不合理，会引起许多不良后果，甚至给生命造成严重危害。特别是孕3~8周时，胚胎对于药物最为敏感，所以在此期间服药不当对胎儿危害最大。

孕期用药遵循一条原则：任何药物（包括中草药、中成药）的使用必须得到医生的同意，并在医生的指导下使用。切忌自己滥用药物或听信所谓"秘方"、"偏方"，以防发生意外。

解热镇痛药物：有报道说，妊娠早期如果长期服用阿司匹林，可致胎儿腭裂、唇裂、肾脏畸形、心血管畸形、神经系统畸形；消炎药则可致动脉导管过早关闭。

抗凝血药物：如双香豆素等，可能导致胎儿小头畸形，应在医生指导下服用。

激素类药物：性激素，如己烯雌酚、炔孕酮、炔雌二醇、甲羟孕酮、甲基睾丸素、同化激素等可引起男胎女性化或女胎男性化；肾上腺皮质激素可导致兔唇、腭裂，糖皮持激素在妊娠早期可引起死胎、早产；胰岛素可致胎儿畸形。

甲状腺素和抗甲状腺药物：如他巴唑、脲类等，均有致畸作用，应在医生指导下服用。

中成药：凡说明书上注有"孕妇忌用"或"孕妇慎用"的中成药皆不宜服用。中成药制剂成分复杂，作用机制多种多样，所以孕妈妈要慎服中成药。

不宜服用的西药

在十月怀胎期间，孕妈妈难免因生病需要服药。那么有哪些药物可能会导致胎儿畸形呢？下面一些药物准妈妈们必须特别注意：

镇静催眠类药物：巴比妥、苯巴比妥、安定、利眠宁等药物短期应用较安全，但长期服用可导致胎儿四肢畸形、唇裂、腭裂、心脏病等。

噻嗪类精神药物：抗精神病的药物应在医生指导下服用。

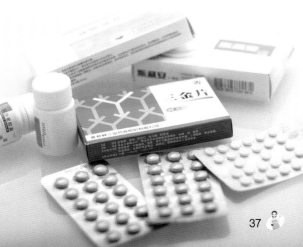

第32~33天 真的怀孕了吗

想要孩子的女性应该早些了解自己是否已经怀孕，这样可较早对胎儿加以保护，避免有害因素影响。怀孕后会有一系列生理变化，从以下一些方面可以判断自己是不是已经怀孕了。需要说明的是如果怀疑怀孕了，应该去医院请医生加以诊断证实，排除一些异常情况，切不可随便自行诊断。

月经停止。 如果月经一直很有规律，一旦超过7天以上不来，而之前没有采取可靠的避孕方式，应首先想到可能是怀孕了。这是怀孕的最早信号，过期时间越长，妊娠的可能性就越大。

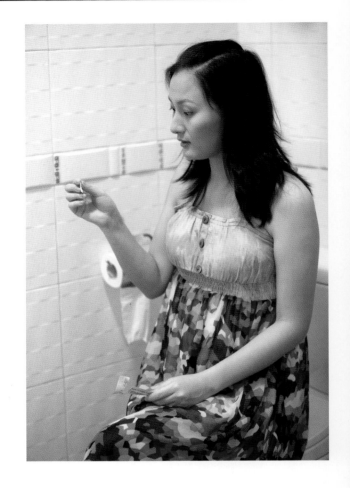

早孕反应。 停经后出现的一些不适现象叫早孕反应。最先出现的反应是畏冷，并逐渐出现疲乏、嗜睡、食欲不振、挑食、喜酸、怕闻油腻味、早起恶心甚至呕吐等现象，严重时还会出现头晕、乏力等。

基础体温升高。 一直在测量基础体温的女性，怀孕后可发现晨起的基础体温往往升高了0.3～0.5℃。

尿频。 怀孕后由于子宫增大，会压迫膀胱而使小便次数增多，这种现象多在夜间出现。每次小便量通常不多，有些孕妇甚至需要每小时如厕一次。小便频繁的现象最早开始于受孕后一星期，然后持续到分娩之后才恢复正常。

乳房变化。 怀孕后乳房会增大，有胀满感，乳头有刺痛感，乳晕颜色变深，皮肤下出现一些结节等变化。

除观察以上生理反应外，还可以通过一些辅助工具或检查来确定是否已经怀孕。比如早孕试纸，在普通药店就能买到早孕试纸。可按照试纸说明书上的方法测试尿液，最好是早上的第一次尿液，如试纸上出现两条红线，就说明可能怀孕了。

第34天 准爸爸必修课

孕育宝宝并不是准妈妈一个人的事情，作为与孕妈妈关系最亲近的准爸爸，此时有非常重要的责任。准爸爸应在孕期给予妈妈更多的关怀。刚怀孕的时候，孕妈妈容易出现孕吐，以及情绪不好、精神疲倦、烦躁不安等反应，这时，丈夫要善于观察妻子的身体变化和情绪变化，要比以前更加爱护妻子，体谅妻子，并细心照顾孕妈妈的饮食及日常起居，注意做到以下几点。

1. 保证准妈妈的营养供给。营养不良会影响胎儿的正常发育，因此，准爸爸要特别注意为孕妈妈安排好饮食，保证营养均衡及胚胎的正常发育，准爸爸最好能亲自下厨为准妈妈奉上可口营养的菜肴。

2. 不要吸烟喝酒，保持生活环境卫生，尽量避免性生活，以免给妻子和胎儿造成伤害。

3. 保持开朗愉悦的心态，陪伴孕妈妈就诊，参与每一项孕检过程。

4. 帮助妻子做好情绪胎教。丈夫在情绪胎教中有着义不容辞的责任，应多陪妻子到幽静的公园、田野中散步，给妻子看些描述天伦之乐的图书，与妻子开开适度的玩笑，或是陪妻子观看喜剧，让妻子多与亲人团聚，让妻子参与社交活动，陪妻子作短途旅游等。

总之，要让妻子的情绪尽量保持平和、愉悦的状态，并当好妻子孕期保健的助手，从而保证胎儿在母体内健康成长。

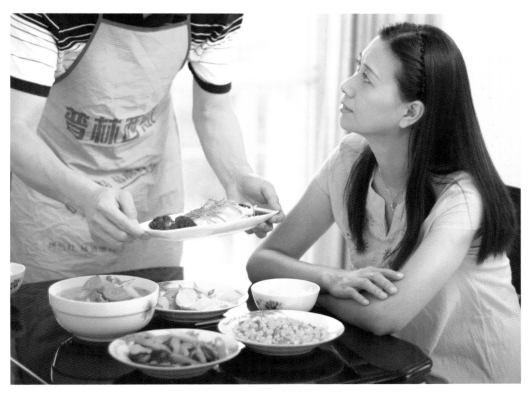

第35天 妊娠日记，爱的记录

确定怀孕以后，孕妈妈最好开始记录妊娠日记。怀孕是人生的一件大事，相信你的心境与感受与以往的任何时候都不同，得知有了宝宝的那刻，宝宝第一次胎动的时刻，你给宝宝做胎教的时刻，准爸爸与宝宝互动的时刻……点点滴滴都可变为文字保留于日记中。

将每天的经历和感受记录下来，即使是流水账都没关系，因为这本日记是你对宝宝爱的记录，将会是你最珍贵的回忆！

另外，妊娠日记中还应包括在妊娠期间发生的有关事项，特别是医院的检查结果、孕妈妈的身体状况、胎儿的异常状况等。及时记载下这些情况，妊娠日记将会是一份宝贵的档案资料。

妊娠日记所记载的这些内容可以帮助孕妈妈掌握孕期活动及变化，帮助医务人员了解孕妈妈在妊娠期间的生理及病理状态，为及时处理异常情况提供依据，可以减少因记忆错误而造成病史叙述不准确及医务人员处置失误。妊娠日记中，下列重要内容切不可遗漏。

1. 末次月经日期。医生根据该日期可以大致推算预产期。

2. 早孕反应何时开始，何时消失，以及反应程度。

3. 第一次胎动的日期与以后每日的胎动次数。

4. 孕期出血情况，记录出血量和持续时间。

5. 若孕期患病，应加以记录，包括疾病的起始日期、主要症状和用药品种、剂量、天数、副作用等内容。

6. 有无接触有毒、有害物质及放射线。

7. 重要化验及特殊检查结果，如血尿常规、血型、肝功能、B超等。

8. 如曾经有过情绪激烈变化或性生活，也应加以记录。

9. 产前检查的日期、胎位情况。

10. 一些生活习惯、外出旅行的情况、工作状况等也应加以记录。

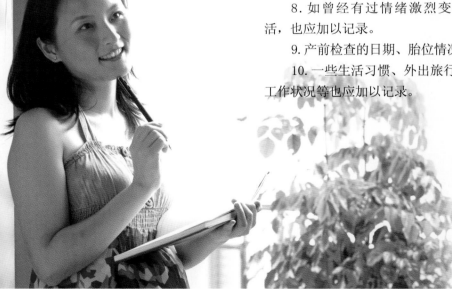

第36~37天 妊娠反应的到来

妊娠早期反应症状

女性在怀孕早期会出现一系列异常现象，一般会持续1~2个月，最迟在第4个月末消失，发生率约为50%。这种现象一般不会对孕妈妈和胎儿有太大影响，症状以消化系统的表现多为食欲不振、恶心、呕吐、厌油腻、偏食、腹胀、头晕、乏力、嗜睡，甚至低热等，呕吐一般在空腹或清晨时较为严重，还有些孕妈妈特别喜欢吃酸性食物。这是孕妈妈特有的正常生理反应，这种反应的时间、程度、症状会因人而异，有的孕妈妈早孕反应严重，有的却不明显。但是孕吐与其他因疾病所导致的呕吐不同，吐过之后感觉舒服而且想吃东西，虽然呕吐却不会消瘦，这是孕吐的一大特征。

孕妈妈要特别重视连续性呕吐，甚至连喝水也吐，以至于不能进食、进水的现象。孕妈妈只能靠消耗身体中原有的营养素来维持生命，会因此很快消瘦、体重减轻，十分虚弱，这时就容易产生电解质紊乱，对孕妈妈和胎儿不利。

如何克服早孕反应

早孕反应一般对生活和工作影响不大，在妊娠12周左右会自行消失。不过，为了顺利度过早孕期，孕妈妈们可想些办法使反应减轻，下面几点可供参考。

◎消除心理负担

要保持心情愉快，多了解一些相关的医学知识，并尽量消除对怀孕的心理负担，如对胎儿性别想得太多，担心怀孕、哺乳会使自己的体形发生变化，对分娩过分害怕，等等。闲暇时做自己喜欢做的事情，邀朋友小聚、散步、聊天都可以。

◎适量的运动

不能因为妊娠剧吐就整日卧床，尤其一些体质较差的人，环境稍微一变化就会因为不适应而生病，这样只会让症状变得更加严重。应该适当做一些运动，像和家人散散步，做做孕妇体操等，从而改善心情，使早孕反应减轻。

◎选择喜欢的食物

早孕反应剧烈会引起食欲不佳，这时可以选择一些自己喜欢的食物来吃。还可在医生指导下口服维生素B_1、维生素B_6、维生素C等，配合适当休息。在很难受的情况下，还可以用橘皮煎水饮用或口含姜片，这样对缓解症状有一定效果。

◎防止便秘

一般而言，女性比男性容易便秘，尤其是怀孕期间更为严重。便秘会加重孕吐，有时因孕吐的反射作用，甚至会引起流产，所以当便秘持续2天以上时，就必须注意，应想法给予改善。

第38天 注意防畸

确定妊娠后，为避免致畸因素的影响，妊娠1个月要注意以下几点。

1. 此时可以通过检查及时发现是否异常妊娠，如宫外孕以及孕妈妈生殖器官是否畸形，有无肿瘤，以便正确处理，有利优生。

2. 应避免外界不利因素的影响，如防止病毒感染，不要轻易用药，禁止X线、CT检查，避免长时间操作计算机和看电视等。

3. 生活要有规律，做到按时休息，定时用餐，保证睡眠，避免过于劳累，睡午觉时间最好增加30分钟至1小时。

4. 坚持口服叶酸片（从怀孕的1个月至3个月）每天0.8毫克，预防胎儿神经管畸形。

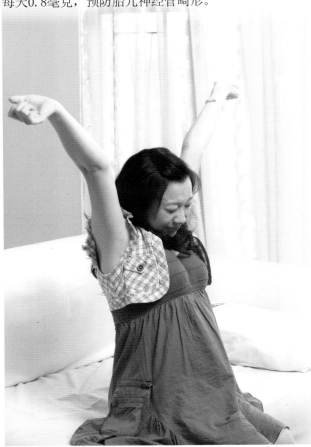

孕早期用药原则

孕期如需服药时需要注意以下一些问题。

1. 药物的致畸作用主要与药物性质、用药时胚胎发育阶段、胎儿对药物的敏感性、药物剂量的大小以及用药时间长短有关。妊娠的前3个月是胎儿的各器官分化、发育、形成阶段，3个月以后，除生殖器官和中枢神经系统进一步发育外，胎儿的多数器官均已形成。因此，在妊娠的前3个月内要尽可能避免用药，但不包括必需的治疗药物。

2. 任何药物（包括中草药、中成药）的使用必须得到医生的同意，并在医生的指导下使用。

3. 在孕期必须用药时，应尽可能选择对胎儿无损害或影响最小的药物，尽量避免大剂量、长时间使用药物或多种药物一起使用。病愈或基本痊愈后要及时停药，以达到既去除母体疾病，又不损伤胎儿的目的。如因病情和治疗需要而必须长期使用某种药物，而该药又会导致胎儿畸形时，则应果断终止妊娠（流产或引产）。

第39~40天　快快乐乐洗个澡吧

孕妈妈洗澡的方式与常人有所不同，千万不可马虎。那么，孕妈妈如何安全、健康、快乐地洗澡呢？

孕妈妈洗澡时最好选用淋浴的方式，不要用盆浴，尤其不要在公共浴池洗盆浴，更不要将下身泡在水里。因为女性怀孕后，阴道内对外来病菌的抵抗力大大降低，盆浴或将下身泡在水里，都极易使脏水进入阴道，引起阴道炎或宫颈炎，甚至发生绒毛膜羊膜炎，引起早产。再者，孕妈妈由于身体笨重，进出浴缸不方便，容易使腹部受到撞击。在没有淋浴的条件时可以擦澡或用盆、水桶盛水冲洗。另外，孕妈妈不要过度擦洗乳房，以免引起早产。

适宜的洗澡时间

孕妈妈洗澡时间不要太长，每次不宜超过15分钟。因为浴室内空气不流通，湿度大，氧气含量也少，待在里面时间过久会导致血管扩张，流入躯干、四肢的血液较多，而进入大脑和胎盘的血液暂时减少，不但会引起孕妈妈自身脑部缺血，发生晕厥，还会造成胎儿缺氧，影响胎儿神经系统的生长发育。

适宜的水温

孕妈妈应用适宜的水温洗澡，一般控制在38℃左右较好，水温太凉或太热会对皮肤造成刺激，从而影响孕妇身体的血液分布。此外，还应注意洗澡前后的温差不宜过大，冬天孕妈妈洗澡时不能立即进入高温的浴室中，夏天不能洗冷水澡，否则会刺激孕妈妈的子宫收缩，造成早产、流产等严重后果。

给洗澡增加快乐的因素

洗澡时，孕妈妈的动作要轻柔，并适当地给自己按摩，可以听听音乐，放松情绪，保持快乐的心情。此外，孕妈妈还可以适当使用一些精油，如茉莉花、柠檬等，这些可以帮助孕妈妈舒缓神经、提高精力。

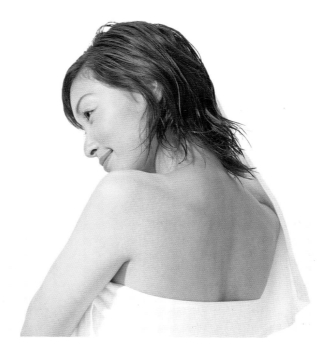

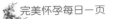

第41~42天 如何推算预产期

人类的怀孕期是平均满40周（共280天），所以怀孕满40周的那一天就是预产期。因为一个月约4个星期，所以人们常说"怀胎十月"。可是一个月不都是28天，大月有31天，小月有30天，只有2月才是28天，所以仔细算起来，妊娠280天其实应是9个月零7天。因此，可采用以下方法来计算预产期。

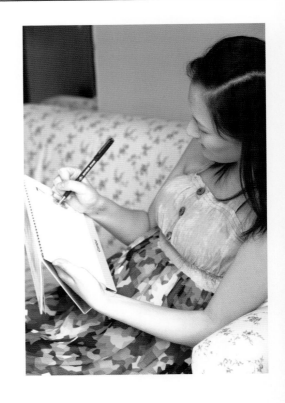

月经有规律的孕妈妈，预产期以最后一次月经的月份加9（如果加9后得出的数字超过12，则改为减3），天数加7即可得知。例如，最后一次月经为1月1日，则预产期就在10月8日；若最后一次月经为10月10日，则预产期即为第二年7月17日。

不过，这种推算法只适用于月经周期为28天的女性，因此，如果月经周期为23天的孕妈妈的预产期，需较28天的孕妈妈提前5天，而周期为35天的孕妈妈，则往后延7天。依此类推。

用上述方法推算出来的预产期，只能说是大概的分娩日期，并不是一定会在那一天生产。据统计，能在预产期生产的不到5％，在预产期前后两周内生产都属于正常现象。

如果孕妈妈对末次月经来潮的确切日期记不清了，那么可参考下面的方法进行推算。

◎根据早孕反应的时间推算

一般妊娠反应在闭经6周左右出现，这时，预产期的推算方法是：出现早孕反应日加上34周，为估计分娩日。

◎根据胎动出现的时间推算

一般情况下，孕妈妈能感觉胎动出现是在怀孕18~20周，那么按胎动推算预产期的方法是胎动出现日期再加上20周，这就能推测出大约的预产期。不过，曾生产过的孕妈妈往往会提早感觉胎动，大概在17周、18周就会发生，因此加22周才是预产期。自觉胎动时期往往因人而异，所以这种算法并不精确。

◎根据B超检查推算分娩日期

主要通过B超测双顶径（BPD）、头臂长（CRL）及股骨长（FL）进行测算。孕早期B超对胎龄的估计较为准确。

第43~44天 孕妈妈健康的生活方式

孕妈妈要重视生活细节

孕妇在孕早期容易流产，所以必须特别注意生活细节，应避免搬运重物或做激烈运动，而做家务与外出次数也应尽可能减少。不可过度劳累，多休息，睡眠要充足，尤其是要注意禁止性生活。少到或不到人多的公共场合，尽量避免患上传染病。这段时间是胚胎发育最关键的时期，要警惕一切致畸因素的影响。不要随意服药，尤其要避免感冒。由于妊娠反应和体质的变化，孕妈妈也许会感到心情焦躁，要注意控制情绪，可以做做深呼吸，也可以听听音乐、读书等，用转移注意力来缓解这种不良情绪。

烟和酒会给胎儿带来不良影响，孕妈妈应提醒准爸爸不要在家吸烟。

孕妈妈一日三餐要合理

孕妈妈要保证吃好早餐，因为通常上午工作劳动量大，要摄入充足的营养才能保证身体的需要，何况现在的孕妈妈还担负着胎宝宝的发育。孕妈妈可以提前一点起床，饮用一杯温开水，稍稍活动一下再进食，这样可以促进器官活动，消耗剩余热量，并提高食欲。

孕妈妈更要重视午餐的质量，很多孕妈妈是上班族，没有条件回家吃午饭而只能选择快餐。快餐存在营养不全、品种单一、油脂过多等缺点，这对孕妈妈和胎宝宝的健康不利。孕妈妈不要随便凑合，条件许可的话，可以自带丰盛的饭菜作为工作午餐。

晚餐则不宜多吃，适量即好，以免增加胃肠负担，可以选择清淡易消化的食物。

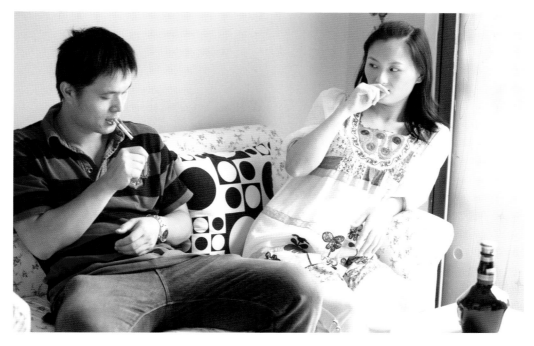

孕妈妈忌服用安眠药

安眠药对胎宝宝有极为不良的影响。孕妈妈若是服用安眠药，药物就会通过胎盘，被胎儿直接吸收，而胎儿对此类药物尚未具有抵抗力，这样不但会抑制胎儿的呼吸机能，引起肝功能障碍，同时还会使血液中的红血球增多，引起黄疸症。孕妈妈如果在怀孕初期服用安眠药的话，会引起胎儿先天性异常，并使胎儿的脑细胞新陈代谢机能失常。

因此，为了让胎宝宝健康地成长，孕妈妈千万不要服用安眠药。如果有失眠现象发生，最好采取适当休息、加强锻炼、增强营养、调节生活规律等方式来解决，从根本上增强体质。

孕妈妈不宜喝咖啡

咖啡中含有咖啡因，能破坏维生素，引起神经中枢兴奋，表现为不安和失眠。

孕妈妈喝咖啡会影响胎儿健康，可导致胎儿损伤或流产，产下的婴儿不如正常婴儿健壮，也不如正常婴儿活泼。

因此孕妈妈在妊娠期间最好不喝咖啡和其他含有咖啡因的饮料，若感到疲倦，可以到室外进行活动，做一做孕妈妈体操，这样也有提神的作用。

孕妈妈不要忽视嘴唇卫生

大多数孕妈妈容易忽视嘴唇的卫生，但是，空气中混杂的灰尘和一些有毒物质，如氮、硫、铅等元素，都会落到孕妈妈的嘴唇上，孕妈妈喝水和吃食物时，这些物质就会被带进体内，从而导致胎宝宝无辜地受到伤害。因此，孕妈妈要注意嘴唇的卫生，外出时最好涂上一层能阻挡有毒物质的护唇膏，吃完食物后要用纸巾或湿毛巾将嘴唇擦干净，外出回家后也要清洁一下嘴唇。

孕妈妈不要洗热水浴

女性从这个月起不要再洗热水浴（指水温超过42℃）。在怀孕的最初几周内，胎儿处于发育中的中枢神经系统，特别容易受到"热"的伤害。若洗热水浴或进行蒸浴都可妨碍胎儿的大脑细胞生长。

据调查，凡妊娠早期（2个月内）进行热水浴或蒸浴者，所生婴儿的神经管缺陷（如无脑儿、脊柱裂）的概率比未进行热水浴或蒸浴者大约高3倍。此时孕妈妈应该洗温水浴（水温在35℃左右）为宜。

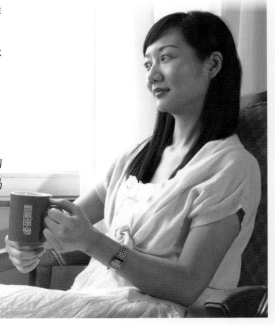

第45天 准爸爸可要帮忙哦

要帮忙做家务劳动

在此期间，准爸爸最好能下厨做饭。有些孕妈妈会因孕吐而吃不下东西，丈夫要注意选择做一些妻子喜欢的能吃下的饭菜，以保证营养的供给，要尽量多准备几种小菜，供妻子任意选择。

此外，准爸爸还要注意不要让孕妈妈干体力活儿，要帮助妻子提重的物品，帮助从高的地方拿东西或者放置东西，打扫浴室等，要让妻子尽可能得到充分的休息。

要理解妻子的心情

胎宝宝是准爸爸与孕妈妈爱情的结晶，在妊娠反应剧烈的这个时期，准爸爸需要和孕妈妈一起守护胎宝宝。

女性在怀孕以后，由于早孕反应的出现以及身体的变化，心情一般会波动比较大，性情变得易怒、激动、烦躁，因此，丈夫在此时的作用就变得很重要了。此时做丈夫的要理解妻子心理上的这种变化，要尽量迁就妻子，多体贴妻子，在她身体不适时要多加照顾。注意劝慰妻子切不可因妊娠反应、体形改变、面部出现色素沉着等而产生不良情绪，努力创造和睦、温馨的生活环境。

要创造良好的胎教环境

丈夫要帮助妻子创造良好的胎教环境。应经常陪同妻子到空气清新的大自然中去散步，多让妻子看一些激发母子感情的书刊或电影电视，引导妻子爱护胎儿；要同妻子一起想象胎儿的情况，描绘胎儿活泼、健康、漂亮的样子，这些对增进母婴感情是非常重要的。

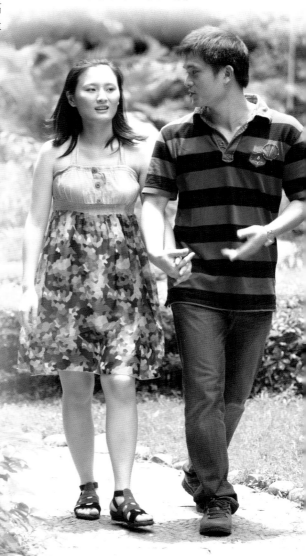

▼丈夫的一言一行，往往对妻子的心灵有很大的触动，善于洞察妻子的心理，加倍体贴关怀正在怀孕的妻子，能使家庭更为欢乐温馨。

第46~47天 孕期运动要合理

参加运动的好处

研究结果表明，胎儿的生长发育不仅与母亲的营养和健康有关，而且与运动也有密切的关系。因为运动能促进机体的新陈代谢及血液循环，增强心、肺及消化功能，锻炼肌肉的力量，从而使人保持健康的身体及充沛的精力。户外活动能使孕妇呼吸到新鲜空气，沐浴在充足的阳光中，还可避免维生素D的缺乏。

运动还能增加氧的吸入，提高血氧含量，加速羊水的循环，并能刺激胎儿的大脑、感觉器官、平衡器官以及循环和呼吸功能的发育。

适当运动促进了母体及胎儿的新陈代谢，既增强了孕妇的体质，又使胎儿的免疫力有所增强。所以，孕妇应进行适度的运动。

运动的安排要合理

锻炼虽然能给机体带来很多好处，但如果安排不合理就会适得其反。对于女性而言，其力量小，耐力又较差，在运动时要对运动量、强度和时间进行合理的控制，以免给身体造成不必要的损伤。同时，女性的灵活性和柔韧性较强，所以可以选择瑜伽、慢跑、游泳、健美操、散步等来进行锻炼，这些运动对孕妈妈来说也有一定风险，应依据自己的身体状况来选择，还可以在运动时配一些优美的音乐，使运动变得更有情趣。在锻炼时应遵守循序渐进、持之以恒的原则，不要让身体太过疲劳。

运动前的安全措施

◎保持体温正常

由于胎儿产生的热量通过孕妈妈的皮肤散发，故孕妈妈的体温比一般人略高，这叫做"健康妊娠玫瑰热"。这种体温的升高表明在运动时孕妈妈将对高热敏感，易疲劳甚至脱水。

因此，孕妈妈在运动前后和运动过程中，当感到热的时候就要停止活动并且多饮水，每天饮水量不少于2升，喝水不要太急，可多分几次饮用。

◎穿着合适

孕妈妈运动时的服装最好以舒适、宽大、洁净为原则，可选择色调明快、柔和甜美的图案，简单易穿脱的式样。在运动的时候，短款的衣服便于行动，是比较好的选择，最好戴纯棉宽大胸罩，穿合脚的平底鞋，以免扭伤或伤害关节。

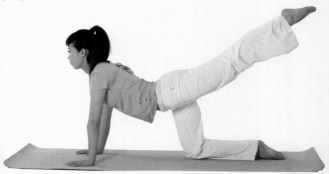

第 48~49 天　要做绒毛细胞检查吗

什么是绒毛细胞检查

绒毛细胞检查是利用内径约为1.5毫米、长约30厘米的金属管，在超声波的引导下，通过孕妈妈的子宫口，沿子宫壁插入，吸取40毫克左右的绒毛，然后放在培养液中进行观察。也可以通过腹部穿刺，穿过子宫肌肉到达胎盘，再抽去组织后进行培养观察。

绒毛细胞检查的作用

绒毛细胞检查主要是用于了解胎宝宝的染色体病和性别，其准确性可高达90%以上。因为胎盘中的绒毛细胞是由胚胎细胞分化而来，绒毛中心有微细血管与胎儿血管相通。抽取绒毛细胞做染色体以及基因检查，就可以判断胎宝宝是否患有染色体病或是其他的遗传性疾病。但是如果准爸妈利用这项检查纯粹是为了了解胎宝宝的性别，这是不允许的。

需做绒毛细胞检查的人群

1. 以前生过一个染色体异常儿的孕妈妈。

2. 有某些遗传病家族史的孕妈妈。

3. 夫妇一方有染色体平衡易位者。

4. 有多次流产、死胎史的孕妈妈。

绒毛细胞检查的最佳时间

怀孕6~8周是孕妈妈进行绒毛细胞检查的最佳时间，它比羊膜腔穿刺检查的时间要早，因为这段时间胚泡周围布满了绒毛，抽取绒毛时容易一些。

绒毛细胞检查的优点

绒毛细胞检查最大的优点就是孕妈妈能比较早地知道诊断结果，这项检查在2周以内就能知道结果，即孕妈妈在8~10周就能了解胎宝宝的情况，如果发现胎宝宝患有重大的遗传性疾病，此时孕妈妈做流产的危险性可以减小到最低，因为在14周以内做流产手术是最好的。

绒毛细胞检查的缺点

绒毛细胞检查存在一定的危险性，它可能导致孕妈妈流产，其发生率为4%左右，比一般同周数胎儿的自然流产率要高3.5%，也可能造成胎儿肢体残疾。

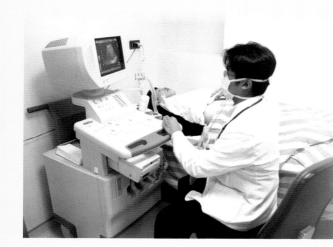

第50天 孕妈妈的饮食禁忌

不宜饮浓茶

浓茶含有高浓度鞣酸，在肠道内易与食物中的铁、钙结合沉淀，影响肠黏膜对铁和钙的吸收利用，可诱发缺铁性贫血及低钙血症，影响胎儿生长发育。另外，浓茶内所含咖啡碱浓度高达10%左右，会加剧孕妈妈的心跳和排尿，增加孕妈妈的心、肾负担，诱发妊娠高血压等疾病。临产前如饮过量的浓茶，可因咖啡因的兴奋作用引起失眠，以致产妇精疲力竭，宫缩无力，造成难产。

但茶叶中也有许多对人体有益的成分，如其中的茶素可降低血脂，氟化物对牙齿有保护作用，更值得一提的是茶叶中含有多种维生素，可补充人体的需要。所以，孕妈妈只要不喝浓茶，不过度饮茶，适当喝一些淡茶并不会带来什么副作用。

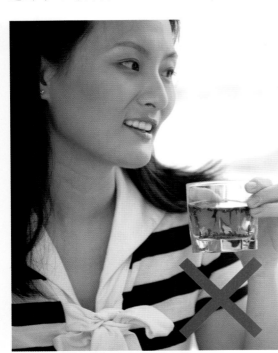

慎食易致敏的食物

过敏体质的孕妈妈可能对某些食物过敏，这些过敏食物经消化吸收后，能从胎盘进入胎儿血液中，妨碍胎儿的生长发育，或直接损害胎儿某些器官，如肺、支气管等，从而导致胎儿畸形或罹患疾病。所以，孕妈妈平时应注意以下几方面。

1. 如果以往吃某些食物发生过敏现象，在怀孕期间应禁止食用。

2. 不要吃过去从未吃过的食物或霉变食物。

3. 在食用某些食物后，如发生全身发痒、气喘或腹痛、腹泻等现象，应马上停止食用，并及时就医。

4. 不吃易过敏及辛辣刺激性食物。

5. 食用异性蛋白类食物，如动物肝、肾及蛋类、奶类、鱼类，应烧熟煮透。

忌热性食品

孕期不能食用过多的热性食品，如狗肉、羊肉等。因为如果孕妈妈经常食用温热性的食品，会导致阴虚阳亢。因气血失调、气盛阴耗、血热妄行，会加剧孕吐、水肿、高血压、便秘等症状，甚至会发生流产或死胎等。

所以孕期进补应遵医嘱，切莫自以为是，擅自滥补，以免损害母体和胎儿健康。

吃饭宜细嚼慢咽

女性怀孕后，胃肠、胆囊等消化器官所有肌肉的蠕动减慢，消化腺的分泌也有所改变，致使孕妈妈消化功能减退。尤

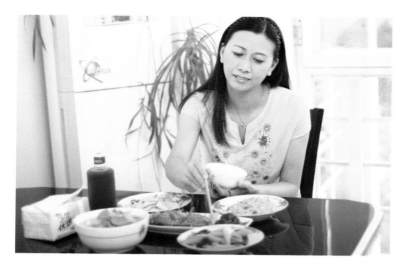

◀孕期饮食应是富有营养而且食物品种多样化，美味的汤也不可少。

其是在怀孕早期，由于孕期反应较强，食欲不振，食量相对减少，这就更需要在吃东西时引起注意，尽可能地多咀嚼，做到细嚼慢咽，使唾液与食物充分混合，同时也会有效地刺激消化器官，促使其进一步活跃，从而把更多的营养素吸收到体内。这对孕妈妈的健康和胎儿的生长发育都是有利的。因此，如果孕妈妈吃饭时习惯于"速战速决"，那么，为了自身和孩子的健康，最好从现在开始改一改这个习惯。

孕妈妈喝酸奶好处多

酸奶改变了牛奶的酸碱度，使牛奶中的蛋白质发生变性凝固，结构松散，容易被人体内的蛋白酶水解消化。同时，牛奶中的乳糖经发酵，已水解成能被小肠吸收的半乳糖与葡萄糖，因此可避免某些人饮用牛奶后出现的腹胀、腹痛、稀便等乳糖不耐受症状。另外，乳酸能产生一些抗菌作用，因而酸奶对伤寒、痢疾等病菌，以及肠道中的有害生物的生长繁殖也能起到一定的抑制作用。而且乳酸菌在肠道里能合成人体必需的多种维生素。酸奶可以说

含有独特的丰富的营养，对孕妈妈、产妇尤为适宜。

宜用植物油补充脂质

脂质是效率最高的能量来源，它所供给的热量是其他营养元素的2倍以上，脂质被分解形成的脂肪酸中，还有人体不能制造的必需脂肪酸，这种必需脂肪酸对母乳的分泌、预防妊娠中毒和保持健康有重要作用。

脂肪分为动物性脂肪和植物性脂肪，植物性脂肪中含有大量对人体有益的必需脂肪酸。由于妊娠期需摄取的蛋白质较多，而食用的肉类中含有的动物性脂肪已比较充足。因此，为了营养均衡，应多选择植物性脂肪，烹调时宜使用植物油，每日标准的用量为2～3匙。

第51~52天 各种交通工具对孕妈妈的影响

孕妈妈可以开车吗

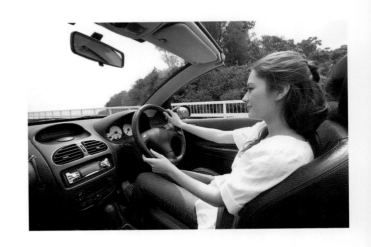

不少孕妇认为，除怀孕初3个月及怀孕最后3个月不能开车外，孕期其他时间都可以开车。专家认为，从孕妇、胎儿及交通安全的角度考虑，孕妇在整个孕期都不适宜开车。因为怀孕期间，由于孕激素的影响，孕妈妈们的脑细胞会发生一些水肿，使其反应变得迟钝，此时开车会有很多不安全因素。

开车时，孕妇一直坐在座位上，骨盆和子宫的血液循环不好，且车内多为密闭环境，空气质量差，不利于胎儿发育。而且，孕妈妈驾驶汽车有发生早产、流产的危险，因为驾驶时身体向前倾，会使子宫受到压迫。到了怀孕末期，为了给生产作准备，子宫口会稍微地张开一些。如果由于驾驶姿势过分向前倾而使腹部压力不断地增加，便有早期破水的危险。驾驶时难免会因为道路不平而引起震动，这不但会直接影响到妊娠子宫，同时也会刺激自律神经，使血压升高，心脏的跳动增加，氧气的消耗量增加等。母体的新陈代谢会受到阻碍而影响到胎儿，使胎儿流产或是婴儿期的死亡率增加。另外，遇到紧急刹车时，方向盘容易冲撞腹部引起破水。妊娠中神经比平常要敏锐得多，因此很容易疲倦、情绪不稳，且容易入睡。驾驶汽车如果精神过分地专注，上述这些情形就会加重，而且会令人觉得疲倦不堪，食欲不振。

基于以上原因，孕妈妈最好还是不要驾驶汽车。若孕妇实在无法避免开车，也应遵守以下原则：开车速度不可过快，避免紧急刹车；每次开车时间最好不超过1小时；车内应保持通风。

孕妈妈能坐飞机吗

乘坐飞机旅行的优点是快，适宜长途旅行，几个小时的旅程不会使孕妈妈感到不便，对胎儿也没有影响。但有人乘飞机容易晕吐，所以怀孕早期最好避免乘坐。

一般航空公司规定，孕妈妈怀孕7个月后不能乘坐飞机，以免早产或在机舱里分娩。此外，患有高血压、心脏病的孕妈妈也最好不要乘坐飞机。

第53~54天 准爸爸的二月爱心美食

处在早孕反应的时期，可能许多孕妈妈都有胃口不好、不想进食的症状，准爸爸们，动手为孕妈妈准备几道爱心美食吧。

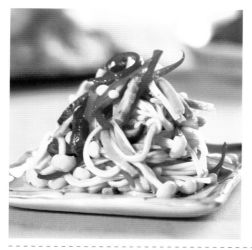

什锦金针菇

原料： 火腿肠丝、金针菇各200克，青椒丝、香菇丝、姜末各少许

调料： 料酒、酱油、盐、鸡精、胡椒粉、香油、醋各适量

1. 青椒丝、香菇丝分别用沸水汆烫一下；
2. 金针菇用水煮至熟透，捞出后同火腿肠丝、香菇丝、青椒丝一起放入盘中；
3. 把姜末与所有调料搅拌均匀，倒在盘中菜上再拌匀即可。

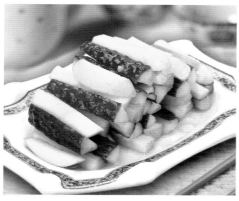

果味黄瓜条

原料： 黄瓜300克，苹果200克

调料： 白糖、蜂蜜各适量

1. 黄瓜、苹果均洗净切条，码入盘中；
2. 白糖、蜂蜜拌匀成汁；
3. 再将蜂蜜白糖汁淋在黄瓜、苹果上即可。

tips 清甜脆爽的口感，丰富全面的营养，可作为早孕呕吐的食疗。

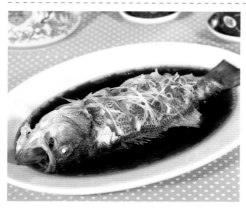

清蒸鲈鱼

原料： 鲈鱼1条，葱、红椒、姜各少许

调料： 食用油、盐、酱油、料酒各适量

1. 将葱、红椒、姜均洗净切成细丝备用；
2. 将鲈鱼去鳞、鳃、内脏后洗净，在鱼身上划几刀，抹上适量盐，摆入盘中；
3. 淋入酱油、料酒和油，蒸5分钟后撒入葱丝、红椒丝、姜丝，再蒸3分钟即成。

第55天 孕妈妈感冒应对法

感冒对孕妈妈的影响

不管是普通感冒还是流行性感冒，都是由病毒引起的呼吸道传染病。孕期患普通感冒的人很多，对胎儿影响不大，但如果较长时间体温持续在39℃左右，就有出现畸胎的可能。流行性感冒简称流感，传染性很强，常引起大流行。受感染后发冷发热，热度较高，头痛乏力，全身酸痛，常在发热消退时鼻塞、流涕、咽痛等症状才明显。患者体力消耗大，恢复也慢。流感病毒不仅能使胎儿发生畸形，高热和病毒的毒性作用也能刺激子宫收缩，引起流产、早产。有人调查了56例畸形儿，其中有10例产妇在怀孕当日至50天时患过流感。所以，妊娠早期发生流感需谨慎。

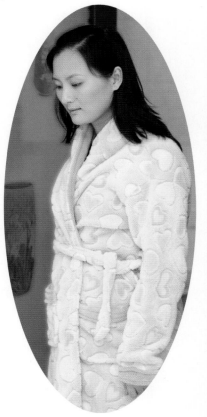

如果孕妈妈感冒了，应尽快地控制感染，排除病毒，同时应采取措施让体温下降。

若孕妈妈在怀孕3～8周之后患上感冒，并伴有高热，则对胎儿的影响较大。因为病毒可透过胎盘进入胎儿体内，有可能造成胎儿先天性心脏病、唇腭裂、脑积水、无脑和小头畸形等。如果出现持续严重高热的情况，孕妇需要与医生、家人共同商讨是否继续本次妊娠。

孕妈妈感冒时，一定要去专科医院诊治，千万不能随意自行用药，尤其是阿司匹林类的药物，以免对母体和胎儿造成不良影响。

感冒后的处理方法

轻度感冒。可选用口服感冒清热冲剂或板蓝根冲剂等，并且多喝开水，同时要注意休息、保暖，补充维生素C，感冒很快就会痊愈。

重度感冒，伴有高热、剧咳时。可选用柴胡注射液退热和纯中药止咳糖浆止咳。同时，也可采用物理降温法，如在额头、颈部放置冰块，或以湿毛巾冷敷，或用30%左右的乙醇（或将白酒兑水稀释一倍）擦浴。也可选择使用药物降温，在选用解热镇痛剂时，要避免采用对孕妇、胎儿和新生儿有明显不良影响的药物，如阿司匹林类药物。可在医生指导下使用诸如醋氨酚等解热镇痛药。

第56天 二月胎教方案

情绪胎教最重要

2月的胎教以情绪为主，保持快乐情绪是宝宝健康发育的基础。怀孕早期如果孕妈妈情绪不好，会造成肾上腺皮质激素增高，可能阻碍胎儿上颌骨的融合，容易造成腭裂、唇裂等畸形。因此，本月是情绪胎教唱主角。

此月多数孕妈妈会发生早孕反应，孕吐、不思饮食等身心变化容易使孕妈妈出现焦虑不安等不良情绪。这时孕妈妈自己要学会调节情绪，心中的疑虑可咨询专业医师，或有经验的妈妈们，并试着做一些自己感兴趣的事，如听音乐、种花、与好友聊聊天等，将不良情绪宣泄出来。

环境胎教不可少

此月环境胎教不可忽视，准爸爸这时要发挥积极的作用，多陪伴孕妈妈，给予开导和安慰，为孕妈妈展望一下以后和宝宝一家三口的幸福生活，同时将家庭设施给予重新布置，保持室内空气清新，行走顺畅，居室的色彩应温柔清新，尽量为孕妈妈创造一个温馨、舒适、健康的居住环境，让孕妈妈充满希望和快乐。

孕妈妈还可以在居室墙上悬挂一些活泼可爱的宝宝图片，或是具有较高欣赏价值的画等，不仅能增加居室的色彩，还能陶冶情操。平时孕妈妈要经常到空气清新、幽静的地方走一走，美丽的风景能调节情趣，使人心情舒畅，孕妈妈各系统功能处于最佳状态，胎儿就有最佳的生长环境。

音乐胎教和营养胎教要进行

此时期的音乐胎教主要是给孕妈妈听的，孕妈妈可选择一些舒缓柔和、轻松悠扬的音乐。不同的乐曲会带来不同的感受，合适的音乐能给人带来轻松感，缓解不利情绪。此时孕妈妈正处于早孕反应时期，适当听一些优美的音乐能缓解不适，平和情绪，从而有利于胎儿的发育。

孕2月的饮食营养主要应以富含维生素B_1、维生素B_6、锌，以及易于消化、蛋白质丰富的食物为主。但此时期的营养胎教可能对某些孕妈妈来说比较难以实行，因为此时正是孕吐进行时。妊娠初期胎儿生长缓慢，对营养的要求增高，但并不是很高，所以如果早孕反应严重也不必强逼自己进食。

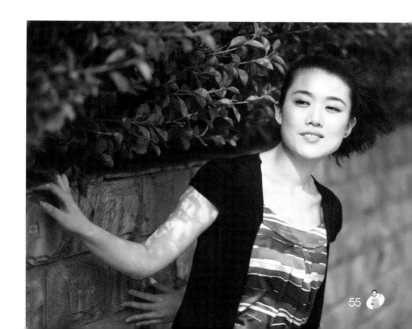

孕妈妈的变化

第9周：早孕反应仍在持续，此时孕吐严重，除恶心外，胃部情况也不佳。

第10周：子宫逐渐增如拳头般大小，直接压迫膀胱，会造成尿频。

第11周：妊娠反应逐渐减轻，不久则会消失。由于胎儿在不断成长，腰部也会感到酸痛，腿足水肿，有时还会出现脚后跟抽筋。

第12周：激素分泌改变，体内合成代谢增强，分泌物也会增加，容易有便秘或腹泻。乳房继续增大，乳晕与乳头颜色更暗。

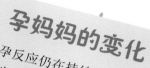

胎宝宝的发育

第9周：有近2.5厘米长，重量还很轻，小尾巴消失不见，身上的器官、肌肉、神经等基本结构已经形成，都开始工作，发育迅速。重要器官——肝脏、肾、肠胃、大脑和肺都已经各就其位，并开始"工作"了。

第10周：体重7克左右，已经像个小人儿了。

第11周：从头到臀大约3.8厘米长，手指和脚趾已经分开，开始有吸吮、吞咽羊水、踢腿的动作。

第12周：从头到臀大概有5厘米长，重14克。一部分骨骼开始变硬，出现关节雏形。

孕**3**月

安全度过
害喜期

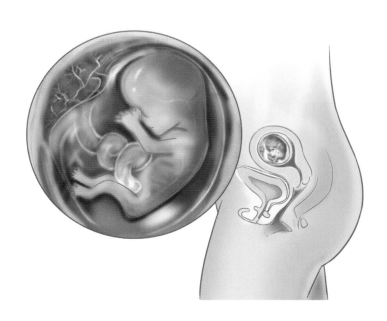

第57~58天 继续补充叶酸

应补充足量的叶酸

叶酸是一种广泛存在于绿叶蔬菜中的B族维生素，是一种水溶性维生素，它参与人体新陈代谢的全过程，是合成人体重要物质DNA、蛋白质的必需维生素。若孕妇摄入了足量的叶酸，则可以提高抵抗力，可以有效地预防妊娠高血压的发生，还可以帮助身体肥胖的孕妇维持血管的正常。叶酸也可以促进胎儿各系统的发育，减少胎儿患白血病的概率，有助于预防胎儿发生神经管畸形及红细胞、白细胞缺陷，还有利于提高胎儿的智力。

叶酸不会对成人造成太大的影响，但是对胎儿脑部的发育有至关重要的作用。孕早期如果缺乏叶酸，可导致胎儿出现神经管畸形，如常见的无脑畸形和脊柱裂等。新生儿先天性心脏病及唇腭裂，也可能与叶酸缺乏有关。所以，孕妇应补充足的叶酸。

叶酸平时需要量为0.4毫克，孕期需供给0.8毫克。

富含叶酸的食物

孕妇平时也可以多吃富含叶酸的食物，叶酸最丰富的食物来源是动物肝脏、蛋黄，蔬菜也是很好的来源，如菠菜、生菜、卷心菜、芦笋、龙须菜、油菜、小白菜、甜菜等都富含叶酸，谷类食物如酵母、麸皮面包、麦芽等，水果如香蕉、草莓、橙汁、橘子等。此外，牛肉、花菜也都含有一定量的叶酸。

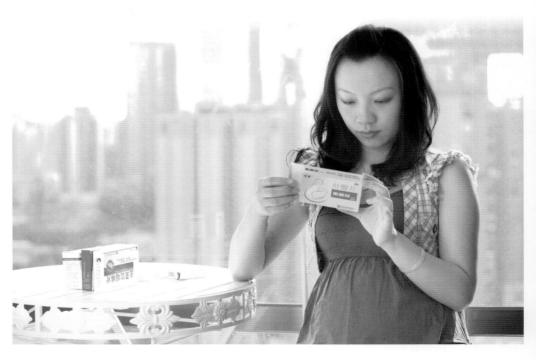

第59天 头发的护理

洗发液的选择

妊娠后，孕妈妈的皮肤变得非常敏感，这时孕妈妈应该选择适合自己发质且性质比较温和的洗发液来清洗头发。如果发质还比较适应妊娠前用的洗发液，则最好不要换用其他品牌的产品，以免突然刺激头皮，引起过敏，从而使胎宝宝受到影响。有些孕妈妈的头发会由于缺乏蛋白质而变得很脆弱，此时可以选择能给头发补充蛋白质的洗发液，这样就能改善这种情况。

头发的护养

孕妈妈容易发生脱发，这是一种很自然的现象。此时，孕妈妈应常用洗发液洗头发，用梳子梳头发，保持头发干净。洗发时除了洗去污垢外，最好顺便按摩头皮。按摩时，以指腹揉、捏、敲、擦头皮，其动作要领是：揉时以"画圆"的方式进行，捏时力道不要太重，敲时以发旋儿为中心，做前后左右式移动，擦时用拇指由耳往下按。这样不仅可以让头皮的血液循环正常，使头发有光泽，还会让人觉得特别清爽、神采飞扬。此外，孕妈妈应该保持心情愉快，摄取均衡的饮食。吃得好，睡得香，头发便自然掉得少。

孕早期不宜烫发和染发

最好不要在怀孕早期烫发、染发。因为烫发不但使头发变得脆弱、缺乏弹性，而且易脱落。这个时期烫发，由于孕妈妈皮肤敏感度较高，对皮肤造成伤害，也会危害胎儿，甚至造成流产。

此外，染发、脱色所用的药品，刺激性极强，事先必须做好皮肤适应测验。若要烫发或染发，应选在28周左右实施。同时，孕妈妈还应避免在太冷的空调房中做头发，而且应该注意身体状况，可以以预约的方式来减少等待的时间。

洗头后湿发的处理

洗完头发后，孕妈妈若顶着湿漉漉的头发睡觉或外出，这样不仅不舒服，而且还很容易感冒，如果用吹风机吹干，吹风机的辐射又可能对胎宝宝造成影响，怎样才能解决这种烦恼呢？这时孕妈妈可以戴上透气性好、吸水性强的干发帽，头发很快就能变干。但是要注意干发帽要选择质地柔软、卫生、抑菌的。

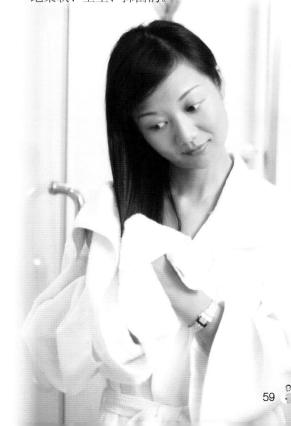

第60天 做一次全面检查

产前检查一般是从月经停止及发生早孕反应时开始。通过定期产前检查，可以方便医生及早了解孕妈妈的全面情况和发现潜在的不利于妊娠和分娩的各种因素，从而给予指导。在妊娠8～10周时，要做一次较全面的检查。检查包括以下内容。

◎询问病史

◆了解孕妈妈的一般情况。如年龄、职业、住址。

◆了解既往病史。如有无心、肝、肾等疾病。

◆家族遗传病史。如夫妻双方家族中有无传染病、遗传病史。

◆月经史。如初潮年龄、月经周期、来潮天数、末次月经等。

◆婚姻史。如结婚年龄、配偶年龄、配偶健康情况等。

◆妊娠及分娩史。如过去有无流产、早产、死产等情况，过去妊娠、分娩的情况。

◆本次妊娠经过。如早孕反应，有无病毒感染或服药，是否做过X线检查等。

◎验血

◆检验是否贫血。

◆验血型，如生产时需要输血，就可以马上告知医生孕妈妈是什么血型。

◎化验小便

◆每次做产前检查，都要先化验小便。因为女性怀孕后，肾脏的工作量大大增加，如果肾脏不能负担这项额外的工作，经它排出来的小便就会起变化。

◎全身检查

◆检查孕妈妈全身状况、营养情况，测量身高、体重、血压，检查乳房发育情况，并检查各脏器情况。

◎产科检查

◆腹部检查。检查子宫底高度、腹围、胎位、胎心等。

◆阴道检查。了解阴道有无真菌或滴虫，产道、子宫及附件是否异常。

◆骨盆测量。测量骨盆内外径。

产前检查时的注意事项

在检查的当天，早上不要吃早餐，可自带早餐前往，待检查完成后进食，因为刚吃完饭时尿里容易出现糖分，这时做尿检容易得出错误结论。检查前，应穿那些穿脱方便的衣服，最好是上下分身的衣裤，便于做B超、胎心监测等。应准备纸和笔，以便把准备向医生提出的问题以及医生提出的注意事项认真记录下来。通过产前检查，医生将根据每位孕妈妈的具体情况给予指导。

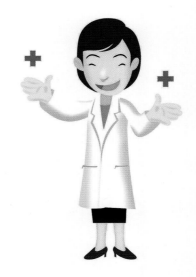

第61天　减轻恼人的恶心呕吐

在孕初期至怀孕4个月左右，孕妈妈会有不同程度的孕吐现象，且孕吐反应多数在清晨空腹时较重。吃下含较多淀粉及糖分的食物可以减轻孕吐，如饼干、面包、马铃薯等，然后躺半小时左右，再慢慢起床，可有效防止呕吐。

此外，要以少食多餐来代替以往的每日固定三餐。水分补充对孕妈妈很重要，但不要怕吐，吐了以后再喝，反复几次就不会再吐了。水分的摄取以两餐之间为佳，并尽量避免在餐中摄入大量流质食物。饮料里还可加少许食盐，以防呕吐造成低钠现象。另外，要尽量进食，多吃些自己喜欢吃的食物，保证营养的正常供给。饮食宜清淡，少吃油腻和太甜的食物，多吃些清淡易消化和营养价值比较高的食物。

如果孕吐现象一直持续，或者孕妈妈感觉心口灼热时，则应避免食用油炸及高油质食品、味道重的食物以及浓咖啡等，以防止胃液逆流而刺激食道黏膜，可以适当食用奶制品来中和胃液。还要注意，孕妈妈尽量不要闻到厨房的油烟味，或任何会引发恶心的气味。

有3个小偏方，有孕吐现象的孕妈妈们不妨试一试。

1. 在袋子里装一小块生姜，每天闻一闻。

2. 生姜10克，橘皮10克，加少许红糖，煮水当茶喝。

3. 取适量柚子皮洗净，加水煎服，可缓解轻微孕吐。

忌用药物抑制孕吐

孕吐的确是一件不舒服的事，但忌用药物来抑制。因为抑制孕吐的镇吐剂中的抗组胺会引起子宫收缩，容易导致流产。所以孕妈妈孕吐时尽可能避免依赖药物，忍耐一时的不舒服，对孕妈妈和胎儿都有好处。倘若一日孕吐数次，身体显得相当虚弱，可住院进行治疗，每天可接受适量的葡萄糖、盐水、氨基酸液等点滴注射，以减轻症状。保持良好宁静的心态，一般1～2周即可出院。

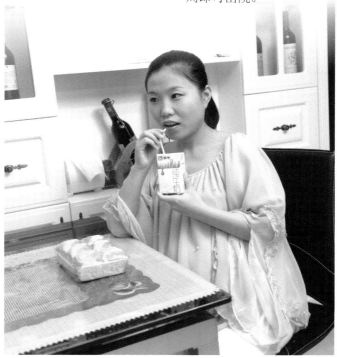

第62天 这些数字你知道吗

年轻的夫妇初为父母，应该了解一定的孕产期保健知识，以做到心中有数。以下这些数字是必须了解的：

胎儿在孕妈妈体内的时间：40周，280天。

妊娠反应出现的时间：停经40天左右。

妊娠反应消失的时间：妊娠第12周左右。

产前检查的时间：一般怀孕后1个月开始产前检查，孕28周前，每4周检查1次，孕28后每2周检查1次，36周后每周都需检查1次或遵医嘱。

孕妇洗澡的温度：不宜太高或太低，38℃左右较适宜。

出现胎动的时间：妊娠16～20周。

胎动正常的次数：每12小时30～40次，不应低于10次。

胎心音正常次数：每分钟120～160次。

孕妇每周增加的体重：每周应小于0.5千克。

孕妇体重增加总值：孕期体重增重量以10～15千克为宜。

过期妊娠：超过预产期14天。

产程时间：初产妇12～16小时，经产妇的时间减少一半，6～8小时。

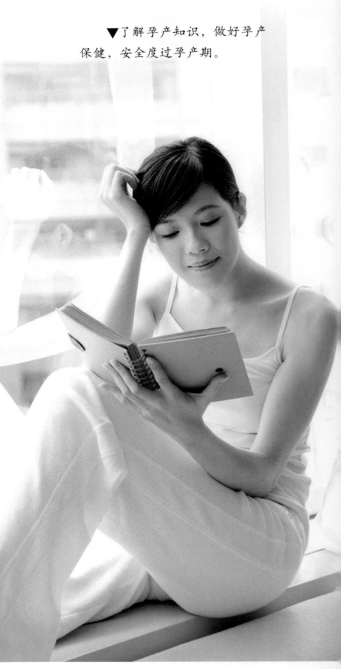

▼了解孕产知识，做好孕产保健，安全度过孕产期。

第63天 孕3月的饮食原则

怀孕第3个月，根据胎儿的发育状况，孕妈妈的饮食安排应该以品种丰富的食谱为主。食物要富含铁、磷、钙、维生素C、蛋白质、糖、植物脂肪等，这样才可满足胎儿生长发育的营养需求，同时也补充了孕妈妈体内的能量。由于在此期间胎儿不断增大，孕妈妈的负担也越来越重。在这一个月内，一些孕妈妈开始出现贫血的症状，因此要特别注意营养的调剂，进行合理的饮食安排。

这个时候，由于体内新陈代谢加快，孕妈妈也得注意补充水分，饭前少饮，饭后半小时可以大量饮水。早上起来时，孕妈妈可以吃一些饼干、全麦面包、包子或喝点豆浆、牛奶，然后再去刷牙。同时，这个月是最容易流产的时期，因此，孕妈妈的饮食要以保胎为主。

一天的饮食安排

早餐	菜肴：虾仁炒蛋，其他清淡蔬菜1小碟 主食：牛奶250毫升，果酱75克，面包2片或粥1碗 水果：苹果1个，或香蕉2根
中餐	菜肴：香菇鱼片，虾皮炒茭白，板栗烩鸡翅 主食：米饭2小碗，或面条2小碗 水果：橘子150克
晚餐	菜肴：滑子菇炒肉片，青豆肉丝，骨头汤1碗 主食：米饭2小碗，或包子2～3个（面粉量均在100克以内） 水果：爱吃的水果100克

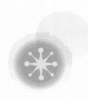

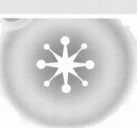

第64天 准爸爸的三月爱心美食

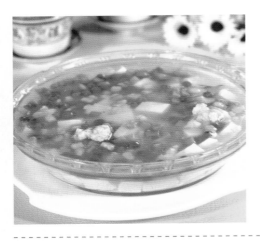

鲜虾玉米烩豆腐

原料：甜玉米粒、胡萝卜丁各80克，虾仁100克，嫩豆腐丁150克，豌豆50克

调料：盐、味精、淀粉、高汤、热油各适量

1.虾仁去虾线后加水淀粉拌匀上浆备用；

2.甜玉米、豌豆、虾仁分别入沸水中余烫；

3.将高汤烧沸，下入玉米粒、豌豆、胡萝卜丁、虾仁和豆腐，煮至熟后放盐、味精调味，淀粉勾芡后淋入热油即可。

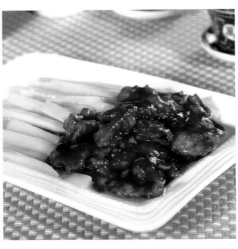

芥蓝烧牛柳

原料：芥蓝250克，牛里脊肉250克

调料：食用油、盐、味精、料酒、酱油、淀粉、蚝油各适量

1.牛里脊肉洗净切片，用油、料酒腌渍入味，用水淀粉拌匀，入油锅中炒熟，加盐、味精、蚝油，勾芡后倒入盘中；

2.芥蓝取梗，去皮洗净，切成条，稍焯后入锅中加油炒熟，用盐、味精调味，勾芡后盛入牛柳盘中即可。

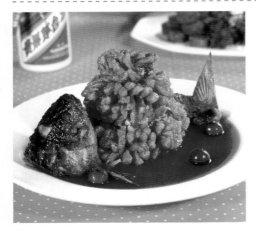

翠珠鱼花

原料：鲜活草鱼1条，绿樱桃6颗

调料：食用油、白糖、淀粉、料酒、番茄酱各适量

1.草鱼洗净后切下鱼头和鱼尾，鱼肉去鱼刺切花刀，用料酒腌渍一会儿，再拍上干淀粉；

2.鱼肉、鱼头、鱼尾入油锅炸至熟，摆盘；

3.用番茄酱、白糖、淀粉勾欠淋在鱼上，摆放上绿樱桃点缀即可。

第65天 防止流产

由于怀孕16周以前是最危险的时期，所以必须特别小心，以防止流产。以下所叙述的各种事项，孕妈妈必须加以注意。

◆不要拿重的东西。

◆避免精神上的压力。

◆减少外出的次数。

◆不要压迫下腹部。

◆小心性生活。

◆拿取地板上的东西时，一定要先蹲下。

◆避免激烈的运动。

◆不要让下腹部着凉。

◆上下楼梯要避免摔跤。

尤其是有过流产史及习惯性流产者，可在医生指导下尽早使用一些黄体酮来安胎。

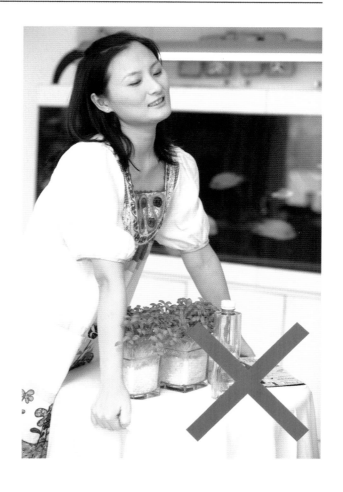

流产的症状

一般将发生在怀孕27周之前的称为"流产"。对于流产的症状孕妈妈应该有所了解，发生异常情况时应尽早就医，以减少流产的发生。

濒临流产。会有少量出血或黄褐色的出血现象，不久下腹部、腰部的疼痛也会随之而来。

进行流产。当对濒临流产疏于治疗，或是没有充分静养，或是没有注意到，就会转移至进行流产的阶段，这时会大量出血，血色鲜红，其中掺杂暗红色的大小血块。由于子宫口已张开，所以只要一移动身体就会出血，有时甚至会排出胎儿或绒毛的一部分。

完全流产。多半发生在怀孕初期，系指受精卵完全排出，子宫自然恢复，数天之后就止血的情况。

不完全流产。是指孕囊或胚胎部分排出阴道，仍有一些绒毛或脱落膜残留在子宫内，这时候即使大量出血的现象已经停止，但仍会有少量的出血持续现象。

第66天 孕期营养不良对胎儿造成的影响

◎低出生体重

低出生体重是指新生儿出生体重小于2500克。造成低出生体重的因素大致包括母亲孕期的体重增长低，孕期血浆总蛋白和白蛋白低，孕妇贫血，孕期的热能摄入量低。同样，孕期能量摄入过高也会增加超重儿的出生率。

◎早产儿及小于胎龄儿

早产儿是指妊娠期少于37周即出生的婴儿。小于胎龄儿指胎儿的大小与妊娠月份不符，即小于其应有体重，反映出胎儿在母体中生长停滞，宫内发育迟缓。造成宫内发育迟缓的重要原因之一是孕期营养不良，尤其是热能、蛋白质摄入不足。

◎脑发育受损

胎儿脑细胞数的快速增殖期是从孕30周至出生后一年，随后脑细胞数量不再增加，而细胞体积增大、重量增加持续至2岁左右。所以，妊娠期间的营养状况，特别是孕晚期母亲蛋白质的摄入量是否充足，影响到胎儿脑细胞的增殖数量和大脑发育，并关系到其出生以后的智力发育。

◎先天畸形

胎儿的畸形或疾病如果是出生前就有的，称为先天性缺陷或疾病。胎儿的畸形可以表现为外表的，如脑积水、无脑儿、脊柱裂等，也可以表现为功能性的，如智力低下、代谢性疾病，还包括从外表不易察觉的疾病。

因为胎儿在子宫内生长发育所需要的能量和营养素全部需要由母体供给，所以女性妊娠期间，如果营养不良，不仅孕妇本身的健康受到影响，同时会使胎儿的正常生长发育受到影响，严重时还会引起不同程度的器官畸形。孕期某些营养素缺乏或过多，都可能导致出生婴儿先天畸形。所以，在孕期，孕妈妈要注意合理地补充营养。

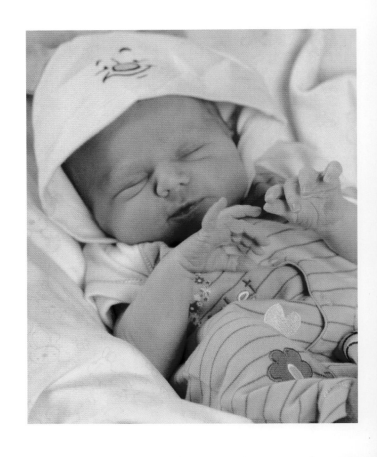

第67天　孕妇要适量摄入维生素C

　　维生素C又名抗坏血酸，是一种水溶性维生素，在所有维生素中，维生素C是最不稳定的。维生素C是一种抗氧化、保护细胞、抗癌的维生素，是连接骨骼、结缔组织所必需的一种营养素。

　　维生素C能预防一些病毒和细菌的感染，可以协助改善肝功能和人体的新陈代谢，起到解毒和利尿的作用，还能提高白细胞的吞噬能力，增强人体对疾病的抵抗力。维生素C具有抗氧化作用，可以抑制代谢废物转化成有色物质，从而减少黑色素的形成，清洁脸部肌肤，所以它也是一种很好的美容剂。人体如果缺乏维生素C，可引起坏血病，并有毛细血管脆弱、皮下出血、牙龈肿胀流血或溃烂等症状。

　　怀孕期间，胎儿必须从母体中获取大量维生素C来维持骨骼与牙齿的正常生长、发育，造血系统的健全和机体抵抗力等，以致母体血浆中维生素C含量逐渐降低，至分娩时仅为孕早期的一半，故孕期要适量摄入维生素C。缺乏维生素C的孕妇，其胎儿先天畸形儿发生率虽然未升高，但早产率却会增加。

　　专家指出，孕妇每日需要补充100毫克维生素C。维生素C的主要来源是植物性食物水果（尤其是柑橘类）和蔬菜。水果中以酸枣、橙子、山楂、柑橘、柠檬、柚子、草莓、猕猴桃等含量较高；蔬菜中以西红柿、辣椒、豆芽含量最多。其他蔬菜也含有较多的维生素C，蔬菜中的叶部比茎部含量高，新叶比老叶含量高，有光合作用的叶部含量最高。

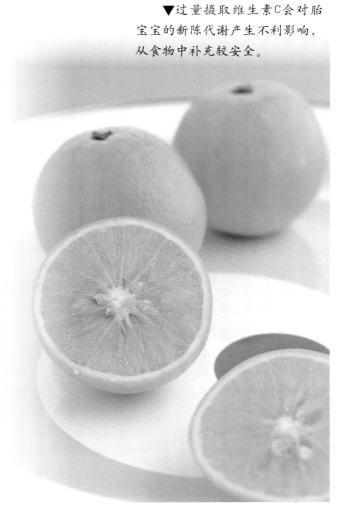

▼过量摄取维生素C会对胎宝宝的新陈代谢产生不利影响，从食物中补充较安全。

第68~69天 运动保健知多少

可以做孕妈妈体操

专家提倡孕妈妈从怀孕3个月起开始坚持每天做孕妈妈体操，借以活动关节，解除腿部疲劳，减轻腰部的沉重感，使孕妈妈精力充沛，防止由于怀孕期体重的增加和重心的变化等引起肌肉疲劳和功能降低。同时可以松弛孕妈妈腰部和骨盆的肌肉，为使将来分娩时婴儿能顺利通过产道作好准备。此外，如果孕妈妈每天认真坚持做孕妈妈体操，在精神方面也能增强自信心。

在做孕妈妈体操时应注意以下的事项：

1. 从怀孕8周左右开始，但如有流产先兆时，要遵医嘱。

2. 绝对不要勉强，以不疲劳为宜。

3. 在做体操前，要先排尿、排便。

可以练瑜伽

孕妈妈练习瑜伽可以增强体力和肌肉的张力，增强身体的平衡感，使身体的肌肉组织变得更柔韧、灵活，同时还可以改善睡眠，消除失眠。孕妈妈瑜伽和普通的瑜伽是不同的。孕妈妈练瑜伽时要先暗示自己全身放松，然后柔和地开始深呼吸，再慢慢地、细细地、自然地呼气，呼吸时尽可能让内心处于愉悦状态。

孕妈妈适合跳舞

专家认为慢步交谊舞是孕妈妈的一项很好的活动，孕妈妈在整个孕期都可以跳，这有利于身心的调节和健康。但是，应注意不要过于劳累，跳舞场所的空气要新鲜，空气不流通或污染严重的地方孕妈妈最好不要去。

▼孕早期不宜进行剧烈运动，动作和缓的散步、慢舞、伸展等是不错的选择。

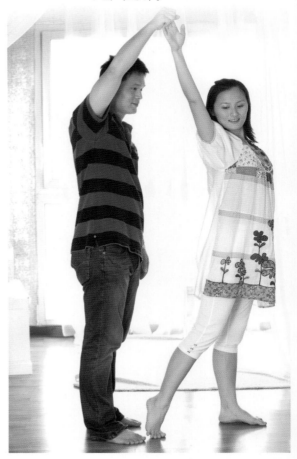

第70天 职场应对

如何应对无法完成的工作

有些孕妇因种种原因可能不能离开原来的工作岗位，这样虽然工作量、工作强度都没有变，孕妇却会因为体力、精神和身体不适等，使有些工作无法按时、保质完成。此时孕妇可以按以下方法应对。

首先，孕妇要对自己的工作做个计划，计划的时间跨度可以从怀孕一直到产假前，尽量把重要的事情提前做，或在自己身体状态比较佳的时间段做好。把相对不重要、琐碎的事情排后。其次，产假期间谁来接替自己的工作、怎么安排，最好也事先做好安排，并及时和上司沟通，一定能得到上司的认可。即便在休产假时，也可以随时打电话给接替自己的同事，一方面表示感谢，一方面了解一下工作进程，以便产假之后好顺利接手。

如何处理与同事之间的关系

虽然怀孕给工作带来了一些不便，不过既然职场孕妇想继续保持工作中职业的个人形象，那么尽量少在同事面前抱怨和谈论怀孕的不适，在休息间隙多和大家分享一些怀孕的喜悦，这样大家也会被你敬业、乐观的态度所吸引。这样职场孕妇就可以与同事和谐相处。怀孕对于职场女性来说是一件非常重要的事，选择一个恰当的时机，向同事报告一下自己的这个喜讯是很有必要的，也有利于今后工作的进行。同时，孕妇对同事的关心和帮助要心存感激，不能认为是理所当然，在同事帮自己干活时，不可清闲地坐在一边，而是应该做点其他事情。

如何处理二手烟

职场孕妇如果被动吸烟，将影响到胎儿的发育。这时可以尝试以下方法帮助解决：

委婉建议： 职场孕妇如果当面提出很可能双方都很尴尬，可以通过群发一封电子邮件的方式，先为怀孕期间在工作上给大家造成不便表示歉意，然后可以讲述被动吸进二手烟的可怕后果等，表达希望在同事的举手之劳下生出健康宝宝的心情，让大家都能理解和支持。

无声提醒： 如果职场孕妇觉得写电子邮件太麻烦，或这样的提醒还不能起到作用，就在办公桌上放一块牌子，写上醒目的"这里有孕妇，No Smoking"字样。

上司协调： 如果以上措施都没有效果的话，孕妇可以联合同样反对在办公室吸烟的女同事，请上司帮忙，出面制止在公共场合吸烟的同事，相信这个肯定管用。

尽量少用复印机

孕妈妈如果长时间与复印机接触，就会感到头痛、头晕，过敏体质的孕妈妈还会咳嗽、哮喘等。这是由于复印机的静电作用会使空气中产生臭氧，而且复印机在启动时还会释放一种有毒气体，这样就会使孕妈妈出现一些不适症状。因此，孕妈妈应尽量减少与复印机打交道，多食用一些富含维生素E的食物。若孕妈妈工作的场所有复印机，则可以将它放置到通风、避光的地方。

第71天 要接种的疫苗

应注射哪些疫苗

预防接种是预防疾病的有效手段，恰当地进行预防接种对孕妈妈和胎宝宝都是非常必要的。

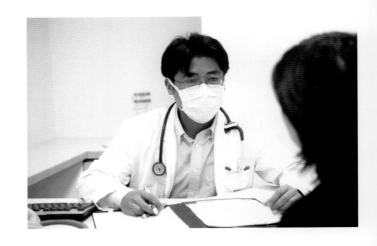

如果孕妈妈工作或居住的地区正在流行白喉、鼠疫时，孕妈妈应紧急接种疫苗，因为一旦受到感染，会威胁孕妈妈的生命安全。

如果孕妈妈受过外伤，分娩对于母亲和新生儿都有危险，一旦受到破伤风杆菌感染，就可能发病。为防止新生儿破伤风，应给孕妈妈注射破伤风疫苗，接种方案也是在妊娠期分3次进行，时间可分别是孕2、3、9月。

孕妈妈如果被狗咬伤，必须立即注射狂犬病疫苗，否则感染上病毒，死亡率极高。应该在被咬伤的当天和第3天、第7天、第14天、第30天分别注射一针狂犬病疫苗，如多处被咬伤，应注射狂犬免疫球蛋白或狂犬病血清，然后按以上时间注射狂犬病疫苗。

如果孕妈妈或家庭成员患有乙肝，应在分娩后给孩子注射乙肝疫苗。然后隔1个月、6个月后再分别注射一次。据研究表明，在完成免疫接种后，对孕妈妈的保护率在95%以上，母婴隔断率在85%以上。

已经受到或可能受到甲型肝炎感染的孕妈妈可注射胎盘丙种球蛋白。

不宜接种的疫苗

为了保证孕妈妈的健康，孕期可以注射疫苗，但有些疫苗是孕妈妈禁止注射的。

孕妈妈在妊娠期禁止接种风疹疫苗，因为风疹疫苗也是减毒活疫苗，只能在育龄期提早注射。如果孕妈妈从未患过风疹，在孕期却接触了风疹病人，则最好终止妊娠。因为免疫球蛋白的预防效果不是很理想，而且风疹很容易引起胎宝宝畸形。

此外，水痘、卡介苗、乙脑、腮腺炎、口服脊髓灰质炎疫苗、流脑病毒性活疫苗、百日咳疫苗，孕妈妈都应禁用。

第72天 不适合运动的孕妈妈

"生命在于运动"，说明了运动对于人的重要性。女性怀孕以后，其运动习惯都有一定的改变，但孕妈妈不论怀孕前有无运动习惯，在初诊时都要向医生请教有关运动的问题。如果想晚些时候开始运动或改变运动计划，行动之前也要先听取医生的意见。如果孕妈妈出现以下情况，则不能参加运动。

◎有子宫颈无力症病史，或有早产、反复流产史

子宫颈无力症即子宫颈在子宫日益膨胀与胎儿的压力下，不到成熟期便扩张开来，造成流产、早产。因该症不会自动痊愈，流产、早产的现象会反复发生，所以在确诊之后（妊娠4个月以后），可运用各种手术方法将子宫颈缝合起来，至孕足月拆除缝线使胎儿自然分娩。有该病史的孕妈妈不宜运动，以避免流产、早产。

◎妊娠初期高血压

如果孕妈妈的血压与基础血压（通常以第一次产前检查为准）相比，收缩压高出30毫米汞柱，舒张压高出15毫米汞柱，就必须加以重视，注意休息，及时治疗，也要避免运动，因为运动可以使血压升高。初期的妊娠高血压如果不及时控制，很容易发展为严重的妊娠高血压疾病、先兆子痫，危及母子生命。

◎多胎妊娠

因为多胎妊娠的孕妈妈负担重，而且罹患高血压、贫血等妊娠并发症的风险比单胎妊娠更大，因而不宜参加运动。

◎已经确诊的心脏病

这类孕妈妈不宜参加运动，运动避免不了增加"带病工作"的心脏的负担，容易出现心力衰竭的情况。

◎先兆子痫

已经出现子痫预兆，再盲目参加运动，势必容易发展成子痫，进而威胁胎儿生命。

◎阴道出血

在流产、早产症状出现时，卧床静养是明智的选择，不适当的运动只能加重出血。

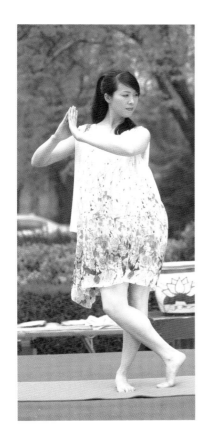

第73~74天 要适量摄入维生素A

维生素A分为两种：一种是维生素A醇，是最初的维生素A形态，只存于动物性食物中；另一种是胡萝卜素，是在体内转变为维生素A的预成物质，可从植物性及动物性食物中摄取。维生素A的消化与吸收都需要矿物质和脂肪的参与，它可以储存于体内，不需要每天都补充。

维生素A能促进机体生长及骨骼发育，保护胎儿的皮肤、黏膜、毛发等，能增强母体抵抗感染的能力，有助于免疫系统功能正常。妊娠期母体内物质的储存和胎儿机体生长发育都需要维生素A。维生素A也是胎儿视觉形成的必需营养物质，同时对胎儿上皮细胞的正常形成及发育非常重要。

妊娠期若孕妇体内的维生素A供应不足，就会使孕妇的身体抵抗力下降，容易发生产后感染。可导致胎儿上呼吸道上皮细胞形成不良，胎儿出生后易患上呼吸道感染，还会引起胚胎发育不良。严重不足时，可导致婴儿骨骼和其他器官畸形，甚至流产。

富含维生素A的食物有以下两种：一种是维生素A原，即各种胡萝卜素，存在于植物性食物中，如绿叶菜类、黄色菜类以及水果类，含量较丰富的有菠菜、苜蓿、豌豆苗、红心甘薯、胡萝卜、青椒、南瓜等；另一种是来自于动物性食物的维生素A，这一类是能够直接被人体利用的维生素A，主要存在于动物肝脏、奶及奶制品（未脱脂奶）以及禽蛋中。

动物来源的维生素A比植物来源的吸收率和利用率要高，所以孕妇至少需要摄取一半以上的动物性维生素A。植物性维生素A只有加热才能转化成维生素A，如生吃胡萝卜不如做熟后维生素A的转化率高。进食富含维生素A的食物时，应同含油脂食物同时进食，因为维生素A的吸收需要脂肪的帮助。

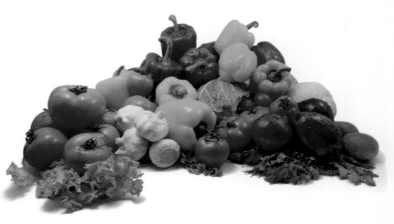

▶适量的维生素A有助胎儿发育，过量的维生素A却会妨害正常胎儿的骨骼发育。

第75天　孕期腹痛腹胀不可忽视

妊娠后，由于孕妈妈的肠蠕动功能减弱，而且随着妊娠月份的逐渐增加，子宫也慢慢变大，从而造成了对其他脏器的压迫，这就导致了孕妈妈容易发生腹胀、腹痛。随着孕妈妈的身体逐渐适应增大的子宫，这种疼痛一般会随着怀孕的周数增加而逐渐消失，所以妊娠中期轻微的腹痛孕妈妈不用担心。

妊娠早期腹痛

孕妈妈在妊娠3个月左右时，容易发生下腹疼痛，其发生原因可能是孕妈妈在妊娠3个月时子宫明显增大，造成盆腔韧带被牵拉，若是行走过多或体位变动时，则会引起下腹部疼痛。此种腹痛要注意休息，不可过累，并在睡眠及休息时注意适当变换体位，疼痛就会缓解。孕妈妈在腹痛的同时，腹部肌肉变硬，如果是持续性疼痛并伴有阴道出血，则有可能是发生了流产或胎膜早剥，要马上去医院检查并治疗。

妊娠晚期腹痛

一些孕妈妈在孕晚期下腹两侧经常会有抽痛的感觉，尤其在早晚上下床之际，总会感到一阵抽痛，这种抽痛一般是因为子宫圆韧带拉扯而引起的抽痛感，这是正常现象，并不会对怀孕过程造成危险。但是，如果下腹感觉到规则的收缩痛，就要怀疑是不是由于子宫收缩引起的，应该尽快到医院就诊，检查是否出现早产。若的确属于早产前兆，应在子宫口尚未打开前就采取措施，只要及时找出早产的原因，还是可以顺利安胎的。如果延误了就诊时机，等到子宫口已开到3厘米以上，想安胎就很难了。

在妊娠期还有很多异常状况都会引起孕妈妈腹胀腹痛，如宫外孕、葡萄胎、胎盘早剥、羊水过多症等。

▼ 不管是哪种腹痛，都应该引起孕妈妈的重视，如果卧床休息都不能缓解，应马上去医院诊治。

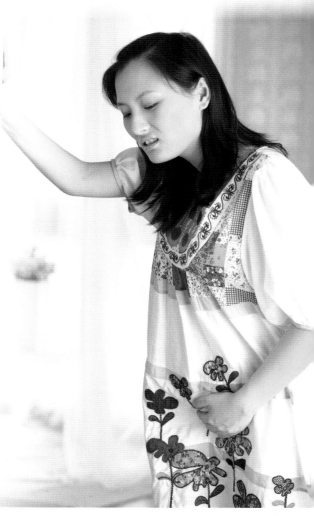

第76天 上下班安全吗

在怀孕期间，不少孕妈妈还要继续去上班，那么，孕妈妈为了胎宝宝的安全，在上班路上就要特别注意安全了，要合理地选择外出上班的时间和乘坐的交通工具。

步行上班

步行上班其实对孕妈妈和胎宝宝的身体都有好处。因为每天早晨步行上班，不仅可以锻炼身体、调节情绪、消除烦躁及不安，还可以呼吸新鲜空气，有利于胎宝宝的成长和顺利分娩。如果家离上班的地方很近，就尽量步行上班，但上班途中要多加留意，一般每次步行不要超过30分钟，也不要急行，应眼观四方，避免被碰撞。在打滑的地面上行走时，孕妈妈要稍稍向后倾，因为腹部的增大使得孕妈妈的重心发生了变化，胎儿的重量使孕妈妈重心向前，孕妈妈稍向后倾能平衡向前的重力，以免摔倒。

骑自行车上班

在怀孕中期，由于孕妈妈的身体状况较好，很多孕妈妈仍然骑自行车上下班。这个时候孕妈妈应该注意骑自行车的时间不要太长，骑车时后座和车前的车篓均不要携带太重的物品，不要走颠簸不平的道路，以免使阴部受到损伤。车座要厚实柔软，车速不要太快，骑车的动作也不要过于剧烈，因为这样很容易形成下腹腔充血而导致流产或早产。

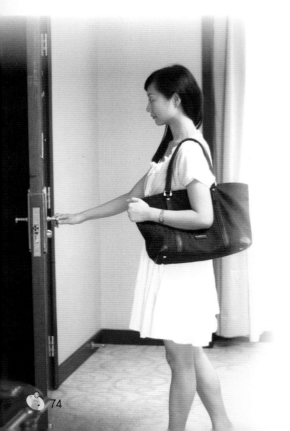

乘车上班

乘坐出租车上班的孕妈妈，不要坐副驾驶座位，以免防撞气垫弹出撞伤肚子。

搭地铁或公交车上班的孕妈妈，应选车头或车尾位置，这样空气流通而且可尽量避免被人挤撞。

乘车上下班的孕妈妈应避开交通高峰时间，因为交通高峰时间人往往很多，很拥挤，这样很容易给孕妈妈带来意外的伤害，而且车上的空气质量也很差，会加重恶心的感觉。孕妈妈上班时可以早一点出门，避免匆匆忙忙地赶地铁或公交车，下班时可以在办公室里逗留一会儿，待人群稀少一点儿后再回家。

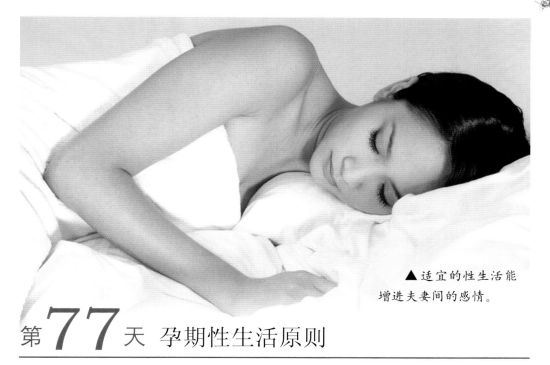

▲适宜的性生活能增进夫妻间的感情。

第77天 孕期性生活原则

怀孕后，性生活会不会对胎儿造成不利的影响呢？孕期是否需要禁欲呢？这是许多年轻的夫妇觉得疑惑的问题。

其实，孕期是不需要禁欲的，但孕期进行性生活也有禁忌。首先，在孕期过性生活最好使用安全套或采用体外射精的方式，以精液不进入阴道为好，以免促使子宫发生收缩引起孕妇腹痛，还易导致流产、早产。怀孕后孕妈妈阴道环境改变，分泌物增加，很容易滋生霉菌，使用安全套还可减少感染。其次，孕期性生活在时间、性交频率、动作上都有讲究。

妊娠早期不宜进行性生活。怀孕前3个月不宜性交，因为这个时期胎盘还没有发育完善，是流产的高发期。性高潮时强烈的子宫收缩，有引发流产的危险。

妊娠中期可进行适度性交。怀孕4个月后，流产的危险性大大降低，适度的性生活可带来身心的愉悦，还可增进夫妻感情。但在次数和方式上应有所控制。可每

周性交一次。性交前后要做好清洁卫生工作，排尿并清洁外阴，选择不压迫孕妇腹部的性交姿势，动作要轻柔，时间以不超过10分钟为度。性交过程中，孕妈妈如果感到腹部发胀或疼痛，应该暂时中断休息，尽量选择舒服省力的姿势，双方亲密配合，才能让孕期性生活更安全和快乐。

妊娠晚期禁止性生活。在妊娠晚期，特别是妊娠9个月后，胎儿已经成熟并开始向产道方向下降，孕妇子宫颈口松弛，此时如果过性生活，羊水感染的可能性较大，有可能发生破水。同时，孕晚期子宫比较敏感，受到外界直接刺激，有加强子宫收缩而诱发早产的可能。所以，在孕晚期必须绝对禁止性生活。

有习惯性流产史者，在整个妊娠期都不应有性生活。确诊为低置胎盘或子痫前期的孕妈妈，最好也不要过性生活。

有特殊情况的孕妈妈，最好咨询医生，请专业的医师给予指导更安全。

第78天 散步是最佳运动

孕妈妈散步好处多

散步是孕期最佳运动方式之一，它可使孕妈妈的腿肌、腹壁肌、心肌加强活动，增强神经系统和心肺的功能，促进新陈代谢，还对身体细胞的营养，特别是对心肌的营养有良好的作用。所以，散步是增强孕妈妈和胎儿健康的有效方法。

散步中应注意的事项

散步的天气。孕妈妈散步应选择风和日丽的天气，避开有雾、雨、风的天气及天气骤变的情况，以免感冒或滑倒。

散步的地点。在道路平坦、环境优美、花草茂盛、空气清新的公园或街道散步，可使孕妈妈心情愉快，头脑清醒，有利于消除疲劳，促进胎儿健康成长。医学研究表明，孕妈妈愉悦的情绪可促使血压、脉搏、呼吸、消化液的分泌均处于协调的最佳状态，有利于孕妈妈身心健康。同时，能改善胎盘供血量，促进胎儿健康发育。另外，散步时要避开空气污浊的地方，如闹市区、集市及交通要道等，因为在这种地方散步，汽车排出的尾气、噪声等对胎儿非常不利，也不安全。

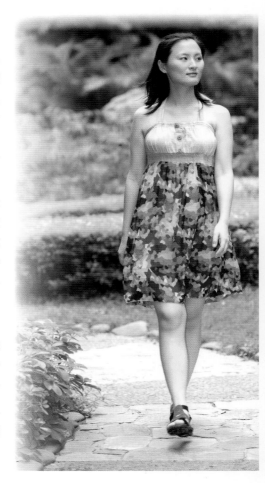

散步的时间。孕妈妈可根据工作和生活情况安排散步时间，不宜在饭后马上进行，最好选择在早晨或晚饭2小时后。坚持每天早晨散步，同时呼吸新鲜空气，这样可在大脑皮层的调节下，改善机体神经系统和肺部换气功能，加速组织氧化还原过程，促进新陈代谢。同时，可增加胎儿的血氧，有利于优生。另外，通过散步可产生适度的疲劳，能帮助睡眠，变换心情，消除烦躁郁闷。

散步时步履要和缓，从容地行走。做到形劳而不倦，汗出而微见，气粗而不喘，这样有利于气血畅达、百脉流通、内外调和。散步时可配合擦双手、浴眼、浴鼻、浴面等活动，以增强健身效果。浴面、浴眼、浴鼻等即是以搓热的双手擦面部、眼睛、鼻子等处。

第79天 心情愉悦是最好的胎教

孕妈妈情绪对胎儿的影响

孕妈妈的精神和情绪能对胎儿的生长发育产生至关重要的影响。如果孕妈妈在怀孕早期的情绪不好，容易造成腭裂、唇裂等畸形。怀孕3个月后，如果孕妈妈受到惊吓、忧伤、恐惧或其他严重的精神刺激，会导致胎儿加速呼吸和身体移动。

调查表明，孕妈妈在吵架时，会有5％的胎儿心率加快，80％以上的胎儿胎动增强，胎动次数增至平常的3倍，最多时可达正常的10倍，这样有可能引起子宫出血、胎盘早期剥离，婴儿往往身体功能失调，特别是消化系统容易发生紊乱，易受惊吓，躁动不安。

因此，为了孩子的身体健康，孕妈妈应保持心胸豁达、心情平静愉快，切不可过度兴奋或悲伤，尽量避免情绪激动、精神紧张，确保胎儿的健康生长。

如何让孕妈妈保持良好的心情

1. 家庭成员要尊重和关心孕妈妈，家庭气氛要温馨和睦。充分休息，保证睡眠，以及一些健康文明的文化娱乐生活等，可以尽快恢复孕妈妈由于妊娠而被破坏的心理平衡，创造有利于优生、优育的生活条件和客观环境。

2. 孕妈妈要保持心胸宽广，不要动怒、暴躁、恐惧、忧郁和愁闷。

3. 孕妈妈要养成良好的文化娱乐和生活习惯，不去人多的场所，不看带有暴力或淫秽色彩的书籍或影片，多欣赏美丽的风景或图片，多读优生优育和有利于身心健康的书刊，多听悦耳轻快的音乐，使心情保持愉快。

总之，孕妈妈需要一个良好的心态，融洽的感情，这些都是达到优生优育的重要因素。只有这样，才能使生下的孩子更健康、更聪明。

合适的音乐缓解不利情绪

妊娠3个月时早孕反应较为严重，此时孕妈妈很容易产生情绪波动，还可能产生不利于胎儿生长发育的忧郁和焦虑。这时需要一些具有镇静、舒心、促进食欲等类型的音乐，在优美的音乐声中，孕妈妈因恶心呕吐引起的不适能得以缓解，情绪得以平和，这样也有利于胎儿的发育。

欣赏不同的乐曲能产生不同的作用，比如《春江花月夜》、《山间小溪》、《E小调协奏曲》等乐曲优美细致，曲调柔和平缓，带有诗情画意，具有镇静的作用；《喜洋洋》、《春天来了》、《春之声圆舞曲》等乐曲，曲调优美酣畅、起伏跳跃，旋律轻盈优雅，可以解除孕妈妈忧郁的情绪；《江南好》、《春风得意》等乐曲，轻松悠扬、节奏明朗，可以起到舒心的作用；《二泉映月》、《渔舟唱晚》、《仲夏夜之梦》等乐曲具有轻盈灵巧的旋律，美妙活泼的情绪与安详柔和的情调，具有催眠的作用。

另外，孕妈妈还可听一些活泼有趣的儿歌、童谣等，也可随着轻轻哼唱，通过母体的振动将音乐传递给胎儿，使母婴都能达到和谐愉悦。

第80天 怀孕初期需要的营养

怀孕初期由于妊娠反应会出现恶心等症状，如果反应严重则不要太拘泥于营养，自己喜欢吃什么就吃什么，一餐吃不了太多，可以少食多餐，不想吃时不必勉强，想吃时再吃。如果食欲较好，就应尽量摄取足够的维生素B₁、维生素C和钙等，如喝牛奶，多吃奶酪、新鲜蔬菜、水果等。

特别需注意的是，当孕妈妈维生素B₁不足时，恶心呕吐症状会更严重。因此，这时应尽量多吃含维生素B₁较丰富的食物，如动物的肝脏、大豆、花生等。孕妈妈的肝脏运转不利时，也会发生恶心呕吐，所以还应该多吃些能促进胆汁分泌的食品，如牛奶、蛋黄、柠檬等。

怀孕初期可多吃水果

水果、蔬菜和五谷中都含有维生素，但是蔬菜和五谷中的维生素在去皮、精磨和烹饪时容易受到破坏。

水果含有丰富的维生素，并且洗净或去皮后就能生吃，有益于维生素的保存、吸收和利用。所以，怀孕初期伴随早孕反应或食欲不佳时，除一日三餐外，还应适当增加一些水果，以满足自身及胎儿对维生素的需要。

吃酸仍要讲究卫生和营养

有些孕妈妈由于怀孕后口味改变，会嗜食酸味食物，吃酸仍要讲究卫生和营养。孕妈妈不宜多吃腌菜和醋制品。这类食物虽然有一定酸味，但是其中的维生素、蛋白质、矿物质、糖分等营养几乎丧失殆尽，而且还会有致癌物质亚硝酸盐，食之对母婴均无益。

所以，喜吃酸食的孕妈妈，最好选择既有酸味又营养丰富的西红柿、樱桃、杨梅、石榴、橘子、酸枣、葡萄、青苹果等新鲜水果，这样既能改善胃肠道不适症状，也可增进食欲，加强营养，有利于胎儿的生长，一举多得。

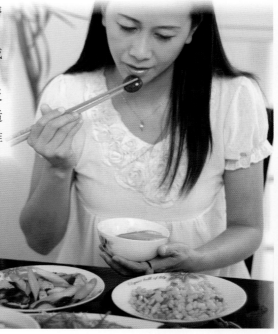

第81天 不良情绪排解法

　　怀孕将孕妈妈与胎宝宝紧密地联系在一起，情感相通，血脉相连。母亲的情感状态，如怜爱胎儿，欢迎胎儿，期望胎儿健康成长的美好愿望及向往，以及紧张、恐惧、不安等信息也将通过类似神经—内分泌的方式和其他方式传递给胎儿，进而对胎儿产生潜移默化、由量变到质变的影响。甚至一些不明原因的流产，正是由于母亲的情绪剧烈变化而造成的。因此，孕妈妈一定要注意排解不良情绪，这对于胎教来说也是十分重要的。通常，孕妈妈排解不良情绪的方法有以下一些。

◎告诫法

　　如果知道不良情绪对母婴都有不利影响，那就要在妊娠期常常告诫自己不要生气，保持平静淡然的心态，凡事想开点，多想想腹中的胎儿，多想想胎教的要求，尽力使自己情绪平和，心情舒畅。

◎疏泄法

　　不能让不良情绪郁结于胸，要注意疏导。如果孕妈妈遇到不幸的事，一定不要独自悲伤，要哭就痛痛快快地哭一场，但哭过之后心情就应平静下来。孕妈妈还要学会将压抑的情绪疏导宣散，逐渐发泄。可找亲朋好友倾诉苦衷，以取得别人的帮助，也可写诗作画，借诗情画意宣泄情感，以解忧消愁。

◎转移法

　　有时，转移自己的注意力，可以很好地消除烦恼。孕妈妈可多欣赏美丽的风景或图片，多读优生优育和有利于身心健康的书刊，多听悦耳轻快的音乐，以转移不良情绪。

◎改变形象法

　　孕妈妈在遇上情绪不好时，不妨试着改变一下自己的形象，如变一下发型，化一化淡妆，买几套漂亮合身的衣服，可使自己的心情大为改观。

◎反向思维法

　　任何事情都有两面性，只要善于从积极方面去理解，就可减少消极因素。孕妈妈碰到令人不快的事情也不要长时间忧愁，要学会反向思维，善于发现事物积极有利的一面。

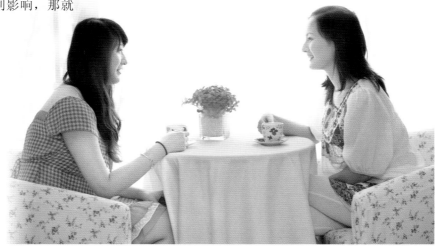

第82天 你关注过这些吗

关注子宫增长速度

胎宝宝在子宫内的生长速度是有一定规律的，它和子宫的高度都会随着妊娠月份而变化，孕妈妈的体重也会随之增加。妊娠期，有些孕妈妈的子宫增长过大，可能是双胞胎、葡萄胎或羊水过多，应及时到医院进行检查；也有些孕妈妈的子宫增长过慢，可能是胎宝宝发育迟缓或胎死宫内，也应该引起足够的重视。总之，孕妈妈子宫增大的速度是与妊娠月份相符合的，孕妈妈要关注子宫的增长速度。

注意脚的保健

妊娠3个月后，很多孕妈妈的脚从大脚趾下面部分开始浮肿，妊娠6个月后，整个脚都会浮肿，到了分娩前夕，浮肿现象更为严重，甚至走路时难以平衡。所以，孕妈妈要注意脚的保健，尽量不要提过重的物品，不要穿高跟鞋，以减少脚的负担。晚上睡觉前，准爸爸可以帮妻子进行脚底按摩，以促进血液循环，还可以用茶叶水浸泡双脚，这样有助于安神。

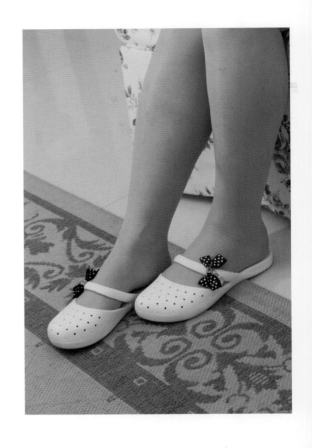

孕早期保健须知

此时仍是胎儿发育的关键时期，要谨防各种病毒和化学毒物的侵害。3月还是最容易发生流产的一个时期，应停止激烈的体育运动、体力劳动、旅行等。坚持工作的孕妈妈要注意量力而行，工作量不可太大。

到孕3月末时，孕妈妈应该到医院办理保健手册，以便今后定期进行产前检查。产前检查很重要，即使一切正常，也要定期接受医生的检查。

这时孕妈妈还可以参加"孕妈妈教室"等活动，学习一些妊娠生活中需注意的事项，还可学习将来如何育儿，经过这些学习，也能提高孕妈妈的母性意识。

第83~84天 三月胎教方案

练习平衡

这周开始，孕妈妈的腹部会慢慢增大起来，为了提高孕妈妈支撑身体重心的能力，更为了防止失去平衡而发生的危险。所以，从此时开始，孕妈妈应该开始平衡练习。

孕妈妈在家练习平衡很简单，方法是这样的：双手扶住一个牢固的支撑点，比如沙发的靠背、桌子等，向后抬起脚，再轻轻放下。

唱歌吧

孕妈妈在孕期可以经常给胎宝宝哼唱自己喜欢的歌曲，特别是节奏欢快、朗朗上口的儿歌。欢快的节奏，让心情也变得飞扬起来，不仅能改善孕妇不良情绪，产生美好的心境，并把这种信息传递给胎儿。美妙怡人的音乐还可以刺激孕妇和胎儿的听觉神经器官，促使母体分泌出一些有益于健康的激素，使胎儿健康发育。

今天，孕妈妈就给宝宝唱一唱这首好听的儿歌《洋娃娃和小熊跳舞》。

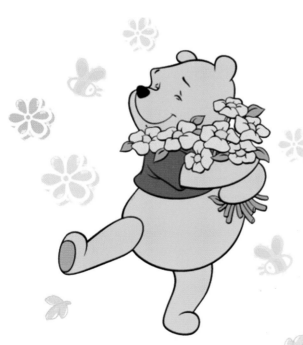

洋娃娃和小熊跳舞
跳呀跳呀一二一
它们在跳圆圈舞呀
跳呀跳呀一二一
小熊小熊点点头呀
点点头呀一二一
小洋娃娃笑起来啦
笑呀笑呀哈哈哈

洋娃娃和小熊跳舞
跳呀跳呀一二一
它们跳得多么好呀
多么好呀一二一
我们也来跳个舞
跳呀跳呀一二一

孕妈妈的变化

第13周：多数孕妈妈的孕吐已经结束，心情转为舒畅，食欲开始增加，流产的风险降低了很多。尿频与便秘渐渐消失，

第14周：子宫明显增大，从而使子宫长出了小骨盆，在下腹部很容易摸到。

第15周：乳房明显变大，乳头及乳晕呈深褐色，稍能看出腹部的隆起。

第16周：孕妈妈在这个阶段基础体温开始下降，一直到生产时都保持低温状态。

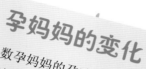

胎宝宝的发育

第13周：从头到臀长度大概有7.5厘米，重量只有大约28克，胎儿已经完全成形，比几周前的比例显得匀称了。

第14周：从头到臀大约9厘米长，重约45克。开始长出胎毛，面部肌肉得到锻炼，能够斜眼、皱眉、做鬼脸和吸吮手指。

第15周：从头到臀大概有10厘米长，重约70克。可以活动所有的关节和四肢了，虽然眼睑还是闭合着，但可以感觉到光了。

第16周：从头到臀大概有11.5厘米长，重约100克，双眼从头的两边移到了前方，耳朵也已经到达了最终的位置。尽管他还闭着眼睛，但眼球已经能够慢慢移动，甚至已经开始长脚指甲了。

孕4月

终于
轻松些了

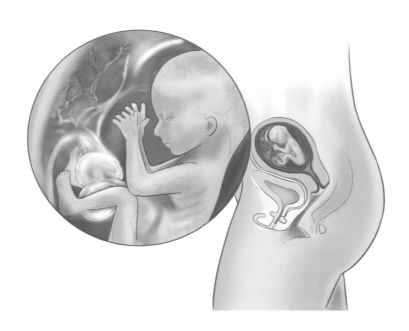

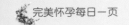

第85~86天 不适症状，轻松应对

孕妈妈腹痛怎么办

孕妈妈在妊娠3个月左右时，容易发生下腹疼痛，这是因为妊娠3个月时子宫明显增大，造成盆腔韧带被牵拉，若是行走过多或体位变动时，则会引起下腹疼痛。在妊娠晚期于夜间休息时会出现假宫缩，也会引起下腹疼痛，但持续时间仅仅数秒，白天症状会明显减轻。此种腹痛要注意休息，不可过于疲劳，并在睡眠及休息时注意适当变换体位，疼痛就会缓解。

如果孕妈妈在腹痛的同时，腹部肌肉变硬，而且是持续性疼痛并伴有阴道出血，则有可能是发生了流产或胎膜早剥，要立即去医院检查处理。

孕妈妈为什么会觉得头晕

孕妈妈头晕的主要原因是孕酮使血管壁松弛产生低血压所致。如果是妊娠高血压疾病引起的，则是由于头部及眼底小动脉痉挛性收缩，从而引起局部缺血、缺氧，而且常伴有头痛、浮肿等症状，这会严重威胁母婴的健康。因此，妊娠中、晚期出现头晕、眼花不能等闲视之，一定要及时就诊。

如何防止泌尿系统感染

孕妈妈在妊娠期特别是晚期很容易发生泌尿系统感染。其原因是女性的尿道不仅宽而且直，尿道开口又与阴道口、肛门紧密相邻，这使得阴道内和肛门的分泌物及排泄物极容易使尿道受到感染，再加上妊娠后输尿管会增大增粗，管壁的平滑肌松弛，子宫逐渐增大，从而压迫膀胱和输尿管，这些都很容易引起输尿管功能性和机械性阻塞，使得孕妈妈发生泌尿系统感染。若不及时治疗，有导致流产、早产、胎儿发育不良、胎儿畸形等危险。因此，孕妈妈应注意保持外阴部的清洁，睡觉时采取侧卧位，这样可以减轻对输尿管的压迫。

孕妈妈脸上出现红血丝怎么办

怀孕后，由于孕妈妈的血管变得特别敏感，毛细血管也遭到破坏，受热后容易扩张，接触冷物体后又会马上收缩，有些孕妈妈的脸会变得红彤彤的，而且还能发现有少量红血丝。此时孕妈妈不要过分在意，平时注意避免脸部受到过冷或过热的刺激，用一些有益肌肤的护肤品，并多按摩一下脸部，就可以缓解症状了。

唾液分泌过多怎么办

唾液分泌过多又称为多涎症，有明显早孕反应的孕妈妈较为常见，有时可引起孕妈妈身体不适，情况严重者可使恶心短暂性加重。多涎症是由于妊娠后孕妈妈的唾液腺增大所致，常见症状有唾液味苦且量多、舌苔变厚、颊部肿胀。

唾液分泌过多的孕妈妈应注意每天吃适量水果，因为水果可以减轻症状。在遵照健康饮食原则的情况下，孕妈妈应尽量减少食用淀粉类食物和奶制品，可以适当吃一些薄荷糖、口香糖和小饼干，这样有助于减少唾液的产生。孕妈妈还可用薄荷香型产品刷牙或漱口，保持口腔清新，也可以吸吮一片柠檬。

第87天 保健须知

孕妈妈不可大笑

俗话说："笑一笑，十年少。"这是有一定道理的。大笑，对于常人无疑是件开心的事情，但是对于孕妈妈来讲不可取，否则会乐极生悲。

怀孕期间的女性，大笑时会使腹部剧烈抽搐，在妊娠初期容易导致流产，妊娠晚期会诱发早产。因此孕妈妈要加倍注意和格外小心，切不可大笑。

孕妈妈不宜过多进行日光浴

阳光中的紫外线具有较高能量的电磁辐射，有显著的生物学作用。多晒太阳，能促使皮肤在阳光紫外线的照射下制造维生素D，进而促进钙的吸收和骨骼生长。但是，过多地进行日光浴可使孕妈妈脸上的色素斑点加深或增多，出现妊娠蝴蝶斑或使之加重，而且阳光中的紫外线还会对孕妈妈的皮肤造成损害，可能发生日光性皮炎（又称日晒伤或晒斑），尤其是初夏季节，人们的皮肤尚无足量黑色素起保护作用时更易发生。此外，由于阳光对血管的作用，还会加重孕妈妈的静脉曲张。

因此，孕妈妈晒太阳必须适当，不要过多进行日光浴，在烈日下外出时还须注意防护。

孕妈妈不宜泡温泉

孕妈妈泡温泉时，全身的血管会扩张，心脏的血液大部分扩散至人的全身，心脏负荷加重，这个时候孕妈妈输往胎儿的血液就会相对减少，氧气含量也减少，

这对胎儿来说是非常不利的。同时，如果孕妈妈泡温泉的时间过长，或是突然从水中起来或改变姿势，可能会脱水、胸闷、呼吸不顺、头晕，从而导致跌倒、滑倒的情况出现，直接影响到胎儿和自身的安全，所以建议孕妇尽量避免泡温泉。

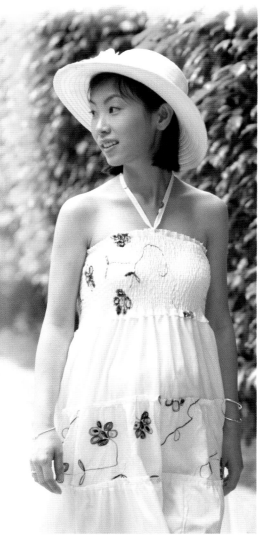

第88天 内衣，也要科学选择

孕妈妈内衣的选择需考虑胸部与腰部的变化，质料应选择易清洗和纯棉质的，可防止因皮肤变得敏感所带来的不适。同时，孕妈妈的分泌物会增多，所以内裤最好用触感与吸水性好的棉质内裤，且能够包住腹部与大腿，这样可防止因腹部着凉而引起的早产或流产，另外在腹部及大腿处要有松紧束缚。

科学选用胸罩

戴胸罩并不单是为了美观，还是因为胸罩有支托、稳定、保护乳房的作用。要选择大小合适的胸罩，既不要松松垮垮，过于宽大，也不要像个紧胸背心，以防乳房血液循环发生障碍，影响乳房增大。胸罩过紧还可能造成乳头内陷，不但影响哺乳，还容易发生乳腺导管炎。

选购胸罩前要先量好尺寸，测量时先用皮尺通过测两个乳头处来量最大胸围，然后再量两侧乳房下面反折线处的最小胸围，市售的胸罩号码是最小胸围数。用最大胸围减去最小胸围，再除以2，即可求出乳房的近似高度。选购时，不仅要注意号码是否合适，还要看胸罩锥形隆起的高度是否与自己乳房的近似高度相适应，圆锥能否容纳乳房。最好选用纯棉的、有软钢托的胸罩，可支持住日益增大的乳房，防止其下垂。还可以选择前扣式的，这样便于穿着和产后哺乳。

不宜穿三角形内裤

在妊娠期容易出汗，阴道分泌物也会增多，穿三角形紧身内裤不利透气和吸湿，容易发生妇科炎症，而且穿着此种类型内裤有时会出现着凉现象。同时，待孕妈妈的肚子逐渐增大时，三角形内裤就无法穿了。因此，孕妈妈最好选用能把腹部全部遮住的肥大短裤。

不宜穿化纤内衣

有些人穿上化纤内衣后，会有过敏反应，在躯体直接与内衣接触的地方，皮肤会出现散在的小颗粒状丘疹，并伴有瘙痒和不适的感觉。医生常给予患者服一些镇静药物和脱敏药、消炎药。但是孕妈妈如果服用这些药物，就会影响胎儿的发育。因此，孕妈妈要避免穿化纤类内衣。

第89天　如何应对职场中身体出现的状况

孕妇在职场要比辞职在家承受更多工作上的压力和身体上的负担，工作起来总是感到力不从心，打不起精神，有时还会出现一些问题。那么面对一些尴尬处境时，孕妇该怎么做呢？

想睡觉时。每天到了下午两三点的时候，孕妇总是全身绵软无力，眼皮变得很沉，什么事情都做不了，非常想睡觉，特别在怀孕初期，容易疲倦，这是很多孕妇常常会碰到的状况。此时孕妇可以选择在状态好的时段把一天中比较重要的工作完成，

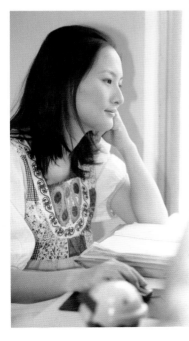

并把疲倦嗜睡的情况和上司及周边同事都讲一讲，没必要硬撑，想睡就睡。如果公司有空闲的小会议室，孕妇在里面准备一把躺椅，休憩片刻是最好的，如果没有，可以带上小耳塞，在自己的座位上闭上眼睛休息，千万不要趴在桌子上睡，因为这样会压到宝宝。孕妇只要能小睡20分钟左右，状况就能得以改善。只有劳逸结合才能更好地工作，这样对肚子里的宝宝和自己的身体也是很有好处的。

记忆力不好时。很多孕妇在工作时记忆力大不如从前了，总是容易忘记事情。出现这种情况不用自责，也不用担心，这是怀孕后的正常生理反应。此时，孕妇可以准备一个记事本，将重要的事情记下来，也可以让身边的同事帮忙提醒自己，这样就不会误事了。

眼睛累，无法集中注意力时。怀孕后，孕妇的眼睛特别容易累，如果工作时经常要看电脑，眼睛很酸涩，注意力难以集中，工作时容易发生差错，此时该怎么办呢？当

感觉眼睛很累时，如果滴眼药水会对宝宝造成影响，那么，孕妇应该工作一段时间后就休息一下，起来活动活动，不要等到累了再休息，在感到累之前预先休息是提高工作效率的好方法。还要尽量让自己坐得舒适，把办公室的椅子调到舒服的高度，在腰、背后放上舒服、颜色又鲜艳的靠垫，不要弯腰驼背，头和身体要同电脑屏幕保持一定的距离，不要离得太近，保持正确的坐姿，那么眼睛也就不会容易觉得累了。

面对有害的办公设备时。在办公室工作，不免要用到不少办公设备，如复印机、公用电话等，这些工具对胎儿有一定的危害。此时孕妇可以换个通风的位置，还可以在桌上放一些植物，比如仙人掌，可以减少电脑辐射。当然防辐射服最好也要穿，另外也可以在电脑屏幕前放一块防护屏。需要复印文件时可以请同事代劳。此外，孕妇最好有个专用话机，没有的话就要记得常常为话筒除菌。

第90天 最容易忽视的问题

◎不按期进行产前检查

有些孕妈妈在妊娠期间不愿意出门，不进行或不按期进行产前检查，这样做是很不好的。因为产前检查可以帮助孕妈妈了解胎宝宝的身体状况，还能及时发现妊娠期间一些异常情况。若不进行或不按期进行检查，万一发生异常情况就会耽误治疗时机，这也是造成难产的重要原因之一。

◎活动太少

由于早孕反应的原因，有些孕妈妈的生活变得散漫而不规律，活动量也渐渐减少，这对胎宝宝的生长发育十分不利，还会使产程延长，给分娩带来困难。若孕妈妈适当地进行运动，不仅可以促进母体及胎儿的新陈代谢，增强孕妈妈的体质，还可以使胎儿的免疫力有所增强。因此，适当的运动对孕妈妈来说，是一种天然的保健妙方。

◎营养过剩

有些孕妈妈片面地认为孕期吃得越多、越有营养，对胎宝宝的发育就越有帮助，其实这种理解是错误的。孕期若营养过剩，就会使孕妈妈体重增加过快，这很容易导致产生巨大胎儿，给分娩带来一定的困难，而且孕妈妈饮食过量的这个习惯在产后也很难改变，产后就会很难恢复原来苗条的身材。因此，孕妈妈补充营养要适度，谨防过犹不及。

◎有病不吃药

少数孕妈妈无论生了什么病，都不吃药，害怕会因此而影响宝宝。虽然有一些药物会对宝宝造成伤害，但是当病情严重的时候还是要吃药，否则任由病情发展也会对宝宝造成另一种伤害。只是孕妈妈不可滥服药，一定要在医生的指导下正确用药。

◎对丈夫过分依赖

怀孕后女性生理和心理上都发生了巨大的变化，这种变化常常会造成孕妈妈心理上的不平衡，感情也会变得很脆弱，事事都很依赖丈夫，家务事也全推给丈夫。这种心理是不好的。虽然丈夫对自己的关心是应该的，但丈夫也有自己的生活和工作，做妻子的要体谅丈夫，不要过分依赖丈夫，在很多事情上应该学会自强自立。孕妈妈的这种自强自立的心理也会影响胎儿的生长发育，为胎儿出生后的良好品质打下基础。

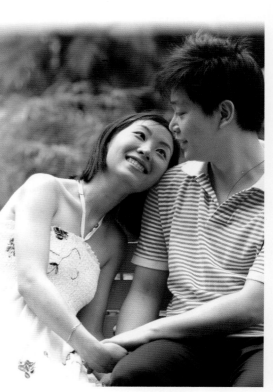

第91天 准爸爸的四月爱心美食

进入孕4月，由于早孕反应消失，孕妈妈会进入食欲大增的时期，胎儿也进入急速生长时期，孕妈妈应该趁此机会多摄入营养以保障胎儿的发育。所以准爸爸快快准备一些丰富的爱心美食为辛苦的孕妈妈奉上吧。

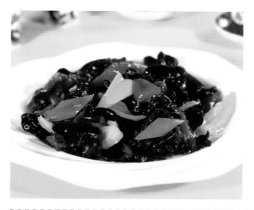

彩椒炒木耳

原料： 木耳25克，彩椒200克

调料： 食用油、盐、味精、生抽各少许

 做法

1. 木耳泡发洗净，撕成小朵；
2. 彩椒去蒂和子，切成块；
3. 锅中放油烧热，下入木耳和彩椒，翻炒至木耳熟后加盐、味精、生抽调味，即可装盘食用。

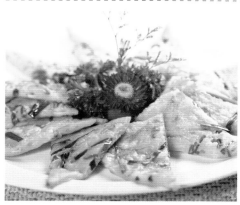

海鲜葱饼

原料： 虾仁、鱿鱼各30克，蟹棒25克，鸡蛋2只，面粉150克，洋葱、香葱各10克

调料： 牛肉粉、海鲜粉、糖各5克，盐3克

 做法

1. 将大的食材改刀成丝；
2. 将全部原料放入碗中，加入所有调料和少许水调成糊状的面浆待用；
3. 面浆倒入锅中摊至金黄，改刀成块即成。

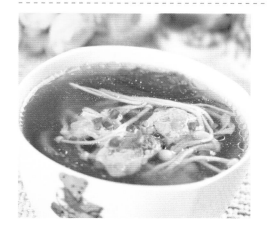

番茄金针菇猪肝汤

原料： 猪肝200克，番茄1个，金针菇60克，鸡蛋1个，葱花少许

调料： 盐、生抽、味精、香油各适量

 做法

1. 猪肝洗净切片，入沸水中氽去血水；
2. 番茄切块，金针菇切去老根，鸡蛋打散；
3. 锅中加入清水烧沸，下入猪肝、金针菇、番茄一起煮10分钟，加入调料后淋入蛋液，撒入葱花即可出锅。

第92天 准爸爸必修课

注意孕妈妈的饮食营养

这个时期，孕妈妈的妊娠反应消失，食欲旺盛，所以做丈夫的就需要在孕妈妈的饮食上下工夫。除了亲自选购、烹饪可口的食物外，还可以不时带妻子外出到餐厅享受一些丰富可口的美味菜肴。此外，还要注意核算每日妻子饮食的营养量，保证营养平衡，并根据孕妈妈的健康状况，适当调整饮食的结构。

关心爱护妻子

这段时间，丈夫要一如既往地关心爱护妻子，这样既能增进夫妻之间的感情，又等于间接帮助胎儿成长。每位丈夫对妻子的体贴方式各不相同，有人代替妻子外出购物，有人代替整理、打扫居室，

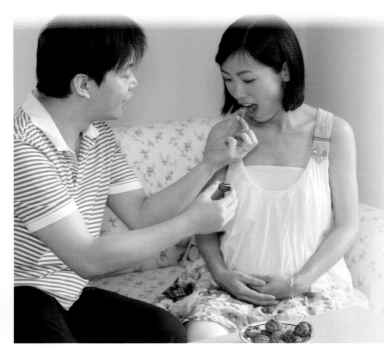

也有人在每个周末夜晚，带妻子到外面享受烛光晚餐。选择适合自己的方式，使妻子保持愉悦心情，这对母子来说都是很有好处的。

积极参与胎教

这个时期也是胎教的大好时机，准爸爸应利用此大好时机积极配合和鼓励妻子，一起参与胎教过程，为自己的小宝宝健康成长做出努力。准爸爸参与胎教更有效，可以为准妈妈创造良好的环境、帮助准妈妈调节情绪，让准妈妈多体会家庭的温暖，并纠正自己的不良生活习惯和作息规律等，都能间接给胎宝宝以积极影响。准爸爸参与胎教，对以后的亲子关系建立也有好处。准爸爸可以协助妻子进行胎教，如多多与胎儿对话、唱歌给胎宝宝听、为胎儿讲故事等。胎教时间最好在孕妈妈早上起床、午睡或下班后，或晚上临睡前进行。同时，此期也是胎儿发育的重要时期，丈夫应该帮助妻子做好孕期保健和自我监护，定期到医院检查，向医生咨询孕期应注意的一些保健知识，以保证胎儿健康成长。

准爸爸要坚信自己在胎教中的重要性，做一个合格的胎教参与者。

第93天　日常保健知多少

孕妈妈应避免的家务劳动

妊娠后不宜长期卧床休息，应坚持一般日常工作及家务劳动，只要不觉得累，可以像平时一样。但因妊娠后身体随时都在变化，行动也越来越不方便，因此，干家务活要适可而止，有的活动要避免才对，同时应注意以下几点。

1. 不要登高打扫卫生，也不要在扫除时搬抬沉重的东西。这些重物既危险又压迫肚子，必须注意。拖地时，不能弯着身子，因为弯着身子会令宝宝受压，容易导致流产，正确姿势是背部保持挺直，慢慢进行。冬天在寒冷的地方打扫卫生时，千万不能长时间接触冷水，因为身体着凉也容易导致流产。

2. 在庭院里除草一类的活不要干，因为长时间蹲着会使盆腔充血，也容易导致流产。

3. 不能直接打扫灰尘，因为尘埃中存在一些致敏源，可能使孕妈妈出现过敏反应。正确方法是戴口罩进行打扫，这样可以减少有害物质的吸入。

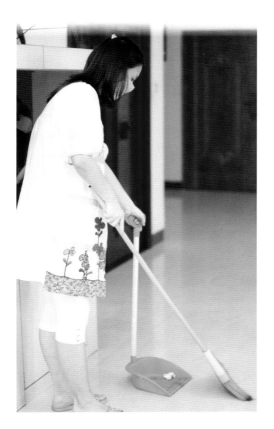

孕妈妈睡觉时不宜开灯

因为荧光、灯光对人体会产生一种光压，长时间照射会引起神经功能失调，且以每分钟50次的速度抖动，当室内门窗紧闭时，与污浊的空气产生含有臭氧的光烟雾，会对居室内的空气形成污染。荧光灯发出的光线带有看不见的紫外线，短距离强烈的光波能引起人体细胞发生遗传变异，容易诱发畸胎或皮肤病。因此，孕妈妈应在睡觉前关灯的同时，将窗户打开10～15分钟，让有害物质自然散到窗外。白天在各种灯光下工作的孕妈妈，应该特别注意去室外晒太阳。

宜用木梳梳头

梳头不仅可以增强头发根部的血液循环，以供应头发的营养，还可以增强和改善脑部的血液循环，以滋养气血，促进新陈代谢。孕妇宜用木梳梳头，而不要使用塑料梳。因为塑料梳与头发摩擦可以产生静电而扯断头发。木梳梳头时从头顶的穴位处开始，用力不可过猛。还可以边梳边按摩头皮，同时数数给胎儿听，一遍汉语，一遍英语，让意念通过思维传递给宝宝。

第94天 胎教攻略

胎教是孩子智力发育的重要途径

胎儿并不像我们想象的那样什么感觉都没有，而是具有一定的意识，在妈妈的腹中，胎儿可以听到和感觉到运动。专家研究证明，人智力的50%是在4岁以前获得的，余下的30%是在4～8岁获得的，只有20%是在8岁以后完成的。4岁以前获得的50%，当然也包括胎教在内。现代科学的发展证明，在妊娠期间对胎儿反复实施良性刺激，可以促进胎儿大脑的发育。古今中外的大量事实也表明胎教对促进人类智商的提高是至关重要的。所以，在孕期，特别是孕4月以后，随着胎儿的器官发育越来越完善，胎教的效果会更显著，准爸妈们不可忽视胎教。

寻找适合自己的胎教法

胎教要满足胎儿的需求，胎儿的自然需求促进身体的生长发育，胎教的目的，无非是想通过外界的刺激，促使胎儿接受更多的优良信息，让胎儿发育得更聪明、更健康，只要是对胎儿有益的事情都可以归入胎教的范畴。大到怀孕前的准备、环境的改善、情绪的调节，小到听音乐、散步、和宝宝说悄悄话等都是胎教的内容。如何做，就要具体情况具体安排了，谁都不能生搬硬套别人的胎教方法。

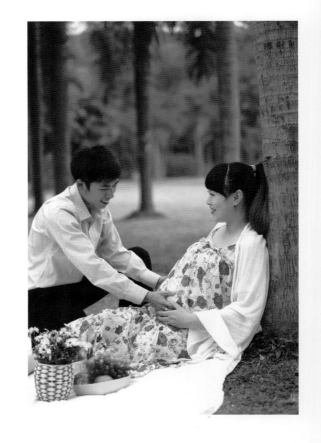

胎儿太稚嫩、太脆弱，他醒来时需要有自在的活动，睡着时需要有安宁的环境，不能受到太多的打扰，这点一定要得到保障，否则就会影响胎儿的身体健康，而没有健康，胎儿的智力开发就会失去意义。

准父母们应找到适合自己的胎教方法，每个孕妈妈可以根据各自的知识水平、兴趣、爱好和实际情况制订胎教计划。胎教方法不必强求一律，只要有相信胎教的信念，脚踏实地地实施胎教就可以了。

第95天　不可忽视的生活元素

孕妈妈在妊娠期除了要注意合理安排饮食之外，千万不要忽视阳光、空气和水的重要性，它们给孕妈妈提供的营养素是其他物质无法代替的。

阳光

阳光中的紫外线具有杀菌消毒的作用，而且当阳光照射在人体皮肤上时，可以在人体内合成维生素D，维生素D既能促进钙的吸收，也能防止胎儿患先天性佝偻病。所以，

孕妈妈在怀孕期间要适当接受日光浴，冬天每日通常不应少于1小时，夏天需要半小时左右。特别是长期在室内工作的孕妈妈，晒太阳更为重要。

新鲜空气

新鲜的空气是人体新陈代谢过程中所必需的，也对大脑发育具有十分重要的意义。孕妈妈早晨起床后，可以到草地、树林等地方走一走，呼吸一下新鲜空气，树木多的地方对人身心健康极其有益的负离子含量也很多，而且灰尘和噪声比较少，孕妈

妈可以获得这种"空气维生素"。此外，孕妈妈在晚上睡觉时，最好能开着窗户睡觉，这样使夜晚室内的空气也比较新鲜，如果天气太冷则可以关窗，但早晨起床后一定要打开窗户换换空气。

水

水是人体必需的营养物质，占人体的60％，也是人体体液的主要组成部分。饮水不足不仅会引起干渴，而且还会影响到体液的电解质平衡和养分的运送，调节体内各组织的功能，维持正常的物质代谢都离不开水。妊娠期间，水对孕妈妈的重要性更是不言而喻，它可以帮助肺部气体的交换、体温的调节，还有助于皮肤的滑润。所以，孕妈妈要注意补充足量的水分。

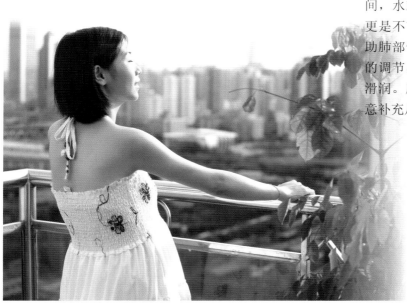

第96天 少吃和多吃

宜多吃菜花

孕妈妈经常吃菜花有利健康。菜花含有丰富的维生素K、蛋白质、脂肪、糖类、维生素A、B族维生素、维生素C及钙、磷、铁等营养素。

菜花除了营养价值高之外，还有很好的药用价值，常吃可防治疾病。它能增强肝脏的解毒能力及提高机体的免疫力，预防感冒，防治坏血病等疾患。孕妇在孕期常吃些菜花，能够预防产后出血及增加母乳中维生素K的含量。

宜多吃玉米

玉米中蛋白质、脂肪、糖类、维生素和矿物质的含量都比较丰富，其特有的胶质蛋白占30％，球蛋白和白蛋白占20％～22％。玉米脂肪中的维生素可防止细胞氧化、衰老，从而有益于智力，其中所含的维生素B_6可以减少妊娠呕吐，增进食欲。玉米中含有的粗纤维也比较多，多吃玉米有利于消除便秘，有利于肠道的健康，也间接有利于

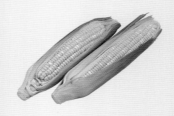

智力功能的开发。玉米还含有硒、镁等微量元素，有抗癌作用。此外，甜玉米中所含蛋白质的氨基酸组成中以健脑的天冬氨酸、谷氨酸含量较高，脂肪中的脂肪酸主要是亚油酸、油酸等多不饱和脂肪酸，这些营养物质都对胎儿智力的发育有利。

因此，孕妈妈应适当有意地在饮食中补充玉米，以利于胎儿健脑。不喜欢吃玉米的孕妈妈，可以在饮食加工上下工夫，比如玉米面、大米面、白面结合搭配食用。

少吃山楂食品

无论从生理需要还是营养学的角度来看，孕妈妈在妊娠期喜吃酸味食物是有一定科学道理的。但是，千万要注意，就山楂来说，无论是鲜果还是干片，虽然酸甜可口，但孕妈妈不宜多吃。现已证明，山楂对孕妈妈的子宫

有兴奋作用，可促使子宫收缩，倘若孕妈妈过量食用山楂食品，就有可能刺激子宫收缩，甚至导致流产。尤其是过去有过自然流产史或是怀孕后有先兆流产症状的孕妈妈，更要格外注意，不要食用山楂食品。

孕妈妈喜酸应选择诸如西红柿、杨梅、樱桃、橘子、甜橙、葡萄、青苹果等新鲜蔬菜水果，它们不仅酸味浓郁，而且营养丰富。

少食甘蔗

孕妈妈不可多食甘蔗。因为甘蔗中含有大量蔗糖，在体内消化分解后，会使人体内糖浓度增高，当血糖超过正常限度时，则会使体内的酸性代谢产物过多，使孕妈妈血液变成酸性，容易导致胎儿发生畸形，即使娩出后婴儿正常，但也有可能在成年后诱发糖尿病。

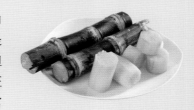

第97天 孕4月的饮食原则

孕4月饮食原则

怀孕第4个月的饮食要求是，除食物保持丰富的营养外，孕妈妈还应有良好的食欲，不偏食。此时，胎儿发育所需要的营养是多方面的，如果孕妈妈偏食、嗜食或乱用药物的话，就有可能造成胎儿发育所需的营养缺乏，从而导致神经系统发育不良、兔唇、先天性心脏病等，特别是对血液系统有较大的

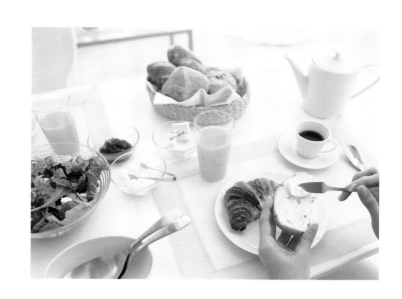

影响，因为此时期胎儿开始生成成人血红蛋白。

一天的饮食安排	
早餐	菜肴：炝菜1盘，五香蛋1个，酱瘦肉50克 主食：莲子糯米粥2碗，小馒头2个（量约100克） 水果：苹果、梨均可
中餐	菜肴：青菜、鱼、肉等各一种，鱼汤或各种高汤为主的汤羹类2小碗 主食：白米饭2小碗，或白面豆沙卷2～3个（量在100克内） 水果：约150克时鲜水果
晚餐	菜肴：清炖牛腩西红柿，炒西芹或炒菜花，蒸鸡蛋羹或其他汤类（如吃粥可根据自己的口味调整） 主食：米饭2小碗，或鸡蛋挂面1碗（约干面条150克） 水果：香蕉、苹果、梨均可（原则是能增加维生素，帮助消化）

孕妈妈早餐要吃好

孕妈妈除日常工作外，还要供给胎儿营养。如果孕妈妈不吃早餐，不仅饿了自己，也饿了胎儿，不利于自身的健康和胎儿的发育。所以，孕妈妈要正确对待早餐，不仅要吃早餐，而且要吃得好。

有些人早上根本不想吃，那么，为了改变这个习惯，孕妈妈可以稍早点儿起床，活动一段时间，激活器官活动功能，促进食欲，加速前一天晚上剩余热量的消耗，以便产生饥饿感，能够吃下早餐。

孕妈妈如何选择饮用水

孕妈妈不要喝生水，以防腹泻或被传染其他疾病，咖啡及浓茶具有较强的兴奋性，应该少饮用。矿泉水中含有许多微量元素，孕妈妈可以经常饮用，市场供应的许多饮料含糖分高，不宜多饮。夏天，西瓜是较好的选择，既可补充水，也可补充一些矿物质，又可消暑解热，孕妈妈及产妇都可以吃。

孕妈妈不论喝什么饮料，均不宜选择冰镇时间过长的，太冷的饮料对消化道有刺激，过急或大量饮用可使胃肠血管痉挛、缺血，容易出现胃痛、腹胀、消化不良等症状。

应多食酵母片

酵母片是在制造啤酒时，由发酵液中滤取酵母，洗净后加入适量蔗糖，干燥粉碎后制成的，内含丰富的B族维生素、烟酸、叶酸等营养物质。这些营养物质不仅对孕妈妈的身体健康起着积极的作用，而且有利于胎儿的生长发育。

首先，其中的维生素B_2不但可促进胎儿视觉器官的发育，并可为胎儿的皮肤提供营养，使其细腻柔嫩，防止皮肤疾患，还可促进消化液的分泌，增强孕妈妈的食欲，进而促使胎儿健康成长。其次，B族维生素和叶酸是胎儿形成血红蛋白、刺激红细胞增生的重要成分，并能增强胎儿及出生后婴儿的免疫功能，保证孕妈妈的良好情绪和胎儿神经系统的良好发育。所以，目前国内外一些学者都主张孕妈妈从妊娠开始，每天服2片酵母片，以益于母体与胎儿的健康。

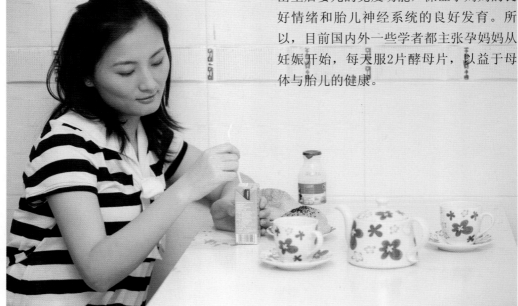

第98天 来学学松弛技巧

孕妇极易产生烦躁等不良情绪，当疲劳时还容易生气、精神不集中等，这对优生不利。充分地休息、让全身得到松弛可纠正上述症状。当你在晚上不能得到充分睡眠时，在白天若有时间的话就需要考虑小睡，或者把脚放平松弛一下，紧闭双目5～10分钟，如此也可恢复精力。孕妈妈需学会松弛方法，以利于母婴健康。

全身松弛法

这种方法能帮助解除身体各部分的压力，无论什么时候，只要有可能就休息，不要等到身体实在疲倦时才强迫自己躺下。如有可能，最好每日按下述方法练习2次，共15～20分钟。在饭前不久或饭后1小时左右练习为宜。

仰卧，取舒适位置或用软垫垫着，闭目。注意力集中在右手，收紧一会儿后放松，手掌朝上。觉得手有沉重感和热感时，朝地板或软垫方向按压肘部，放松。此时通过身体右侧、前臂和上臂向肩部收紧，耸肩，然后放松。重复做，你会觉得手、臂和双肩有沉重感和热

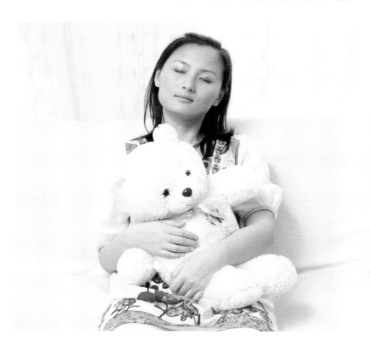

感。然后双膝翻向外侧，放松臀部，向地板或软垫方向轻压背下部。放松，让气流进入腹部和胸部，使肌肉有沉重感和热感，呼吸应开始慢下来。如未能慢下来，尝试在每次呼吸之间数至"2"便慢下来。此时放松颈部和颌骨，连同唇部、颌骨下垂，舌头放在口腔底部，面颊放松。

精神松弛法

通过有规律和缓慢地呼吸清除思想上的焦虑、担心和其他杂念，全神贯注地做呼吸运动，十分缓慢而均匀地默念"吸气、屏住、呼气"。使愉快意念流通至头部，免除杂念。如出现烦恼，可在呼吸运动中默念"不要有杂念"或全神贯注做深呼吸。然后紧闭双目，想象诸如清澈的蓝天或平静的蓝色大海等和平、安静的景象。全神贯注于呼吸活动，倾听着自己的呼吸，要感觉它是如何缓慢和自然的，每次呼、吸气都要集中精力。注意要保持脸部、眼睛和前额肌肉松弛。

第99天 日常起居须注意

不宜去人多的地方

怀孕后，孕妈妈应尽量避免去商场、农贸市场等公共场所。因为这些场所人多拥挤，稍不留神，孕妈妈的腹部就会受到挤压和碰撞，很容易诱发流产、早产或胎盘早剥。并且公共场所人流量大，空气混浊，二氧化碳多而氧气少，若长时间处在这种环境中，孕妈妈会感到胸闷、气短，也会影响到胎儿的氧气供应。同时，公共场合中的各种致病微生物的密度要远远高于其他场所，尤其是在传染病流行的时期和地区，再加上孕妈妈自身的抵抗力比没有怀孕时差一些，更容易遭受细菌、病毒的侵害，这对于孕妈妈及正处于生长发育过程中的胎儿来说都是比较危险的。另外，人多拥挤的场合必然人声嘈杂，形成噪声，这种噪声对胎儿发育十分不利。因此，孕妈妈应尽可能地避免进入这类场所。

应避免噪声

研究显示，构成胎儿内耳一部分的耳蜗从孕妈妈妊娠第20周起开始发育，其成熟过程在婴儿出生1个月后仍在继续进行。当胎儿的内耳耳蜗处于发育阶段时，极易遭受噪声损害。大量低频噪声可进入子宫被胎儿听到，影响胎儿的耳蜗发育。胎儿内耳受到噪声影响，可使大脑的部分区域受损，严重影响大脑的发育，导致儿童期出现智力低下。同时，孕妈妈受噪声影响还可使胎心加快，胎动增加，并使孕妈妈的内分泌功能出现紊乱，诱发子宫收缩而引起早产、流产、新生儿体重减轻及先天畸形等。因此，孕期应尽量避免噪声的影响。如果孕妈妈的工作环境充满了强烈的噪声，不妨换一个安静的工作场所。住宅最好远离公路、铁路，如果无法避免，不妨在房间内装设隔音设备。

不宜打麻将

在麻将桌上往往容易精神紧张、患得患失，孕妈妈的这种情绪会使母体内的激素分泌异常，对胎儿大脑发育不利，出生后婴儿容易性情执拗、食欲不振、好哭、心神不宁，严重的甚至出现癫痫和心理障碍。而且，打麻将的场所，往往是烟雾缭绕、空气污浊，这可能使胎儿供氧不足，会增加孕妈妈患呼吸道疾病及孕期合并症的危险。况且麻将经多人触摸，细菌病毒积于其间，会导致母婴感染病毒，甚至可能造成胎儿产生缺陷或发育迟缓、行为异常。长时间坐姿不变地搓玩麻将，还不利于胃肠蠕动，腹部的压迫又使盆腔静脉血液回流受阻，从而直接影响胎儿的大脑发育。此外，玩麻将时往往身不由己，睡眠和饮食不规律，对胎儿的生长发育也都不利。所以，孕妈妈应该修身养性，戒除打麻将这种活动。

第100天 产前诊断

产前诊断与产前检查不同，产前检查是每个孕妈妈都要做的，产前诊断不可能也不需要每个孕妈妈都去做。如果孕妈妈有下列情况，应做产前诊断。

◎35周岁以上的高龄孕妈妈

女性年龄在35周岁以上，卵子容易老化或染色体发生畸变，她们孕育先天畸形儿或先天愚型儿的危险性较高。因此，高龄孕妈妈应该进行产前诊断。另外，丈夫的年龄超过55岁，由于精子老化或染色体发生畸变，也可能发生先天畸形或先天愚型。因此，即使妻子年龄在35周岁以下，也应该做产前诊断。

◎已经生过一个先天痴呆儿的孕妈妈

先天痴呆儿一般是由于染色体异常所致，如果第一个孩子染色体异常，第二个孩子有10%的可能仍然是染色体异常。所以，已经生过一个先天痴呆儿的妈妈再次怀孕后需做产前诊断，以排除这种可能。

◎有习惯性流产、胎儿早产、死产史的孕妈妈

习惯性流产或死产有可能是由于胎儿染色体异常。在有习惯性流产史的夫妇中进行性细胞染色体检查，往往发现一方或双方性细胞有染色体异常，使胎儿发生染色体畸变。以后再怀孕，胎儿仍有染色体畸变的可能。

◎已经生过一个代谢病儿或畸形儿的孕妈妈

生过代谢病如苯丙酮尿症、白化病等患儿的孕妈妈，再怀孕，胎儿患同样病的概率为25%，已经生过畸形儿的孕妈妈再次怀孕，再生畸形儿的概率为5%～10%。

◎家族中有伴性遗传病史的孕妈妈

因为伴性遗传病有的是母亲传给儿子，女儿却平安无事；有的是父亲传给女儿，儿子却安然无恙。因此，可以测定胎儿的性别，以决定保留男胎还是女胎。

◎妊娠前3个月服用过使胎儿致畸药物的孕妈妈

如果孕妈妈在妊娠早期长时间大剂量服用可的松、己烯雌酚等激素类药物或其他药物，如苯海拉明、扑尔敏等，大约有20%的胎儿会发生畸形，因此要做产前诊断。

◎妊娠前3个月患病毒感染的孕妈妈

例如，妊娠前3个月感染风疹、流感、带状疱疹等病毒时，可能会传染给胎儿，使胎儿患先天性心脏畸形、耳聋、白内障、肝脾肿大等。据研究，痴呆儿中有20%是病毒感染引起的。

◎筛查高风险的孕妇

唐氏综合征和神经管缺陷是我国发病率高、危害极大的先天缺陷性疾病。此类疾病的发生具有随机性、偶然性，多数没有家族史，每位孕妇都有分娩此类患儿的可能，发生率会随着孕妇年龄的增高而上升，患儿一旦出生则无法治愈，较好的预防方法是进行产前筛查和诊断，确诊后选择终止妊娠。为了生育一个健康的宝宝，请每一位孕妈妈重视和接受产前筛查。

第101天 缓解不适症状

适量吃零食有益健康

营养学家通过研究证明，孕妈妈适当吃一些零食，能补充人体的营养素，不但不会影响健康，且对养生、健美有一定功效。孕妈妈怀孕后易饥饿，在不能吃正餐的情况下，可用零食充饥。吃零食还能缓解紧张情绪，使孕妇精神放松。

如何减少排气和胃胀气

在妊娠早期末，由于黄体酮引起水潴留，孕妈妈会发现肚子似乎有些胀大，还能使胃肠松弛和扩张，导致孕妈妈经常出现排气和嗳气的现象，有时也会感觉胃胀气。

孕妈妈在一些不适宜的场合排气或嗳气会令人尴尬，但却几乎是难以防止的。为了减少此类现象发生，孕妈妈应避免便秘，以免加重症状，并避免食用一些加重症状的食物，如油炸食物、葱类、豆类等，也要避免吃得过饱，否则会感到饱胀和不适。同时，吃饭时孕妈妈也不要吃得过快，因为吃得过快时会咽下空气，在肠道内会形成气袋而导致疼痛。

缓解呼吸急促的方法

妊娠后，由于体内黄体酮增加，呼吸频率加快，大多数孕妈妈偶尔会出现呼吸急促的现象，而在妊娠的最后3个月，呼吸急促则是由增大的子宫压迫膈和肺所引起的。当胎儿快要娩出时，这种现象就会有所改善。

当孕妈妈呼吸急促时，应放松精神，尽可能消除压力，感到气喘时也不要慌张，否则会使症状加重。孕妈妈的身体应站直，呼吸一下新鲜空气，这样症状就会有所改善。但如果呼吸急促时伴有胸痛，或手指、口唇呈青紫色，则应立即到医院进行检查。

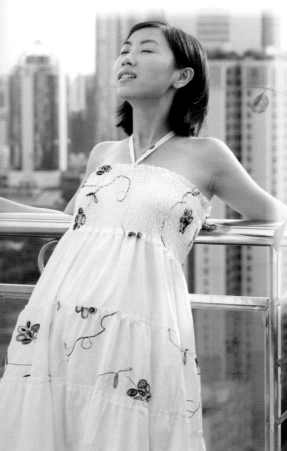
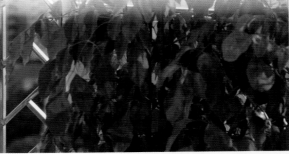

第102天 四月胎教之欣赏名画

　　胎儿在母体内是可以感受到母亲的举动和言行的，母亲的言行举止可以直接影响到胎儿出生后的性格、习惯、道德水平、智力等各个方面。因此，孕妈妈应提高自己在各方面的修养，以便给予胎儿良好的胎教。

　　修养胎教最好的方法是读书，读一些优美的文章，孕妈妈从中可以感受到大自然母亲般的胸怀，从书中对人世间一切美好事物的描写中体会到世界的温馨。这不仅可以使孕妈妈本身得以充实、丰富，同时也熏陶了腹中的宝宝，让宝宝也感受到这诗一般的语言、童话一样美的仙境。而且，这还会刺激宝宝快速地生长，使其大脑的发育优于其他胎儿。孕妈妈读书要注意，那些单纯为了吊人胃口的庸俗小报、惊险离奇的凶杀故事等，会使读者感到压抑、紧张、卑劣，产生不良的情绪，对于胎儿的身心发育也极为不利，因此，孕妈妈在读书时要有所选择。

　　欣赏美好的事物，如美景、世界名画等也是修养胎教的内容。

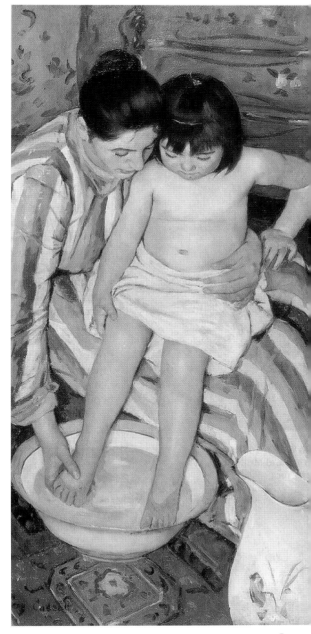

　　《洗浴》是玛丽·卡萨特的一个关于母亲的作品，画家将孩子与母亲的身子和手臂拉得很长，让其在画面上伸展开来，并运用俯瞰的方法，使背景色彩的分布划分为上下两部分，花纹墙纸的赭色与地面地毯图案的红棕色，通过母亲的条纹服装衔接起来，使色调在表现情绪中融为一体。画家运用这种形式、色彩的目的，是刻画母女之爱，特别是着力于刻画女孩的可爱、母亲亲昵的动作，从而加深对母爱主题的烘托。

第103~104天 要摄入的营养素

要摄入适量的脂肪

脂肪占脑重量的50%～60%，是构成组织的重要营养物质，在大脑活动中起着不可替代的作用。食物中的必需脂肪酸对胎儿和孕妇都很重要，是人体能量的主要来源。妊娠期间，胎儿所需的脂肪酸是由母体通过胎盘供应的，必需脂肪酸是胎儿生长发育的重要物质基础，尤其对中枢神经系统的发育，维持细胞膜的完整以及合成前列腺素发挥着极为重要的作用。脂肪除了供给热能和必需脂肪酸外，还帮助脂溶性维生素吸收，增进膳食的可口感和饱腹感。脂肪及脂溶性的维生素D，对于怀孕期间钙的吸收非常重要。

但是，如果孕妇摄入脂肪过多，会使体重过重，妊娠期间的一些并发症也会随之增加，所以脂肪摄入量要适量。

一般来说，植物油脂比动物油脂好，不仅消化率在95％以上，亚油酸含量丰富，而且含有大量维生素E。脂肪的食物来源有各种植物油、花生、核桃、芝麻、果仁、肥肉、奶制品等。

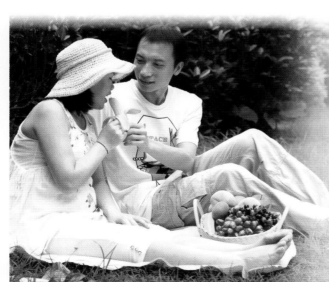

应摄入适量的纤维素

食物纤维素包括粗纤维、半粗纤维和木质素。纤维素可起膨胀作用，可保持水分，且产热低。这样就可增加排泄物的体积，缩短食物在肠内的通过时间。纤维素若与维生素C、维生素E一起服用，则可以起到安胎的作用。

孕妇如果摄入的纤维素不足，会使体内的一些油脂不易被排出，间接地使身体吸收过多的热量，从而会导致孕妇体重增长过快和发生便秘。

专家认为，孕妇每天摄入纤维素的量至少为20克，每天至少吃2份水果和3份菜，还要饮用足量的水。孕妇在加餐时可以多吃一些全麦面包、麦麸饼干、甘薯、菠萝片、消化饼等点心，用来补充膳食纤维，防治便秘和痔疮。

含纤维素的食物有谷类（特别是一些粗粮）、豆类及一些蔬菜、水果、薯类等，如黑面包、燕麦粥、坚果、糙米等。孕妇食用南瓜、玉米、米糠以及海藻类植物制成的食品，会帮助降低血糖、血脂。通常情况下，加工越精细的食物，其含纤维素的量越少。

第105天 便秘了吗

发生便秘的原因

妊娠期孕妈妈由于受到黄体酮的影响，肠道的蠕动会变弱，腹壁肌肉收缩功能降低，而且加上子宫变大后压迫到直肠，因此会经常发生便秘。如果孕妈妈偏食或食物吃得过于精细，也会造成便秘。因为孕妈妈摄入的粗纤维过少，或饮食太少以及运动量减少等因素会造成粪便在结肠和直肠停留较长时间，也就导致了便秘的发生。

便秘的危害

患便秘的孕妈妈，轻者食欲降低、腹内胀气，因而使肠功能失调的状况更严重；严重者会诱发自身中毒，这是因为体内许多代谢产物要随粪便排出，重度便秘时，在肠管内积聚的代谢产物又被吸收而导致了中毒。这对孕妈妈和胎儿都很不利。

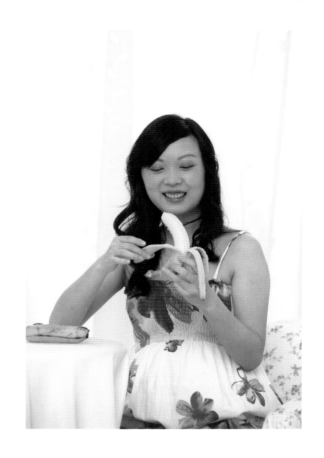

便秘的防治

孕妈妈预防便秘应做到如下几点：

按时上厕所。可在晨起、早餐后或临睡前，不管有没有便意，都按时去厕所，长期这样就会养成按时大便的习惯。孕妈妈若是能够养成每天都按时大便的习惯，就可以慢慢改善便秘的状况。

注意调理好膳食。有便秘现象的孕妈妈可以多吃一些含纤维素多的食物，如马铃薯、红薯、扁豆、大豆、蔬菜、水果等。乳酪及牛奶等，也可以刺激大肠的蠕动、软化粪便，不妨多多食用。应少吃葱、蒜、辣椒、胡椒等刺激性食物。

适当进行一些轻微活动。这样可促使肠管蠕动增加，缩短食物通过肠道的时间，并能增加排便量。

饮水润肠。可在每天早晨空腹饮一杯开水或凉开水，这也是刺激肠管蠕动的好方法，有助于排便。

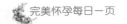
第106天 专家指导

如何避免孩子出现兔唇

在医学上，兔唇又称为唇裂，这种先天性畸形的小儿比较常见。兔唇除了和遗传有关外，还和孕妈妈内分泌失调、孕期营养不足、环境污染、病毒感染等有关。为了避免新生儿出现兔唇，孕妈妈应做到以下几点。

1. 合理安排饮食，注意早孕反应期间的营养补充，防止偏食。

2. 保持愉快的心情，避免一切不良情绪给胎儿带来影响和受到外界刺激。

3. 孕期孕妈妈要避免受到像风疹病毒、流感等感染。

4. 孕期孕妈妈和准爸爸都要禁止抽烟喝酒，不要滥服药物。

孕期怎样防治婴儿湿疹

婴儿湿疹是一种常见的皮肤病，一般以剧烈的瘙痒、多种形态的皮肤损害、反复发作为特点。婴儿湿疹大多发生在出生后1～3个月，6个月后逐渐减轻，大多数婴儿到一岁半后可逐渐自愈。科学研究证实，人体所必需的脂肪酸，如亚油酸、亚麻酸和花生四烯酸等，只能靠食物供给，人体无法自身合成。而这些脂肪酸主要存在于植物油中，动物油中含量极少。人体缺乏脂肪酸，可引起皮肤粗糙、头发易断、皮屑增多等，婴儿则易患湿疹。所以，为了预防婴儿湿疹，在孕期，孕妈妈宜多吃植物油。

孕期注意预防肾结石

由于怀孕后，孕妈妈的内分泌发生了很大的变化，肾盂和输尿管正常排尿功能也出现了异常变化，从而导致孕妈妈易患肾结石。妊娠期预防肾结石，孕妈妈应注意以下几点：

1. 要养成多喝水的好习惯，尤其是在夜晚孕妈妈也要注意多喝水。因为喝水可以帮助孕妈妈排尿，从而带走尿液中的结晶物质，这样就不容易形成结石。

2. 每天要进行适当的运动，这样可以促进肾盂和输尿管的蠕动，避免子宫长时间地压迫输尿管。

3. 不要食用过量的白薯、菠菜、豆类等，因为这些食物容易诱发肾结石。

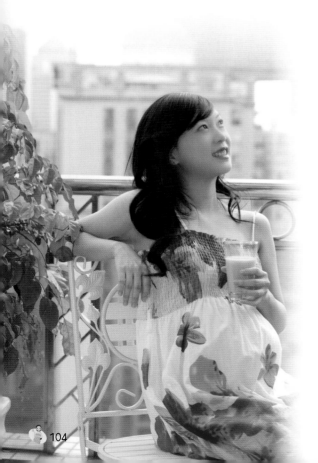

第107天　能促进胎儿大脑发育的食物

脑的发育高峰期是从怀孕10周到出生后2岁半。胎儿时期脑的发育直接关系到宝宝的智力，因此，孕妈妈一定要重视及时提供有利于胎儿大脑发育的营养。

胎儿脑发育需要多种营养素，但孕妈妈应特别注意摄取以下几种营养素：蛋白质参与细胞的组成，是脑细胞的主要原料之一；脂肪是脑神经纤维发育不可缺少的物质；碳水化合物是脑细胞代谢的物质基础；矿物质中的锌、钙、铁、碘、锰作为辅酶，直接参与脑细胞中蛋白质等的生物合成过程。

各种各样的食物对脑的发育起着以下重要作用。

◎使脑细胞数量增多

胎儿大脑发育所需的第一营养成分是脂类（不饱和脂肪酸）。坚果类食物中含有15%～20%的优质蛋白质和十几种重要的氨基酸，这些氨基酸都是构成脑神经细胞的主要成分。同时，坚果还含有对大脑神经细胞有益的维生素B_1、维生素B_2、维生素E及钙、磷、铁、锌等。所以，无论是对孕妈妈还是对胎儿，坚果都是补脑、益智的佳品。

孕妈妈应在怀孕早期就开始经常食用核桃、花生、杏仁、瓜子、松子、板栗、榛子等坚果，这些既可食用又可作种子的坚果具有加速脑细胞的分裂、增殖的作用。

◎使脑细胞体积增大

要把握好脑细胞的分裂期，及时补给营养，促其长大。怀孕后3～4个月，脑细胞分裂最活跃，数目增加最快；怀孕后7个月至出生后的一段时间，脑细胞又一次快速分裂，数目又一次大增。在这种关键时期给予适合足量的营养物质，不仅能使脑细胞数量达到最多，而且体积也会达到最大。为此孕妈妈应多吃些鱼、蛋、瘦肉、动物肝脏等含蛋白质多的食物。

◎使脑细胞建立广泛的联系

要达到此种目的，就要使脑细胞的树突增生，树突间能迅速有效地传递各种信息和刺激。孕妈妈要多补充一些含维生素及微量元素的食物。

把握时机，摄取足量、丰富、适宜的营养物质，是优生学对营养方面的一个基本要求。这种全面均衡又有重点的营养供给至少应持续到孩子出生后3岁。

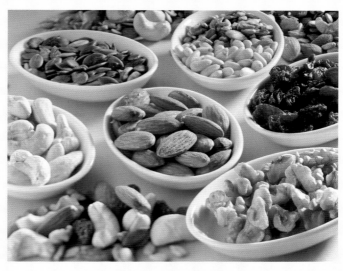

第108~109天 坐骨神经痛

发生坐骨神经痛的原因

在妊娠期间，大多数孕妈妈会出现坐骨神经痛症状，主要是腰腿痛，这是因为腰椎间盘突出引起的。怀孕后内分泌的改变使关节韧带变得松弛，从而为胎儿娩出作准备，但腰部关节韧带或筋膜松弛，稳定性就会减弱。另外，怀孕时增大的子宫向前突出，体重的增加也加重了腰椎的负担，为了保持身体平衡，孕妈妈的肩、胸微后仰，若发生腰肌劳损和扭伤，就很有可能导致腰椎间盘突出，往往压迫坐骨神经起始部位，引起水肿、充血等病理改变。

X线拍片或CT检查是诊断腰椎间盘突出的好方法，但孕妈妈却不宜采用，以免影响胎儿发育，所以诊断只能靠临床表现。

如何减轻坐骨神经痛

很多治疗腰椎肩盘突出的方法都不适用于孕妈妈，如活血化瘀的中成药或膏药会影响胎儿，佩戴腰带会限制腹中胎儿活动，不利于胎儿发育等等。孕妈妈可以采取以下措施来减轻坐骨神经痛：

1. 孕妈妈应注意不能劳累，要睡硬板床，休息时在膝关节下方垫上枕头，使髋关节、膝关节屈曲，以减少腰部后伸，使腰背肌肉、韧带、筋膜得到充分休息。

2. 当孕妈妈发生疼痛时，可以用热水袋、热毛巾等来进行热敷。

3. 不要站立或坐太久，坐时可以将靠垫垫在腰部、背部或颈后位置，每工作1小时就应当活动活动，休息10分钟。

4. 每个星期可以在家练习几次瑜伽，还可以在家做做按摩操。

此外，为了减少分娩时的痛苦和困难，可选择剖宫产。分娩后，腰椎间盘突出常能缓解，如不缓解，可以采取常规的治疗方法。

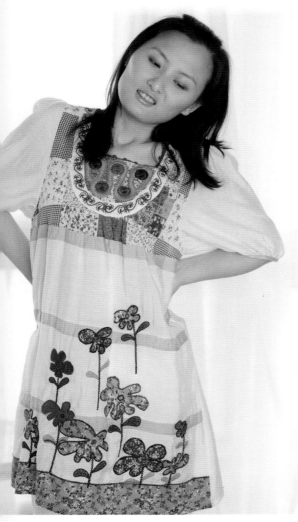

第110天　职场孕妇的四大心理问题及减压法则

职场孕妇中最普遍的心理压力是担心宝宝是否会健康；其次常见的心理压力发生在高龄职场孕妇中，她们过了30岁以后才怀孕，因此很担心以自己的生理状况能否生一个健康宝宝；第三常见的担心是害怕怀孕对职场生涯的改变；最后的心理压力是怕产后身材变形。

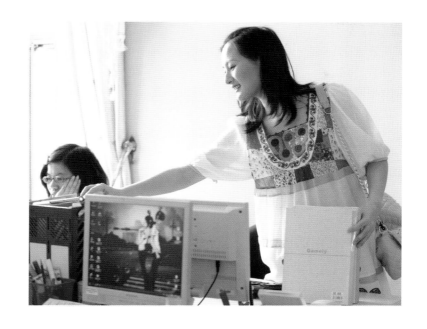

在工作时，孕妇面临的各方面的压力无论对孕妇还是对胎儿来说都是不利的。因为当孕妇面临着压力时，睡眠就会不规律，容易导致疲劳，如果长期下去，就可能引起早产。同时，压力会使孕妇激素的分泌受到影响，从而使血糖值增加，氧气的供给量也会随之减少，会对胎儿的生长发育造成一定的影响。那么，怎样排解压力呢？

怀孕的事情不宜对领导隐瞒。隐瞒怀孕的事情，到遮掩不住时才承认怀孕，这种做法未必聪明，反而会破坏跟领导间的信任关系。建议怀孕3个月时，就要主动跟领导和同事说明。

孕妇开导。心理学上处理情绪有个很好的方法，就是写作。因为绝大部分的焦虑来自于慌乱的想法，写作能梳理和整理想法，抒发情绪，让焦虑感下降。写博客还可以达到社会支持的效果，孕妇之间相互得到支持，这对情绪波动很大的孕妇来说很有积极意义。

每隔2小时为大脑舒压。建议孕妇每隔1.5～2小时花5分钟时间做一个大脑舒压的呼吸放松法，可大幅度降低体内压力。深呼吸的同时什么都不去想，可以把焦虑的状况调回正常。

第111~112天 四月胎教方案

准爸爸在胎教中的责任

孩子是两个人的，准爸爸的责任是情绪胎教的关键因素。孕妈妈一个人要负担两个人的营养及生活，非常劳累，心情很容易受到影响。此时，家人的关心和体贴，显得格外重要。父爱像阳光雨露，滋润着孕期的母子，没有了阳光雨露的滋润，缺乏了爱的呵护，胎儿的心灵将是孤独、寂寞、痛苦的。

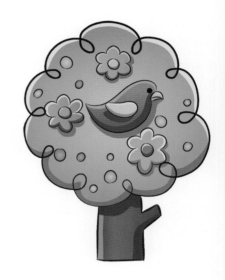

具体来说，准爸爸应为妻子分担一些事情，比如关心妻子孕期的营养问题，为妻子做可口的营养餐；早晨陪妻子一起到幽静的公园、树林、田野中去散散步，做做早操，嘱咐妻子白天晒晒太阳，多说些关心的话。这样，妻子也会感到丈夫的体贴，自然会觉得舒适惬意。

准爸爸对妻子的体贴与关心，对胎儿的抚摸与问候，都是很好的情绪胎教。希望准爸爸们都能勇敢地承担起这个责任和孕妈妈共同完成胎教。

听音乐吧

流行、古典、民间小曲轻快优美的旋律，对培育优质胎儿有着绝对的益处。宝宝沉浸在音乐的国度中，自然而无拘无束地感受所聆听的音乐，能进一步刺激宝宝大脑的发育，开发宝宝的心智。宝宝在舒适的音乐中还能获得稳定而愉快的心情。那么，孕妈妈就来听一听这首《采蘑菇的小姑娘》吧。

采蘑菇的小姑娘，背着一个大竹筐，
清早光着小脚丫，走遍树林和山岗。
她采的蘑菇最多，多得像那星星数不清，
她采的蘑菇最大，大得像那小伞装满了筐。
赛罗罗罗罗罗罗赛罗里赛，
赛罗罗罗罗罗罗里赛罗里赛，
赛罗罗里赛罗罗里赛罗罗里赛罗罗里赛。

谁不知山里的蘑菇香，她都不肯尝一尝，
盼到赶集的那一天，快快背到集市上。
换上一把小镰刀，再换上几块棒棒糖，

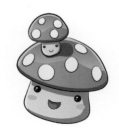

和那小伙伴一起，把劳动的幸福来分享。

赛罗罗罗罗罗罗罗赛罗罗里赛，

赛罗罗罗罗罗罗里赛罗里赛，

赛罗罗里赛罗罗里赛罗罗里赛罗罗里赛。

动动手吧

　　孕妈妈勤动手，不仅对自己是种锻炼，还能给胎宝宝带来良好的刺激。孕妇自己动手绘画或剪纸也是胎教的内容之一。心理学家认为，画画既可以提高人的审美能力，产生美的感受，还可以通过画笔释放内心情感，调节心情。画画具有和音乐一样的效果，即使并不会专业地画画，孕妇在涂涂抹抹的过程中也可以获得快乐。

　　画画的时候，不要在意自己是否画得好，可以随心所欲地涂抹，只要感到自己是在从事艺术创作，感到快乐和满足，就可以画下去。还可以随时向胎宝宝解释绘画的内容。

　　色彩对人的视觉影响最大，因此孕妈妈画完之后最好给所画的作品涂上合适的颜色，孕妈妈将鲜艳和谐的色彩传递给宝宝，也会给他带来美的感受。

　　在画画的过程中，孕妈妈可以告诉宝宝现在画的是什么，还可以用简短的语言概括所画的步骤，完成后再和宝宝好好欣赏。

　　现在孕妈妈准备好纸和笔，参照下图画一个可爱的鸭子吧。

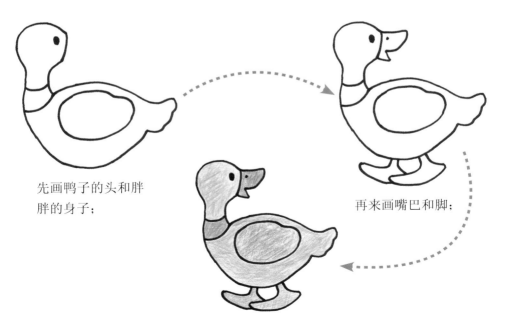

先画鸭子的头和胖
胖的身子；

再来画嘴巴和脚；

最后给可爱的小鸭子涂上颜色，和宝宝一起欣赏吧。

孕妈妈的变化

第17周：孕吐完全消失，孕妈妈食欲变好，身心皆进入安定时期。

第18周：子宫如成人头般大小，已经相当大了，子宫底的高度位于脐下1横指。

第19周：胸围与臀围变大，皮下脂肪增厚，体重增加，肚子已大得使人一看便知是一个标准的孕妈妈了。

第20周：多数孕妈妈会感受到胎动。

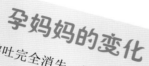

胎宝宝的发育

第17周：从头到臀大概有12.5厘米长，约142克重，脐带长得更粗、更强壮了，胎儿像橡胶一样的软骨开始慢慢硬化为骨骼了。

第18周：从头到臀约长14厘米，重约198克。耳朵在正常位置支棱起来。女孩的子宫和输卵管已经形成并就位。男孩则可以看到生殖器了。

第19周：从头到臀长约15厘米，大概重240克，开始长出头发，大脑开始划分出嗅觉、味觉、听觉、视觉和触觉的专门区域。

第20周：此周从头到脚的长度约为25.5厘米，大概重298克，皮肤逐渐呈现出美丽的红色，皮下脂肪也开始形成。

孕5月
做个健康幸福的孕妈妈

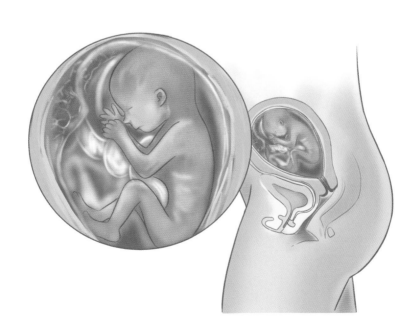

第113天 六大危险信号要警惕

孕妈妈孕育宝宝的过程既充满希望和快乐，又潜伏着许多危险。如何保证肚子里的宝宝健康又安全呢？这就需要孕妈妈和准爸爸一起来小心注意胎儿传递的危险信号。

危险信号1：阴道出血

阴道出血是流产的主要症状。如果孕妈妈发现自己在妊娠尚未满28周时发生阴道流血，表明有先兆流产的可能。这时最简单的方法就是左侧位卧床休息，精神放松。如果情况没有改善，反而严重，则需要及时就医。如经过治疗，出血停止且腹痛消失，说明胎儿能够保住，否则可能发展为流产。

孕妇在孕晚期如果出现前置胎盘或胎盘早剥的现象，通常会突然出现阴道大量出血。此外，子宫长息肉或是发生癌症，也会出现阴道流血现象，需要及时就医。

危险信号2：不明原因的腹痛

在怀孕过程中，孕妈妈在某些阶段会感觉轻微的腹部疼痛，这种状况大都正常。但如果是突如其来的腹部疼痛，并且是痉挛性的，就需要引起重视。在孕早期，剧烈的下腹疼痛并伴有阴道出血，可能是宫外孕或先兆流产的预警。如果是宫外孕，腹腔出血会导致一阵一阵如撕裂般的强烈疼痛，并伴随阴道出血；若是先兆流产，孕妇的腹部会有明显的下坠感，腹部疼痛不是很剧烈，阴道有出血现象。一旦出现上述症状，孕妇需及时去医院就医。

危险信号3：胎动减少

胎动是胎儿的生命表征之一，孕妈妈经常掌握胎动情况，可以了解胎儿的安危，及时发现问题。当胎盘功能发生障碍、脐带绕颈、孕妈妈用药不当或遇外界不良刺激时，则可能引起不正常的胎动。若在12小时内胎动少于15次，则说明胎儿有宫内缺氧危险，应去医院检查，及时处理。

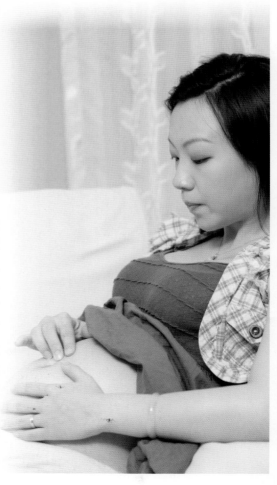

危险信号4：子宫增长过缓

　　宫底达不到孕周应有的高度，这是胎儿宫内生长受限的信号。一般认为，胎儿宫内生长受限与遗传因素、胎盘与血管因素、母亲营养及母体妊娠合并症或妊娠并发症有关。孕妈妈的体重从孕13周起至足月，体重以平均每周350克的速度增长。孕13～28周，孕妇体重的增加是以自身重量增加为主，孕28周后则以胎儿的体重增加为主。如确诊为胎儿宫内生长受限，应遵照医生的建议进行合理的治疗。

危险信号5：临产提前

　　怀孕晚期，如果出现腹部胀痛、破水，或者阴道见红，子宫强烈收缩并引起下坠感，腹部明显变硬，这些是早产的迹象。早产儿出生后容易出现各种并发症，如呼吸窘迫、颅内出血、低血糖等。据统计，除去致死性畸形，75％以上围产儿死亡与早产有关。早产儿即使存活，未来的身心发育也会受到一定影响。因此，孕妈妈要定期进行产前检查，对可能引起早产的因素给予充分重视，尽量避免早产的发生。

危险信号6：预产期超过两周仍不分娩

　　孕妈妈在接近预产期时应到医院进行产前检查，如果超过预产期仍未出现宫缩，应到医院进行胎盘功能检查和胎儿状况的检查，这对于制订处理方案是很必要的。如果超过预产期10天仍未分娩，则应住院引产。

孕妇不宜使用卫生护垫

　　孕妇在怀孕期间，阴道分泌物会较平时增多，很多孕妇为保持内裤清洁而使用卫生护垫。专家提醒说，由于身体内环境的改变，很容易感染病菌，此时垫上护垫，更易引起炎症，情况严重者，还会危及胎儿。因此，在怀孕期间最好不要使用卫生护垫。

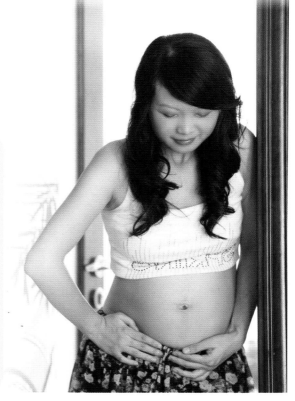

第114天 有利于胎宝宝视力发育的食物

◎油质鱼类

孕期如果孕妈妈多吃油质鱼类，如沙丁鱼，其生出的宝宝就有可能比较快地达到成年人程度的视觉深度。油质鱼类富含一种构成神经膜的要素，被称为ω-3脂肪酸，而ω-3脂肪酸含有的HDA与大脑内视神经的发育有密切的关系，能帮助胎儿视力健全发展。孕妈妈每周至少要吃一次鱼，但要少吃鱼罐头食品，最好购买鲜鱼自己烹饪。

◎含维生素A的食物

缺乏维生素A会导致眼睛对黑暗环境的适应能力减退，严重的时候容易患夜盲症。维生素A还可以预防和治疗干眼病。因此，多吃含有维生素A的食物对眼睛有益。

◎含维生素C的食物

维生素C是组成眼球水晶体的成分之一，如果缺乏维生素C，容易患水晶体浑浊的白内障。所以，为了保护眼睛应多吃含有维生素C的食物。植物性食物水果（尤其是柑橘类）和蔬菜是维生素C的主要来源。

◎含钙的食物

钙对眼睛也是有好处的，钙具有消除眼睛紧张的作用。豆类、绿叶蔬菜、虾皮含钙量都比较丰富。经常食用排骨汤、鱼等也可补充钙。

◎含B族维生素的食物

B族维生素是视觉神经的营养来源之一，维生素B_1不足，眼睛容易疲劳；维生素B_2不足，容易引起角膜炎。

◎枸杞子

特别要向孕妈妈推荐的是枸杞子，具有清肝明目的功效，对眼睛有益。枸杞子含有丰富的胡萝卜素，以及维生素A、维生素B_1、维生素B_2、维生素C、钙、铁等，这些都是使眼睛明亮的营养素。

◎含维生素E的食物

维生素E具有抗氧化作用，可抑制晶状体内的过氧化脂质反应，使末梢血管扩张，改善血液循环，对增强肌肉代谢和生殖机能均有良好影响，能促进病变组织的恢复。对治疗某些眼病有一定辅助作用。

◎含花青素的食物

花青素能有效抑制破坏眼部细胞的酵素。富含花青素的食物有红、紫、紫红、蓝色等颜色的蔬菜、水果或浆果。例如，红甜菜、西红柿、茄子、黑皮樱桃、油桃等。

◎含蛋白质的食物

蛋白质是组成细胞的主要成分，组织的修补更新需要不断地补充蛋白质。

总之，孕妈妈的饮食与孩子的视力发育有密切的关系。为了让腹中的宝宝有一双明亮健康的眼睛，要鼓励自己多吃以上有益的食品。

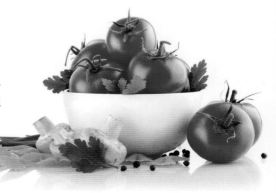

第115天 科学实施音乐胎教

音乐胎教是胎教的一种重要方式，其作用不可替代。音乐胎教既能够促进胎儿的听力和大脑发育，又能陶冶孕妈妈的情操，令孕妈妈心情愉悦，从而促进细胞的新陈代谢，改善胎盘供血情况，使胎儿能从母体中获得更多的有益成分。

音乐胎教需要科学地实施，胎教音乐的节奏宜平缓流畅，可以不带歌词，曲调应选悠扬动听、轻柔抒情的，乐曲的情调应温柔甜美。父亲低声唱歌、大提琴独奏曲或低音歌声及乐曲等，胎儿最容易接受。另外，孕妈妈亲自哼唱歌曲也会有很好的效果。

给胎儿听音乐的时间不宜太长，刚开始以3~5分钟为宜，随着胎儿对音乐胎教的逐渐适应和听觉的不断发育，可将时间慢慢延长，但注意不宜超过12分钟。

胎教音乐越大声越好吗

有人认为胎教音乐的声音应该越大越好，这样胎儿就能听到声音了，其实不然。胎宝宝在妈妈肚子里长到4个月大时就有了听力，长到6个月时，胎宝宝的听力就发育得接近成人了。这时进行胎教，确实能刺激胎宝宝的听觉器官成长，促进宝宝大脑发育。正确的音乐胎教方式应该是孕妈妈经常听音乐，间接让胎宝宝听音乐。此时胎宝宝的耳蜗虽说发育趋于成熟，但还很稚嫩，尤其是内耳基底膜上面的短纤维极为娇嫩，如果受到高频声音的刺激，很容易遭到不可逆性的损伤。因此，进行音乐胎教时传声器最好离腹部2厘米左右，不要直接放在肚皮上；音频应该保持在2000赫兹以下，噪声不要超过85分贝。另外，对孕妈妈来说，最好不要听摇滚乐，也不要听一些低沉的音乐，多听一些优美舒缓的音乐，这样对孕妈妈、胎宝宝都有好处。

世界名曲都适合胎教吗

人们都认为经过胎教的宝宝特别聪明，但具体该怎么教，没有人能够讲述明白。许多孕妈妈知道给胎儿听世界名曲是一种不错的方法，早在怀孕初期就买来了专为宝宝准备的胎教录音机和各种世界名曲，每天一有时间就把录音机放在肚子上让胎儿听。

经过科学验证，正确的胎教对于胎儿的神经等系统发育有着极大的益处，这样的宝宝会十分聪明。给胎儿听音乐的做法是有可取性的，音乐对于胎儿的成长有好处，但是有人不管是什么音乐全部都拿来听，有些人还长时间地把专用的胎教机放在肚子上，让胎儿听，认为这样做就是最好的胎教了，这种做法其实并不可取。首先胎教要定时、定点，每天孕妈妈可以设定半个小时的时间来听音乐，时间不宜过长。其次在选择音乐时要有讲究，不是所有世界名曲都适合进行胎教，最好要听一些舒缓、欢快、明朗的乐曲，而且要因时、因人而异。

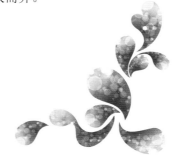

第116天 面部保健按摩

有些女性在怀孕以后，面色变得晦暗无光。如果在孕期能经常进行面部按摩，则能够促进面部血液循环，刺激神经系统，使面部疲劳的神经得到休息和恢复，就能使脸色红润有光泽。按摩前应将脸洗净，在面部涂上一些按摩膏。

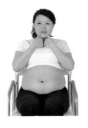

◆用两手的拇指用力按下腭部进行按摩。

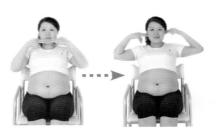

◆对齐食指和中指，从下腭到耳朵下方进行滑动性按摩。

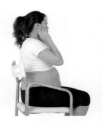

◆中指稍用力按在耳朵后面的凹陷处进行按摩。

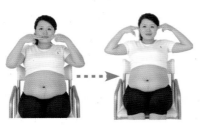

◆食指和中指并拢，从嘴角两侧到耳朵前方进行滑动性按摩。

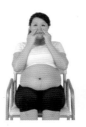

◆食指和中指并拢按在鼻翼两侧进行按摩。

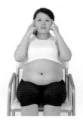

◆食指从鼻翼两侧到耳朵上方进行按摩。

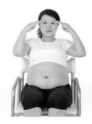

◆两手中指和无名指从眉心沿眉毛滑向太阳穴。

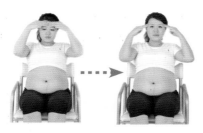

◆两手食指、中指、无名指并拢，用指腹从额头正中滑向太阳穴。

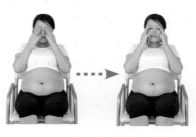

◆食指和中指从眼内侧轻轻敲向眼角。

以上每节动作按摩30秒钟或按摩10次，每天1次，有助于改善孕妈妈的面部疲劳。

第117天 不适症状的对症饮食

水肿的食疗方法

发生孕期水肿的孕妈妈的饮食要以清淡为主，不要吃过甜或过咸的食物，要多食用虾、鸡脯肉、大豆、玉米、葵花子、西红柿、冬瓜、柚子、草莓、西瓜等食物。其中西瓜、冬瓜等瓜果中含有丰富的钾和果糖，有利尿的作用，孕妈妈食用后可以帮助减少体内的水分。同时，孕妈妈注意不要吃韭菜、洋葱、甘薯、糯米糕等食品，这些食物食用后不易消化，容易引起腹胀，从而会阻碍血液的回流，导致水肿加重。

感冒的食疗方法

感冒的孕妈妈在饮食方面可以多食用一些具有发汗解表、温中润肺功效的食物，如萝卜、白菜、姜等，可适量喝些鸡汤，这样可减轻感冒时鼻塞、流鼻涕等症状，而且对清除呼吸道病毒有较好的效果。应多喝温开水，不宜吃糖果、饼干等甜食。

便秘的食疗方法

在孕期，便秘是一直困扰孕妈妈的问题之一。

便秘时，排便用力会增大，容易导致流产、早产和痔疮。孕妈妈是禁用泻药的，因此，孕期要及早注意防治便秘。

怀孕以后要增加蔬菜、水果、水分的摄取量，同时，有规律地运动与作息也将有助于改善便秘。防治便秘饮食上要注意下面几点：

选择含纤维多的食物，如各种较粗糙的粮食，糙米、麦片、玉米等；各种蔬菜，如豆芽、油菜、茼蒿、芹菜、荠菜、蘑菇等；各种水果，如草莓、梅子、梨、无花果、甜瓜等。

选择含有丰富的脂肪酸的食物，如各种坚果和植物种子，杏仁、核桃、腰果仁、各种瓜子仁、芝麻等，还有富含脂肪的鱼。

选择能促进肠道蠕动的食物，如香蕉、蜂蜜、果酱、麦芽糖等。

选择含有机酸的食物，如牛奶、酸奶、乳酸饮料、柑橘类、苹果等。

另外，最好在早晨刚醒来时，便立刻喝一杯温开水或牛奶，可以减少便秘的可能性。

痉挛的食疗方法

孕妈妈日渐增大的子宫很容易压迫血管及神经，使腿部血液循环不良，出现痉挛的现象，这是妊娠中后期常见的症状。孕妈妈在饮食方面要保持营养均衡，多摄取富含钙、钾、镁的食物，如牛奶、虾皮、豆腐、蔬菜等。

防止静脉曲张的食疗方法

由于增大的胎儿对血管的压力越来越大，而需要供应的血液越来越多，加上激素使血管肌肉松弛，孕妈妈很容易患有静脉曲张。平时注意不要站或坐太长的时间，每天至少散步20分钟。还可以在每天早上饮用一杯加有1匙亚麻子的麦片，能促进血液循环。

第118~119天 孕5月的饮食原则

怀孕的第5个月，也是胎儿大脑开始形成的时期，所以孕妈妈在这个时期应该注意从饮食中充分摄取对脑发育有促进作用的营养物质，以利于胎儿脑组织发育。核桃、花生、松子、板栗等，这些既可食用又可作种子的坚果具有加速脑细胞的分裂、增殖的作用，孕妈妈应该从此时起大量食用。有些食品对胎儿的大脑发育有害，应尽量避免过多地摄入，如精白砂糖、黄油等。

此时胎儿各部位的器官组织在不断地完善和发育，因此需要大量的、多样的营养素，孕妈妈的饮食必须保证充足的蛋白质、糖、脂肪、水分、维生素D、钙、磷、铁等营养物质和其他微量元素。

一天的饮食安排	
早餐	菜肴：清淡蔬菜，五香鸡腿 主食：牛奶250克，奶油面包或小牛肉包子5个（量约150克） 水果：时令水果100克
中餐	菜肴：芹菜炒牛肉（精牛肉200克、芹菜100克），瘦肉焖香菇（猪瘦肉150克、鲜香菇250克、木耳100克），蔬菜营养汤2小碗 主食：米饭2小碗，或面条2小碗 水果：葡萄150克
晚餐	菜肴：鸡蛋炒菠菜（菠菜250克，鸡蛋2个），青椒肉丝（青椒250克，瘦猪肉100克），汤或粥2小碗 主食：米饭2小碗，或小花卷2~3个（量约150克）。

早、晚进食宜平衡

孕妈妈除日常工作外，更重要的一项任务，就是要供给胎儿营养。如果孕妈妈不吃早餐，不仅自己挨饿，也不利于胎儿的发育。晚饭则既是对下午劳动消耗的补充，又是对晚上及夜间休息时热量和营养物质需求的供应。但是，晚饭后人的活动毕竟有限，特别是睡眠时，只要能提供较少的热量和营养物质，使身体维持基础代谢的需要就够了。

因此，孕妈妈每天要保证吃早餐，若胃口不佳，可以早点起来，在吃早餐前活动一下，以此来激活器官活动功能，促进食欲。晚餐进食则宜少，并且以清淡为主，这样有助于消化。

孕妇不宜吃夜宵

有一些孕妇为了补充营养，喜欢吃夜宵，其实不然，吃夜宵不但不利于胎儿发育，还会引起肥胖，并使产后恢复较差。孕妇吃夜宵的危害有：

无助胎儿营养。有一些孕妇认为要多吃，才能给小宝宝更充足的营养。但根据了解发现，这二者并不相等，因为在怀孕末期有高达85%的孕妇都过胖，却有94%的胎儿体重都没有相对增加。如果孕妇真的想吃夜宵，必须先理清是因为肚子饿，还是只是一种无意识的习惯，比如：边吃边看电视，或是家人的疼惜与爱心，想让孕妇与胎儿获得更多的营养。假如纯粹因为肚子饿想吃夜宵，建议最好在睡前2～3小时吃完，且避免高油脂高热量的食物，如油炸物、各式的"垃圾食物"等。因为油腻的食物可使消化变慢，加重胃肠负荷，甚至可能影响到隔天的食欲。

影响睡眠。有一些孕妇到了怀孕末期，容易产生失眠，假若再吃夜宵，也会影响睡眠质量，因而专家不建议孕妇吃夜宵。按照人体生理变化，夜晚是身体休息的时间，吃夜宵之后，容易增加胃肠道的负担，让胃肠道在夜间无法得到充分的休息。

引起肥胖。夜间身体的代谢率下降，热量消耗也最少，因而容易将多余的热量转化为脂肪堆积起来，造成体重过重并使产后恢复能力变差，无法恢复到怀孕前的正常体重，而需要产后减重。

孕妇要少食易上火的食物

孕中期孕妇易燥热上火，所以要少食致热的食物，可吃些养血清热凉补的食品，如菊花茶、新鲜果汁及富含铁质与高钙的食物。偶尔也可进食一些养胎食物，可根据孕妇的不同体质选一些不同的食疗方。

体虚的准妈妈，夏季可以吃一些非凉性的蔬果，如樱桃、莲雾、酪梨、木瓜等。在盛夏的中午，可食用西瓜、哈密瓜、水梨、竹笋等凉性食物，但是到了晚上就不宜吃这些了，以免引起腹泻或多痰。不要过度贪吃冰品或凉性食物，以免造成胎儿虚寒的体质。

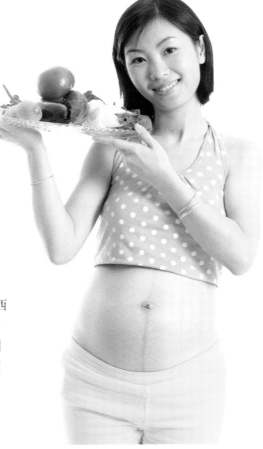

第120天 伸展运动

伸展运动是锻炼开始和结束时的重要组成部分。它能够帮助孕妇缓解某些常见的妊娠不适，如腿脚抽筋等。但是，在做伸展活动之前，先要柔和地活动肢体，以温暖肌肉。伸展运动分以下几部分：

◎上臂的伸展

两脚分开与肩同宽，收腹，向上伸右臂，后屈右肘关节，手指伸达两肩胛骨之间。左手放在右肘关节上，轻轻向后拉右肘。坚持一段时间，直到右侧背部感到有牵拉感为止。然后复原，再用左臂重复进行同样的动作。

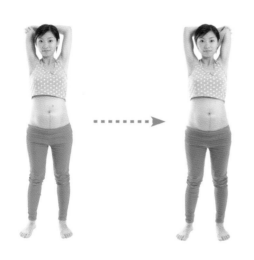

◎胸部的伸展

坐在地板或床上，两腿轻松交叉，手放在肩部，使腹部肌肉拉紧，脊柱伸展，两肘关节向后拽，两肩胛骨向中线靠拢。坚持一段时间，直到胸部有牵拉感为止。如果需要，可反复进行。

◎腰部的伸展

两脚分开与肩同宽，膝部微屈，左手卡腰，向上伸右臂至头顶上方，身体向左弯，幅度超过左肘关节，保持一段时间，直到感到有牵拉感为止，然后复原。再换右侧做同样动作，并反复几次。

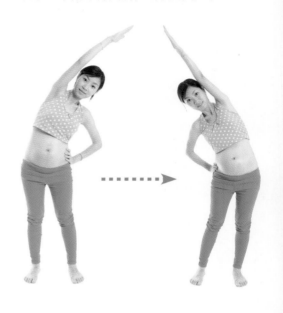

◎小腿的伸展

两脚稍微分开，右脚后退一步，左膝稍弯曲，上身稍微向前倾斜，直到右腿肚有牵拉感，然后复原。如果腿肚牵拉感不明显，则向后移动一下右脚。再换左脚，反复进行。

◎腿部的伸展

坐在地板或床上，双腿前伸，把右脚放在左膝上。轻轻屈左膝，向躯体侧滑动右脚，保持腹部肌肉拉紧。保持一段时间，直到右大腿和右侧臀部感到有牵拉感为止。然后复原，再用另一侧重复进行。

第121天 五月胎教之讲故事

这个时期的胎儿可以听到外界的声音，因此父母可以给宝宝讲故事，甚至念儿歌，但注意只讲一个故事，只念一首儿歌，每天重复，看看宝宝在腹中有无反应（如踢动双腿），没有反应也无妨，语言胎教的目的是要刺激胎儿对声音和语言的感应。

讲故事的方式有两种，一种是由母亲任意发挥，另一种是读故事书，最好是图文并茂的儿童读物。讲故事时，孕妈妈应选取一个自己感到舒服的姿势，精力要集中，吐字要清楚，声音要和缓，既要避免高声尖气的喊叫，又要防止平淡乏味地读书，应以极大的兴趣绘声绘色地讲述故事的内容。

下面，就为宝宝讲个《狡猾的狐狸》吧。

一个阳光灿烂的下午，两只小老鼠在草地上发现了一块美味的奶酪。小白鼠拿起奶酪就往嘴里塞，小灰鼠一把抢过奶酪说："是我先看见的，应该给我吃。"小白鼠说："是我先拿到的，应该给我吃。"路过的狐狸碰巧听到了它们的对话，也想吃那块美味的奶酪。

于是，狐狸假装从面前路过，问道："你们在吵什么呀？"小老鼠们把奶酪的事告诉了它，狐狸说："我来帮你们把奶酪分成两半，这样你们就都能吃到啦！"小白鼠和小灰鼠同意了。

狐狸把奶酪分成了两半，两只小老鼠一看，左手那块大，右手那块小，他们都想要那大的。狐狸说："没关系，看我的！"狐狸说完，就把左手那块咬下了一大口。糟糕，咬得太多了，左手的那块变得比右手的那块小了。现在小白鼠和小灰鼠又都想要右手那块了。狐狸说："没关系，看我的！"说完，他又把右手的奶酪咬下了一大口。

就这样，狐狸左边一口右边一口，很快奶酪就只剩下豆粒般大小了，狐狸说："看来你们不够分了，我来帮你们吃了吧！"说完，狐狸就把最后一点奶酪吃了，舔舔嘴唇，然后大摇大摆地走了。

小白鼠和小灰鼠因为吵架，最后一口奶酪也没吃到。小白鼠后悔地说："以后我们有好东西还是一块儿分享吧！"小灰鼠点点头说："嗯，我们再也不吵架了。"

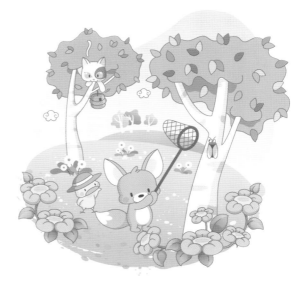

第122天 应进行的测量

在怀孕期需要进行的测量包括：身高的测量、体重的测量、腹围的测量、子宫底的测量、血压的测量及骨盆外测量等。其中，身高的测量和骨盆外测量，在初诊时进行，其他的测量在每次定期检查时进行。

孕期进行的一系列测量是为了更好地了解孕妈妈的身体状况。例如，体重的异常增加，有可能是妊娠中毒症，测量体重就是为了针对这一点。

腹围的测量是为了查看胎儿是否在按部就班正常成长。按怀孕周数的比率，腹围过大时，可能是双胞胎或羊水过多症等。

宫高的测量是为了观察胎宝宝发育与孕周是否相符。若发现宫高间隔在两周都没有变化，则需到医院进行检查。

测量血压是为了检查有无高血压、低血压。如果血压升高，就会有妊娠中毒症的危险。

骨盆外测量可以判断能否自然分娩。但也不能说骨盆狭小的人就一定不能自然分娩，如果胎儿的头不是很大，自然分娩也不成问题，因此不要只看数字就悲观。

测量腹围的方法

腹围的测量一般从怀孕20周开始，每4周测量1次；怀孕28～35周则需每2周测量1次；怀孕36周以后则需每周测量1次。测量时，首先让孕妈妈排尿后平卧在床上，然后家人用软尺绕腹围一周，这一周的长度就是腹围，然后将测量的结果记录下来与孕周标准相比较。测量时要注意软尺要经过肚脐，软尺也不能勒得太紧。

测量宫高的方法

测量宫高的时间与测量腹围的时间相同。测量时，首先让孕妈妈排尿后平卧在床上，然后家人用软尺测量耻骨联合上缘中点至子宫底部最高点的距离，此距离即为宫高，它反映子宫纵径长度。最后将测量的结果记录下来，以便观察。

测量骨盆外的方法

骨盆外测量就是用骨盆仪测量骨盆的入口、出口和直径的尺寸，由此得知产道的大小，这项测量对初产孕妈妈是特别需要的。

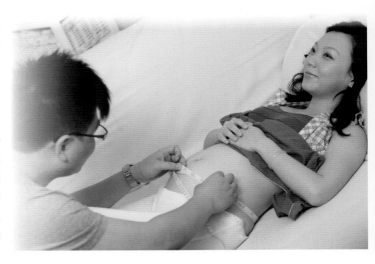

第123~124天 运动全攻略

此时是怀孕期间最安定的时期，若要旅行或搬家，宜趁此马上进行，但要注意不要劳累过度。此时也是运动的好时机，不过也要运动有方。

◎骑自行车

适当骑自行车有助于腰部及腿部肌肉的锻炼。骑车时，应保持身体平衡，车子的座位不宜过高，避免摔伤。

◎游泳

孕中期参加游泳训练较为理想，因为水的浮力可使你的身体放松，身心舒适。

◎散步

散步是孕妇最好的运动方式，也是最基本、最简单的运动方式。散步的最佳时间是在上午10点之前及下午2点以后，宜选择在空气清新的绿地、公园等处，时间和距离以自己的感觉来确定，以不觉劳累为宜。散步不宜走太快，以免造成疲劳或对身体震动太大而影响胎儿。

◎慢跑

孕妇进行慢跑是允许的，但如果你是高危孕妇，最好不要慢跑。慢跑时，应该限制时间和距离，衣服和鞋袜应该舒适，活动后要保证充足的休息。在慢跑过程中，如果出现腹痛、阴道流血等现象，应立即停止运动，原地休息片刻，不能缓解时要立刻去医院诊治。

◎健美操

孕妇还可做一些健美操，这样可以防止由于怀孕期体重的增加和重心的变化等引起的肌肉疲劳和体能降低，还能松弛腰部和骨盆的肌肉，为使将来分娩时婴儿能顺利通过产道等作好准备。

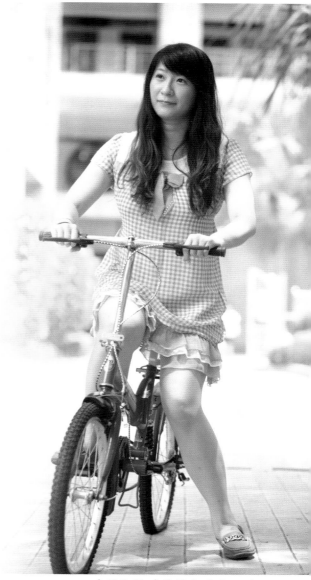

▲孕期运动要因人而异，适可而止，切不可进行高强度的运动。要知道，任何过量的运动都可能给孕妇和胎儿带来危险。

第125天 看电视时应注意的事项

妻子怀孕后，做丈夫的大多会主动承担许多家务劳动，妻子回到家里，无事可做，多数时间便待在电视机前看电视，以消磨时间。

孕妈妈看电视需注意以下事项：

1. 孕妈妈每次看电视的时间不宜超过2个小时，中途要稍稍休息几分钟。

2. 看电视时应尽量远离电视机，离开的距离应大于5个屏幕的对角线（电视机的英寸数）。

3. 不要看一些紧张、惊险的动作片，应主要以娱乐消遣为主，以免影响孕妈妈的情绪。

4. 看电视时要开启门窗，保持空气流通，并且严禁周围有吸烟者，以免使孕妈妈被动吸烟，看过电视后，不要忘记洗脸。

▼在休闲的时间看看电视，可以放松精神，缓解工作后的疲劳。

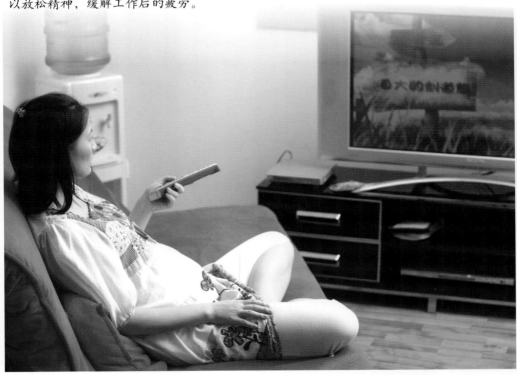

第126天　依据四季变化改变饮食

季节变化导致自然界气象万千。中医学认为，自然界气候的变化，时刻影响着人体的生理、病理，孕妈妈更容易受季节变化的影响。随着胎儿在孕妈妈体内的生长发育，其营养需求也不同，所以孕妈妈的饮食要随季节的变化而采用适宜的饮食方案，以适应其生理性、代谢性需要。

◎春天

春天万物复苏，人体阳气会随着升发，饮食上宜选择一些助阳食物，如稍加葱、豉等。在饮食品种上，以清温平淡为宜，减酸宜甘。孕妈妈还要多食蔬菜，少食米面。

◎夏天

夏季酷热多雨，暑湿之气易乘虚而入，使人们的食欲降低，消化功能减弱。饮食上宜多食甘酸清润之物，如西瓜、乌梅、绿豆等，少食辛甘燥烈之品，以免过分伤阴，还可多吃含蛋白质丰富的豆制品。另外，饮食应经常变换花样，改变传统的常规的烹饪方法，以增进食欲。孕妈妈在夏季不宜饮冷无度，更不要饮用咖啡

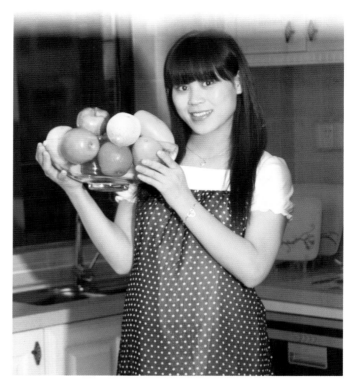

和可乐等。

◎秋天

秋天气候凉爽、干燥，人们的食欲逐渐提高，瓜果上市，但"秋瓜坏肚"，立秋之后，不宜多食瓜果，否则会损伤脾胃的阳气。在饮食的调理上，要少食用辛辣之物，如辣椒、生葱等，多食柔润食物，如枇杷、菠萝、芝麻、糙米及各种蔬菜等。

◎冬天

冬天气候寒冷，可热食，但不宜过食干燥之物，以免使内伏的阳气郁而化热。口味可稍重，多食一些脂肪类，如鱼、炖肉等，并稍用调味品。可多补充黄、绿色蔬菜，如油菜、菠菜、绿豆芽、胡萝卜等，避免发生维生素A、维生素B_1、维生素C的缺乏症。切忌食硬、生冷食品，此类食物属阴，易伤脾胃之阳。对于孕妈妈来说，冬季是进补的最好时机。

第127天 应禁用的化妆品

爱美的女性都喜欢化妆，因为化妆以后，会显得更加年轻漂亮，容光焕发。可是，当女性怀孕之后，就要警惕某些化妆品中包含的有害化学成分。下面几种化妆品在怀孕期间孕妈妈最好避免使用。但是怀孕时期的皮肤仍然需要保护，因此高质量的滋润保湿产品、防晒用品、预防和减轻妊娠纹的身体滋润乳剂还是必需的。

◎染发剂

一些染发剂接触皮肤后，会刺激皮肤，引起头痛和脸部肿胀，眼睛也会受到伤害，难以睁开，严重时还会引起流产或导致胎儿畸形。还有报道称，染发剂会使孕妈妈致癌，如皮肤癌和乳腺癌，所以孕妈妈不宜使用染发剂。

◎冷烫精

女性怀孕后，头发往往比较脆弱，还极易脱落，若再用化学冷烫精烫发，更会加剧头发脱落。此外，化学冷烫精还会影响胎儿的正常生长发育，部分女性还会产生过敏反应。因此，孕妈妈不宜使用化学冷烫精。

◎口红

口红是由各种油脂、蜡质、颜料和香料等成分组成的。其中油脂通常采用羊毛脂，羊毛脂除了会吸附空气中各种对人体有害的重金属微量元素，还可能吸附大肠杆菌进入胎儿体内，而且还有一定的渗透性。孕妈妈涂抹口红后，空气中的有害物质容易被吸附在嘴唇上，并随着唾液进入体内，使腹中的胎儿受害。而且口红可以掩盖某些疾病的症状，如贫血等。鉴于此，孕妈妈最好不要涂抹口红，尤其不要长期使用口红。

◎指甲油

孕妈妈也不应涂指甲油，以免伤害胎儿。目前市场上销售的指甲油大多是以硝化纤维为基料，配以丙酮、乙酯、丁酯、苯二甲酸等化学溶剂和增塑剂及各色染料制成，这些化学物质对人体有一定毒性作用。同时，孕妈妈大多数喜欢吃零食，指甲油中的有毒化学物质很容易随食物进入孕妈妈体内，并能通过胎盘和血液进入胎儿体内，日积月累，影响胎儿健康。此外，有的孕妈妈指甲脆而易断，往往也是由于常涂指甲油造成的。

第128天 做B超检查

B超检查的目的

B超检查是为了查看胎宝宝的生长情况，判断胎宝宝有无先天性缺陷和观察胎宝宝在宫内的安危。对怀孕早期阴道流血者，需做B超检查以确定胚胎是否存活、能否继续妊娠、有无异常妊娠等情况。

孕期B超检查的时间安排

一般情况下，正常的妊娠B超检查次数最好不要超过3次。第一次B超检查时间最好安排在妊娠18~20周，在这个期间，胎儿的各个脏器已发育完全，B超检查可查看到每一个重要的脏器有无异常等，还可确定怀的是单胎还是多胎，对母亲身体的影响也较小。第二次B超检查时间最好安排在孕28~30周，此时做B超的目的是了解胎儿发育情况，是否有体表畸形，还能对胎儿的位置及羊水量作

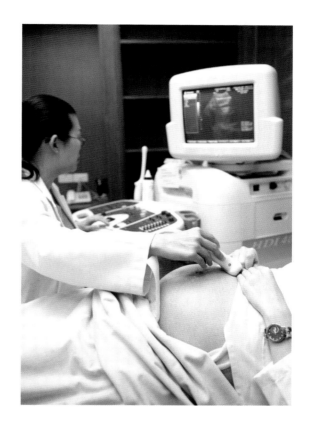

进一步了解。最后一次B超检查的时间最好安排在孕37~40周，此时做B超检查的目的是确定胎位、胎儿大小、胎盘成熟度、有无脐带绕颈等，进行临产前的最后评估。

B超检查是否会伤害到胎宝宝

B超是产科中应用最广泛的检查手段，B超对胎儿到底有无伤害，在医学领域中尚没有权威性定论，大多数学者认为B超检查对胎儿没有肯定的伤害，至今尚没有B超检查引起胎儿畸形的报道。但也有少数专家指出，B超是一种高强度脉冲超声波，有很强的穿透力，对处于敏感期的胚胎和胎儿也会产生一定的不良反应。有些国外专家根据实验证明，B超对女婴的卵巢可能有影响，有可能影响将来卵巢所承担的生育和调节月经的功能。为保险起见，孕妈妈做B超检查时间不宜过早。超声波对胎龄越大的胎儿影响越小，因此，怀孕18周以内的孕妈妈最好不要做B超检查，尤其在怀孕早期要尽量避免做B超检查。

第129天 双胎妊娠

一般情况下，一次妊娠只怀一个胎儿，但有时一次妊娠会怀上两个或两个以上的胎儿，此时的孕妈妈处于负荷状态，在日常生活中，需要比单胎妊娠的孕妈妈更加注意。

如何尽早发现双胞胎

孕妈妈怀双胞胎或多胎后，母体会处于超负荷状态，同时也有一些特殊变化，那么如何尽早确认双胞胎，使孕妈妈和胎宝宝得到必要的保健呢？

孕妈妈在怀孕后，要随时注意子宫的大小，如发现子宫较一般怀孕妇女的大，尤其是在孕20周，子宫底高度超过正常范围时，要考虑双胎妊娠的可能，应及时去医院检查，如确认是双胎妊娠，应在妊娠28周起，得到系统的护理和采取各方面的保健措施。

双胎妊娠发现不及时带来的危害

双胎妊娠如不及时进行合理调节，就会在妊娠、分娩和产后的不同阶段，使孕妈妈和胎宝宝或婴儿发生各种异常变化，严重时可导致孕妈妈和胎宝宝死亡，因此应尽早发现双胎妊娠，及时进行必要的保健。

双胎妊娠的分类

双胎妊娠分为双卵双胎和单卵双胎，双卵双胎比单卵双胎更多见。双卵双胎是指同时排出的2个卵子（或2个以上）同时受精，而后在子宫内着床，其特征是有可能是一男一女，胎儿出生后容貌和性格各异，两个胎盘的发育差异不大。单卵受精是指一个受精卵形成两个胎儿，其特征是两人同为男孩或女孩，不会是一男一女，胎儿出生后容貌和性格极为相似，但往后受环境的影响，会逐渐产生差异，由于共用一个胎盘，所以容易导致体格发育上的差异。

双胎妊娠对母体的影响

双胎妊娠时，由于孕妈妈的心脏、肾脏的负担增加，容易感到心跳加快或气喘，所以很早就会出现水肿、蛋白尿等情况，有罹患妊娠中毒症的倾向。同时，也容易造成贫血、静脉瘤、羊水过多症、早产等现象。此外，双胎在分娩时也很困难，容易出现宫缩乏力、产后出血、胎膜早破等。

双胞胎的保健

经检查发现是双胎妊娠后，要注意下列事项。

1. 由于双胎孕妈妈的血容量比单胎者明显增多，极易发生贫血。因此，孕妈妈在妊娠期应尽可能多吃些营养食品，特别是多吃含铁量高的食物，并要根据血红蛋白的情况及时补充铁剂，以预防和治疗贫血。

2. 双胎孕妈妈由于身体负荷重，易发生不适和合并症。因此，更应该定时做产前检查，而且要比一般孕妈妈适当增加检查次数。孕妈妈也要警觉，发现有任何不适应立即求助医生。

第130天 准爸爸的五月爱心美食

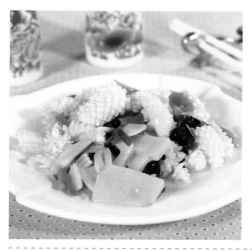

五彩鱿鱼卷

原料： 新鲜鱿鱼350克，冬笋片150克，水发木耳片100克，青、红椒片各20克，蒜片、香葱段各10克

调料： 油、盐、胡椒粉、味精、淀粉各少许

做法

1. 鱿鱼洗净，打上花刀，焯烫后捞出；

2. 锅中放油烧热，爆香蒜片、香葱段，下入冬笋、木耳、青椒、红椒翻炒一会儿，加入鱿鱼，一同炒至熟后加盐、胡椒粉、味精，用淀粉勾芡即成。

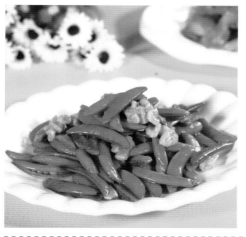

桃仁甜豆

原料： 甜豆250克，核桃仁150克

调料： 食用油、盐、味精、淀粉各适量

1. 将甜豆去筋洗净，入沸水中余熟，捞出沥去水分；

2. 锅中放油烧热，下入核桃仁和甜豆，翻炒匀后加盐、味精调味，用少许水淀粉勾薄芡，芡熟即可出锅。

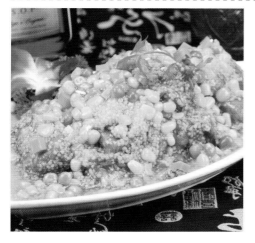

粗粮大排

原料： 猪排骨500克，小米80克，玉米粒80克，青豆、胡萝卜粒各50克

调料： 盐、酱油、料酒各适量

1. 将猪排洗净，加入盐、酱油、料酒腌渍20分钟，入油锅中炸至金黄，捞出沥油；

2. 小米淘净后加水烧沸，改小火慢煲15分钟，加入玉米粒、青豆、胡萝卜粒、排骨，继续煲20分钟，最后加盐调味即可。

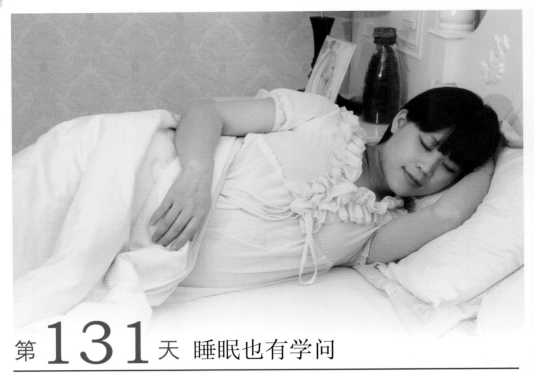

第131天 睡眠也有学问

应如何安排自己的睡眠

孕早期孕妈妈除有常见的食欲不振、恶心呕吐等反应，还会有嗜睡现象，妊娠3个月左右就能恢复正常。

怀孕4～6个月是孕妈妈身体负担较轻的阶段，在这期间除了避免重体力劳动以外，多数孕妈妈都可照常工作、学习和起居，睡眠时间每晚要保证八九个小时，中午加1小时午睡。到怀孕最后1个月，由于子宫明显增大，各器官负担加重，为了避免出现高血压、浮肿、腰腿痛等现象，更需要充分的睡眠和休息。但临近产期，有些孕妈妈容易精神紧张甚至引起失眠，有时不规律宫缩、胎动也会干扰入睡，使得孕妈妈虽然有充分的时间却得不到有效的睡眠。孕妈妈白天活动，晚间又欲睡不能，精神、体力消耗大，一旦临产，会因疲乏而引起宫缩无力、产程延长等不利情况。

所以，孕妈妈应消除疑问和顾虑，保持情绪稳定，有信心地迎接分娩。孕妈妈在产前要充分休息，适当的活动及充足的睡眠，可以保证生产时的体力。

如何提高睡眠质量

保证睡眠质量有不少好办法，如在睡前洗个温水澡；常晒被，使之松软；睡眠时可用棉被支撑腰部，两腿稍弯曲；下肢浮肿或静脉曲张的孕妈妈，需将腿部适当垫高；冬天不妨放个暖水袋把被窝弄得暖和些，肩部可以用背垫塞着，不要使肩部着凉；身体的肌肉应全部放松，这样就很容易睡得酣熟了。

孕妈妈失眠时不要随便吃安眠药，应遵医嘱，最好不要依赖药物。只要找出失眠的原因并在日常生活中注意纠正，睡眠质量是可以得到改善的。另外，白天可以做点适当的家务活，或做柔软体操，但必须避免过度疲劳。此外，阅读一些报刊以调节情绪，或者看看电视、戏剧，也有助于消除疲劳。

床上用品和床具的选择

孕妈妈使用的被套和床单不宜是化纤混纺织物，被褥也应该是全棉布包裹棉絮，枕头以平肩高为宜，这样可以避免由于大脑血流量降低而引起脑缺氧。

孕妈妈睡的床最好是棕绷床或硬板床，棉垫不宜过硬也不宜过软，上铺9厘米厚的棉垫或褥子为宜，如果床铺过硬则缺乏身体的缓冲力，睡觉时容易做梦，也容易醒。

孕妈妈不宜睡席梦思床或沙发床。席梦思床易致脊柱的位置失常，因为孕妈妈的脊柱较正常状态腰部前曲更大，睡席梦思床及其他高级沙发床后，会对腰椎产生严重影响。仰卧时，其脊柱呈弧形，使已经前曲的腰椎小关节摩擦增加；侧卧时，脊柱也向侧面弯曲。长此下去，会使脊柱的位置失常，压迫神经，增加腰肌的负担，既不能消除疲劳，又不利于生理功能的发挥，并可引起腰痛。

睡席梦思床或沙发床还不利翻身。正常人在入睡后睡姿是经常变动的，一夜辗转反侧可达20～26次。专家认为，辗转翻身有助于大脑皮质抑制的扩散，提高睡眠效果。然而，席梦思床太软，孕妈妈深陷其中，不容易翻身。

睡眠采取什么姿势为好

孕妈妈睡眠时的姿势很重要。妊娠早期，可以采用自己觉得舒适的姿势，在妊娠中、晚期则要侧卧，最好是左侧卧，避免仰卧。

怀孕期间取左侧卧位可以使因妊娠造成的右旋子宫转向前位，以减少因右旋子宫引起的胎位或分娩的异常。还可以避免子宫对下腔静脉的压迫，增加回心血流量和心血排出量，减少下肢浮肿，为子宫和胎盘运输血液，有利于胎儿继续在子宫内生长发育，减少早产率和胎儿宫内生长迟缓等并发症。孕妈妈临产前，取侧卧位还可以预防和治疗胎儿宫内窘迫（缺氧）。

不宜仰卧睡眠

一些孕妇认为，仰卧睡觉可以避免胎儿受压，能使小宝贝在腹中自由自在地生长发育。其实，对于那些大月份的孕妇，是不宜采用仰卧位睡姿的。

首先，妊娠时子宫增大，胎盘血循环形成，使血容量增加，盆腔静脉血通过下腔静脉回到心脏的血量也相应增加。仰卧时，特别是在妊娠晚期，子宫很大，挤压腹腔中的腹主动脉和下腔静脉等大血管，造成邻近和部分组织器官的动脉血液供应障碍和静脉回心血流量减少，导致子宫本身血流量供应不足，必然影响胎儿对氧和营养物质的需要。而且孕妇自己也会因大脑的血液和氧气的供应不足出现头晕、胸闷、脸色苍白、恶心、呕吐等现象，严重时还会使血压下降，医学上将这种现象称为"仰卧位低血压综合征"。

其次，仰卧时，孕妈妈下半身血液回流不通畅，易造成下肢、直肠和外阴的静脉压力增高，容易发生下肢及外阴静脉曲张、痔疮和下肢水肿。到了妊娠晚期，孕妈妈仰卧睡觉还可诱发胎盘早期剥离，出现突然腹痛、阴道及子宫内出血等症状。并且，孕妈妈仰卧睡觉，可造成输尿管机械性梗阻，使细菌易于生长繁殖，增加了患肾盂肾炎、膀胱炎的机会。

第132天 需要补充适量的铁

食物补铁是最好的选择

铁是构成各种金属酶的必需成分，参与激素的合成，协助细胞增殖、分化及抗体的产生，能合成血红细胞和血红蛋白。胎儿自身造血及身体的生长发育都需要大量的铁，这些铁都由母体供给。

妊娠后，孕妇在激素的作用下增加了对铁的吸收，再加上腹中的胎儿需要从母体中吸收，因而孕妇体内储存的铁会比较低了。从妊娠4个月开始，孕妇对铁的需求量开始增加，在6～9个月达到高峰。因此，孕妇要特别注意对铁的补充。孕妇如果出现缺铁性贫血，会引起早产、低体重儿或者死产。

孕妇可多食用动物肝肾、血、骨髓、瘦肉、虾米、鱼类等动物性食物，还可多食用黑木耳、蛋黄、绿色蔬菜、莲藕、海带等。瓜果里含铁也较丰富，如干枣、核桃、甜瓜、葵花子、樱桃、草莓、葡萄等。

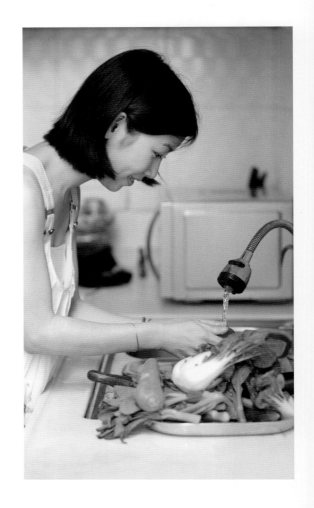

药物补铁需适量

但通过普通的膳食来补充是很困难的，孕妇每天应服用适量的铁剂。常用的口服药是硫酸亚铁，每次0.3～0.6克，每日3次，也可服用10毫克10%枸橼酸铁胺，每日3次，或葡萄糖酸亚铁、右旋糖酐铁等。服用铁剂的同时最好加服100毫克维生素C，有利于铁的吸收。

铁元素也并非多多益善，高铁比高胆固醇更危险，极容易诱发妊娠合并心脏病或者乙型肝炎等疾患，甚至可能导致稀有遗传病——青铜色糖尿病或地中海贫血。滥用铁剂药物补血还会令类风湿性关节炎加剧，过量的铁还会影响锌的吸收利用，而植物中的植酸、草酸、膳食纤维以及茶与咖啡、牛奶中的蛋白质会抑制铁的吸收。另外，还有研究显示，那些在怀孕期间补充过量铁的孕妇，所生的孩子很有可能行为反常。所以，孕妇需要补充铁元素，但是不可过量，药物补铁最好在医师指导下进行。

第133天 五月胎教之猜谜

"用进废退"是人身上很多脏器的规律，大脑也不例外。德国心理学家雷尔教授研究发现，如果度假的人缺乏心智活动，那么人脑部前叶神经细胞就会开始萎缩，5天以后，他的智商会减弱5%，3周之后将近减弱达30%。

因此，在孕期，孕妈妈每天至少应做10分钟的脑力活动，让脑子活动起来，以保持敏捷的大脑思维。孕妈妈多动动脑也是一种很好的胎教，这对胎儿大脑发育有很好的帮助，可使胎宝宝不断接受刺激，让大脑神经核细胞的发育得到促进。不仅如此，孕妈妈也会因为转移目标而使心情得到很好的改善。

如何让自己的脑筋转起来呢？其实方法很简单，比如，做做脑筋急转弯。下面就为孕妈妈提供一些实例。

1. 全世界最大的番薯长在哪里？

2. 校有校规，班有班规，动物园有什么？

3. 你爸爸的妈妈的妹妹的女儿的叔叔是你的什么关系？

4. 从小学到大学要念多久？

5. 为什么胖的人比瘦的人怕热？

6. 身穿金色衣服的人（猜四字成语）？

7. 一条狗过了木桥之后就不叫了（猜四字成语）？

8. 手机不可以掉到马桶里弄湿（猜四字成语）？

9. 用猪肝和熊胆做成的神奇肥皂（猜四字成语）？

10. 在路上，它翻了一个跟斗，接着又翻了一次（猜四字成语）？

11. 服装仪容检查时，明明有理头发，为什么教官不信？

12. 全世界最大的公鸡是从哪里来的？

13. 偷什么不犯法？

14. 司机进汽车后第一件事是什么？

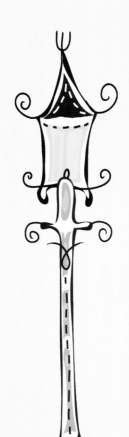

答案：1.土里。2.乌龟。3.亲戚关系。4. 不到3秒，不信再念一次：小学到大学。5.因为被晒的面积比较大。6.一鸣惊人（一名金人）。7.过目不忘（过木不汪）。8. 机不可失（机不可湿）。9.肝胆相照（肝胆香皂）。10. 三番两次。11. 秀才遇到兵，"有理"说不清。12. 蛋里。13. 偷笑。14. 坐下。

第 **134** 天 运动有方

平举体操

虽然在怀孕期间女性身体变笨重是不可避免的，但是即便如此，也要坚持做力所能及的健美操。做健美操可以使孕妈妈继续拥有美丽的皮肤、结实的臀部，并且为产后尽快恢复昔日的窈窕身材作好准备。

这个运动可以强化腋下至胸部的肌肉，预防乳房向两侧松弛扩散。若在温水里练习，将会有更好的效果。

1. 挺直上半身，手臂平举于两侧，手肘与手臂成直角，吸气。

2. 一边吸气，一边让手肘保持向上，两手肘在脸的前方会合。以此动作重复30次。

腹肌运动

虽然游泳或散步等全身运动对于预防过胖有很好的效果，但若想防止妊娠纹及产后松弛，腹肌运动不可缺少，也对安产有帮助。怀孕期间不可做剧烈运动，但腹肌运动是允许的，最好每天都做。

◎第一组

1. 坐稳后，双手垂直于身体两侧撑住，双腿伸直。

2. 一边吸气，一边把右腿向腹部弯曲过来，然后一边吐气一边把脚伸直，左右交换重复做10次。

◎第二组

1. 两膝弯曲仰卧，双手放在腹部上。

2. 一边吸气一边把脖子抬起，抬到不能再勉强的程度时把气吐出来，使脖子放下恢复原状，重复做10次。

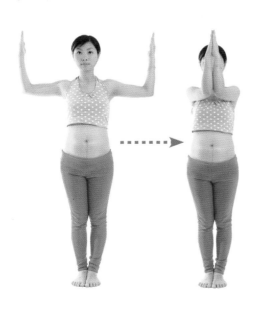

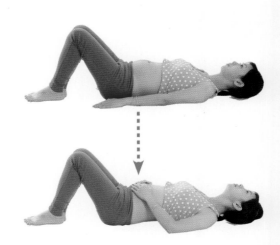

第135天　去旅行吧

旅行前应该到医院检查

　　一般来讲，在胎盘尚未发育完全的怀孕初期以及容易发生阵痛与早产的怀孕后期，都不适合旅行。如果一定要去旅行，最好选择在怀孕16～28周的安定期，而且要作好充分准备，以保护母胎安全。

　　旅行是否会对孕妈妈产生不良影响，这要视孕妈妈的身体情况而定。当孕妈妈患有高血压、糖尿病或其他疾病时，则不应该外出旅行。在出发前孕妈妈应该在进行产前检查的医院就诊一次，向医生说明整个行程计划，然后征求医生的意见，看是否能够出行。如果医生认为健康状况良好方可旅行，并请医生帮助准备一些必须携带的药品。

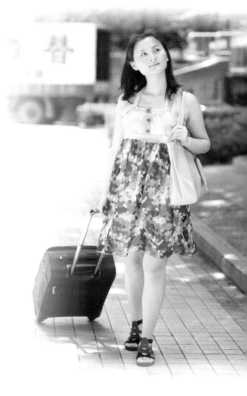

做好旅行计划

　　在旅行之前，要先做好旅行计划。怀孕期间的旅行，应以避免过度疲劳为重要原则，避免到人多繁闹的地方。在制订旅行计划的时候，行程的安排不宜太过紧凑，而且要避免单独外出，最好是准爸爸或家人陪同。如果到比较远的地方去旅行，中途最好能够休息一个晚上，如果是开车去旅行的话，那么沿途不妨在休息站多多休息。到达目的地之后，也可以在同一地区多停留几天，缓解一下到处奔波的辛苦。

乘交通工具应注意的事项

　　孕妈妈选择交通工具时应有所考虑，交通工具若是震动得非常厉害，就很容易引起早产，因此，要尽量避免搭乘这类交通工具。搭乘交通工具的时间应尽量缩短，因为孕妈妈长时间采取同样的坐姿会相当痛苦，孕妈妈的座椅应该尽量宽大舒适。

旅途中要注意饮食安全

　　由痢疾、肠炎导致的高热、腹泻脱水对孕妈妈来说危害很大，所以，在旅途中除了要注意饮食营养，更重要的是要注意饮食卫生，不吃包装不严格或过期的食品，不要随便饮用无厂家无商标的饮料。在旅途中，营养不易平衡，特别是饮水、蔬菜往往无保障，因此，孕妈妈外出前应作好充分准备。

第136天 吃粗粮，益处多

有的人嫌粗粮口感不好，只吃精米精面，殊不知，有些粗粮的营养价值比精米精面高出许多。若粮食吃得过于精细，则非常容易造成孕妈妈和胎儿营养缺乏。因此，要注意食物粗细与荤素的搭配，不要只讲色鲜味美、香甜可口，更要注重营养元素的摄取。

◎米、面

米和面中含有丰富的蛋白质、糖类、矿物质、维生素等营养成分，但是这些营养素大部分都存在于稻和麦子的表皮内，集中于胚芽周围。一些经过细加工的精米精面，其中所含的微量元素和维生素常常已经流失。所以，越是多吃精米精面的人，越缺乏人体所需的微量元素和维生素。据有关部门统计表明，将糙米碾成精米，损失的糖类高达50%，丢失的维生素多达90%。长期吃精米，不摄入其他含矿物质、维生素较多的食物，就会引起钙和磷等微量元素、维生素B_1、维生素B_2、烟酸等的不足，易导致骨质疏松、人体机能紊乱、智力下降、食欲减退、恶心、呕吐、烦躁不安、健忘、精力不集中、多梦、胸腹胀满、心跳增快、气喘、水肿，从而诱发神经炎、口角炎、角膜充血、脂溢性皮炎等病症。

◎土豆、甘薯、大豆、玉米等粮食作物

这些粮食作物虽然没有精米、白面好吃，可营养丰富，纤维素多，摄入后不仅能补充身体所需的营养，而且可刺激肠蠕动，减少毒素的吸收，防止便秘和肠道肿瘤的发生，被营养学家誉为"人类的平衡食物"。实践证明，土豆、玉米、大豆、甘薯等类杂粮，有的营养成分高于主食和鱼、肉。例如，每千克甘薯或土豆中所含的蛋白质、脂肪、糖类、矿物质、维生素比大米或面粉中的含量要高得多，还能弥补大米、面粉中缺乏维生素C和胡萝卜素的弊病。

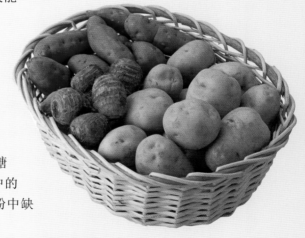

大豆的营养比米面还要丰富，含蛋白质的量高达36.3%，含有的脂肪、糖类、钙、磷、铁和B族维生素都可与大米、小麦相媲美，被营养学家冠以"植物蛋白"之名。

在人民生活水平已大幅提高的今天，不仅要注重吃好，还要讲究科学进食，合理搭配膳食，从营养的角度出发。孕妈妈如果在以米、面为主食的同时，加食一些豆类、玉米、土豆、甘薯、植物油、猪肉、牛肉、羊肉、禽蛋、鱼、牛奶、蔬菜、瓜果等，就能获得人体所需的蛋白质、脂肪、糖类、矿物质、维生素，保证人体生理活动的需要。

第137天 工作间隙的运动

妊娠期间，孕妈妈背部下方以及骨盆的肌肉会拉紧，长时间挺着肚子的"负荷"坐着工作，颈、肩、背及手腕、手肘酸痛的可能性要比平时大得多，所以，利用工作间隙做做运动非常有必要。

改善颈痛

颈部先挺直向前望，然后弯向左边并将左耳尽量贴近肩膀，再将头慢慢挺直，向右边再做相同动作。重复做2～3次。

改善肩痛

先挺腰，再将两肩往上耸以贴近耳朵，停留10秒，放松肩部，重复动作2～3次。

改善"腹"荷

将肩胛骨往背内向下移，然后挺胸停留10秒，重复动作2～3次。

改善手腕痛及手肘痛

手部合十，将手腕下沉至感觉到前臂有伸展感，停留10秒，重复以上动作2～3次。接着再将手指转向下，将手腕提升至有伸展的感觉，并重复动作2～3次。

第138~139天 抚摸胎教

此时可以在孕妈妈腹部明显地触摸到胎儿的头、背和肢体，这时进行抚摸胎教对胎儿的发育有很好的促进作用。孕妈妈本人或者丈夫用手在孕妈妈的腹壁轻轻地抚摸胎儿，引起胎儿触觉上的刺激，以促进胎儿感觉神经及大脑的发育。抚摸胎教是促进胎儿智力发育、加深父母与胎儿之间情感联系的有效方法。

具体方法是：孕妈妈排空小便，躺在床上，全身尽量放松，在腹部松弛的情况下来回抚摸胎儿，可以用一个手指轻轻按下再抬起。开始时，有的胎儿能立即作出反应，有的则要过一阵才有反应。如果此时胎儿不高兴，便会用力挣脱蹬腿反抗，碰到这种情况，就应马上停止。

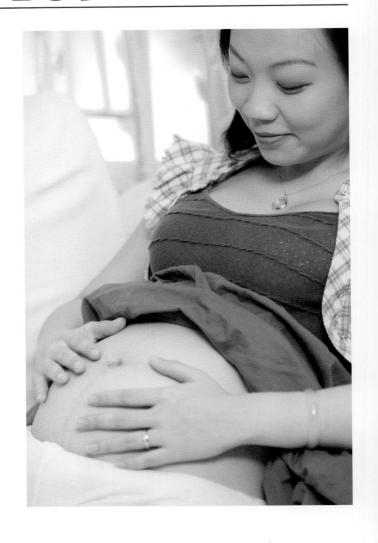

过几天后，胎儿对母亲的手法习惯了，母亲用手按压、抚摸时，胎儿就会主动迎上去。当母亲已能分辨出胎儿的头背时，抚摸应从胎儿头部开始，然后沿着背部至臀部至肢体，轻柔有序。

抚摸胎教可在每晚临睡前进行，每次抚摸以5~10分钟为宜。抚摸可与数胎动及语言胎教结合进行，这样既落实了围产期的保健，又使父母及胎儿的生活妙趣横生。

准父母在进行抚摸胎教时，抚摸及按压动作一定要轻柔，以免用力过度引起意外。抚摸后，可用双手轻轻推动胎儿在宫内"散步"，这样反复锻炼，可以使胎儿建立起有效的条件反射，并能增强其肢体肌肉的力量。

第140天 常见的身体疼痛

胸痛

　　孕妈妈在孕期有时会发生胸痛，这种胸痛一般发生于肋骨之间，就像神经痛。这种情况可能是由于膈肌抬高所致，也可能是孕妈妈缺钙所致。此时，孕妈妈不要慌张，可以适当地补充一些高钙食物。

臂痛

　　到了妊娠晚期，由于怀孕压迫了脊柱神经，当孕妈妈把胳膊抬高时，手臂就会感到一种异样的疼痛，这种疼痛感觉有时就像蚂蚁在手臂上爬行一样，但分娩后这种症状就会消失。孕妈妈应注意避免过度劳动，也要禁止做牵拉肩膀的运动。

腰背痛

　　妊娠后半期，孕妈妈为了使重心前移的身体保持平衡，不得不使头部和肩部向后倾斜，腰向前挺，这样就增加了腰部的负担。如果孕妈妈平时缺少锻炼，也容易感到腰胀背痛。通过以下方法可以避免或改善症状。

　　孕妈妈经常洗热水澡

可改善腰部血液循环，减轻腰部疼痛，轻轻按摩腰部对减轻腰部疼痛也有很好的作用；不要长时间保持一种姿势，不要久站或过多走路；当要从地上捡或提东西时，要弯曲膝盖蹲下，并保持背部挺直；下腹部要使用腹带，穿柔软合适的低跟或坡跟鞋，防止下肢水肿；保证充足的休息和卧床时间，这对减轻腰肌紧张和负担都是有益的。

　　当然，腰背疼痛也有可能会是疾病的原因，因此，如果觉得腰疼比较严重的话，应该找妇产科医生检查一下。

骨盆区韧带牵拉痛

　　妊娠中期以后，有些孕妈妈会发生骨盆区韧带牵拉痛，这是因为随着子宫的增大，子宫周围的韧带由原来的松弛状态变成紧张状态，如果过度牵拉，就会造成韧带牵拉痛，特别是位于子宫前侧的一对圆韧带。这种疼痛不太严重，孕妈妈只需要注意休息即可。

子宫无规则无痛性收缩

　　从妊娠4个月开始，孕妈妈的子宫就会出现无规则收缩，这种收缩不带疼痛感，孕妈妈只是感觉腹部一阵阵发硬，在做腹部检查时就会发现这种情况。此时孕妈妈不必担心，适当休息即可。

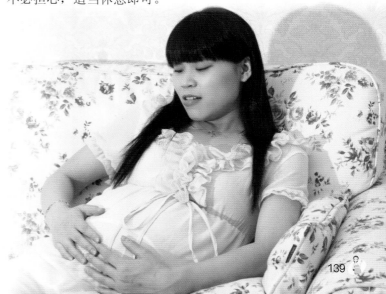

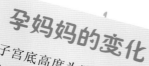

孕妈妈的变化

第21周：子宫底高度为脐上1横指，体重急剧增加，孕妈妈肚子越来越凸出。

第22周：由于钙质等成分被胎儿大量摄取，有时会牙痛或患口腔炎，也可能产生下肢肌肉痉挛。

第23周：乳房不但外形饱满，而且用力挤压时会有稀薄的淡黄色乳汁（初乳）流出。此时，几乎所有的孕妈妈都能清晰地感觉到胎动。

第24周：由于长大了的子宫压迫各个部位，使下半身的血液循环不畅，为此下半身容易疲劳，而且疲劳很难解除，有时有背肌、腰部疼痛。

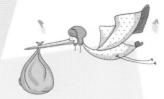

胎宝宝的发育

第21周：从头到脚高26.5厘米左右，大约重340克。眉毛和眼脸都已经发育完全了，此时胎儿非常爱动。

第22周：长约27.7厘米，重将近500克。皮肤还是皱皱巴巴的，嘴唇越来越清晰，小牙尖也出现在牙龈内。

第23周：长约28厘米多，重500克左右。在子宫里能够听到很多大的噪声了，皮肤的表面开始附着胎脂。

第24周：体重大概又增加了110克。身长差不多30.5厘米，大脑发育得非常快，味蕾现在可能也在发挥作用了，皮肤薄薄的、皱皱的，是半透明的。

孕6月

令人欣喜和
神奇的胎动

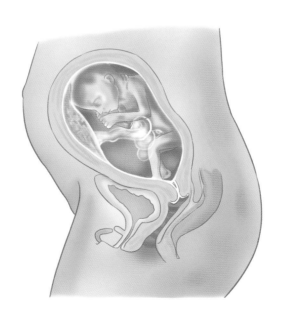

第 **141** 天 激动人心的胎动

什么是胎动

胎动是胎儿在孕妈妈子宫内活动的表现，它可以使母体感觉到有冲撞，一般发生于怀孕的第2个月，但大多数孕妈妈在第5个月才能感觉得到。每一位孕妈妈的状态不一样，对胎动的感觉也不一样，有的感觉腹部有小东西来回窜动，有的则感觉腹部被顶了几下或是鼓了几下。胎动在刚开始时并不明显，但会慢慢地越来越频繁，直到胎宝宝将近足月时因为胎宝宝体形增大、羊水减少、活动空间变小而减少。

胎动的次数和强度的规律

妊娠5个月时，当孕妈妈精神集中，特别是在夜间躺在床上时，会感到腹部像有一只虫似的一下一下地蠕动。胎动会由孕24周的200次增加到孕32周的600次，接近足月时会大幅度减少，不过一般情况下，孕妈妈不会感觉到那么多的胎动。胎动平均每小时3～5次，12小时内胎动为30～40次。

正常情况下，一天之中胎动强弱及次数有一定的变化。早晨的胎动次数较少，下午6点以后开始频繁，晚上8～11点时胎动最为活跃，每小时可达10多次，而且强劲有力。这说明胎儿有自己的睡眠规律，称为胎儿生物钟。巨大的声响、强光刺激、触压孕妈妈腹壁等，均可使胎动次数增加。

计数胎动的意义

胎动不仅仅是胎宝宝在活动而已，它是显示宝宝生命活力的重要标志，更是亲子之间的一种特殊的沟通方式。准爸爸准妈妈们可以根据胎动的次数、快慢、强弱等来判断胎宝宝的安危。胎动正常表示胎盘功能良好，胎儿发育健全，小生命在子宫内愉快健康地生长着。如果1小时内胎动少于3次，或12小时内胎动少于15次，往往就表示胎儿在子宫内缺氧，准确率可达80%，此时孕妈妈千万不能掉以轻心，应及时请医生诊治。

胎动的计数方法

胎儿有时候比较活跃，有时候则比较安静，从妊娠28周以后，每天胎动的状态大致维持稳定。孕妈妈可在每天上午8～9点，下午1～2点，晚上8～9点，各计数胎动1次，每次计数1个小时。每次计数时，孕妈妈最好取半卧位或侧卧位，双腿以放舒适为度，双手轻轻按放在腹壁上，呼吸要平稳，排除一切干扰和杂念，3次测得的胎动次数相加后再乘以4，就是当日12小时的胎动数。如果每天测3次有困难，而只能测一次，最好选择在晚上测，但时间要固定。

测定结果判断

12小时的胎动总值在30～40次表示胎宝宝生长状态良好，若少于20次就意味着胎儿在子宫内缺氧，10次以下则要引起高度重视。如果孕妈妈感觉到胎动显著减少甚至停止时，这往往意味着胎宝宝有危险，也应立即入院检查。

另外，孕妈妈如服用安眠镇静或镇痛药，会对胎动有抑制作用。在计数胎动时，要考虑排除这个影响，并将这种情况告诉医生。

第142天　游泳益处多

游泳的最佳时间

运动后可以增进机体的新陈代谢，促进盆腔的血液循环，此过程也不会对胎儿造成不良影响。这是因为胎儿一般具有很强的忍耐力。孕妈妈在这个时期可以去游泳，游泳宜安排在孕5月至孕7月之间，游泳时，要选择子宫不易紧张的时间，即上午10点至下午2点。这个时期孕妈妈的身体状态是比较稳定的。

游泳对孕妈妈的好处

游泳时的呼吸运动和肌肉用力等情况和孕妈妈分娩时很相似，许多国外专家研究发现，职业游泳女教练和在热带地区经常游泳的女性，以及长期从事水上作业的女性（如下海采贝的女性、女潜水员等），在怀孕后经常游泳，分娩时大多顺产。研究人员还开办了一所孕妈妈游泳训练学校，结果发现凡参加过游泳训练的孕妈妈，在分娩时都很顺利，同时分娩时间缩短一半，并且有些胎位不正常的孕妈妈在训练中恢复了正常，从未发生过流产或早产。

游泳时应注意的事项

孕妈妈在游泳时，首先要学会放松全身和漂浮在水面的方法。因为分娩要重复全身紧张和放松的运动，如果能学会全身放松，对生产过程很有帮助。水温要适宜，如果水温太高，会有疲倦感。下水之前，一定要量血压、测脉搏，检查合格的孕妈妈在水温29～31℃，并有专门教练指导的条件下，才能下水游泳。每次游泳时间一般不宜超过1小时，大致游300～400米即可。

此外，孕妈妈若孕期未满4个月，或者有流产、早产、死胎病史，或有阴道出血、腰部疼痛、妊娠高血压疾病等症状时不宜参加游泳，妊娠晚期及心脑病患者也不可游泳。

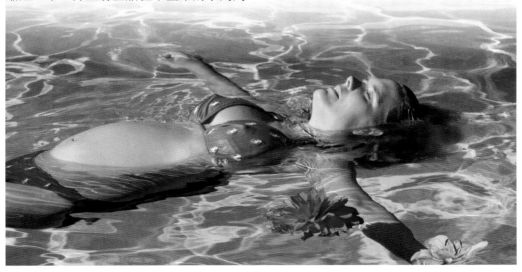

第143天 孕6月的饮食原则

孕6月的饮食原则

这个月胎儿发育已趋向成熟，骨骼的发育需从母体摄入大量的钙质，因此这个月孕妈妈的食谱应安排富含钙质的高能量饮食，还要适量增加铁质，可以服用如硫酸亚铁、富马酸铁、维生素C、钙片等，但需在医生的指导下服用。

孕妈妈要做到饮食有规律，即三餐要定时、定量、定点。最佳的吃饭时间应为早餐7～8点，午餐12点，晚餐6～7点，吃饭时间以30～60分钟为宜，进食时，心情要愉快，态度要从容，要注意尽量不受外界干扰。为防治便秘，也要常吃富含纤维素的蔬菜水果。

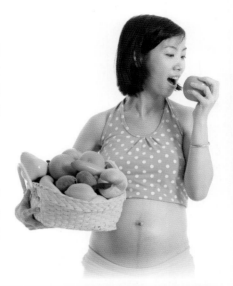

一天的饮食安排	
早餐	菜肴：大拌菜1盘，酱瘦肉100克 主食：鸡蛋粥2小碗，或馒头夹火腿3个（150克左右），牛奶450克 水果：橘子2～3个
中餐	菜肴：珊瑚白菜，蛋皮包什锦，鲜柠檬蒸鲻鱼，紫菜冬瓜肉片汤 主食：米饭2小碗，或小花卷2～3个（约200克） 水果：甜柚1个（约100克）
晚餐	菜肴：鸭血烩豆腐，栗子炖猪蹄，沙锅土豆，西蓝花炒鲜鱿 主食：米饭2小碗，或豆沙枣泥包3个（约150克） 水果：品种可根据自己的口味选择，约200克

第144天　关爱乳房

护理乳头的重要性

乳房是哺乳后代的"粮库"。从妊娠5～6个月开始，要经常用中性肥皂和温水擦洗乳头，锻炼乳头皮肤。至妊娠晚期，每日要认真擦洗乳头2次，这样既可以保持乳房清洁，又可增强乳头皮肤的坚韧性，因新生儿、婴幼儿吃奶时吸吮力很大，这就为哺乳作好了准备，避免哺乳期乳头受损，引发乳腺炎。

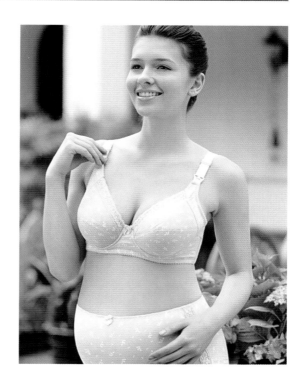

妊娠期乳房保健注意事项

众所周知，母乳是婴儿的理想食品，因此，在孕期必须对乳房进行很好的保健。妊娠期乳房保健须注意以下事项：

采取正确的睡姿。怀孕期间，由于雌激素增多，乳腺导管出现增生，血量供应增加，乳房内基质增多，脂肪沉积，乳房此时的体积和重量都会增大。睡觉时尽可能不要经常性地侧向固定的一边，以防止乳房出现一大一小的情况，更不要俯卧，避免乳房和肚子受到挤压。

不宜穿过紧的衣服。因为女性怀孕后，乳房进一步发育长大，若穿过紧的衣服或者在此时束胸，则会压迫乳房而妨碍其发育或者造成腺管的阻塞，使产后乳汁排出不畅，造成乳腺炎。

孕期禁用丰乳霜和减肥霜。丰乳霜和减肥霜中含有一定的激素或药物成分，此时使用会使乳房的正常发育受到影响。

保持乳房结实。由于怀孕期间脂肪的沉积、乳房的增大，容易造成产后乳房下垂。为减少其松垂，在怀孕期间可每星期做一次胸膜，就是用面膜膏涂于乳房及胸肌上，令乳房和胸肌增强收缩力。

少刺激乳头。乳头分布着丰富的神经，在怀孕期间乳头更敏感，因此不能过多刺激乳头，以免其过大增长，同时还可防止子宫过多收缩，避免流产的危险。

如果在孕期乳房出现异样疼痛和外形改变，应及时就诊。

第145天 六月胎教之听音乐

　　《春江花月夜》是中国古典音乐名曲中的名曲，是中国古典音乐经典中的经典。这是一首典雅优美的抒情乐曲，它宛如一幅山水画卷，把春天静谧的夜晚，月亮在东山升起，小舟在江面荡漾，花影在西岸轻轻摇曳的大自然迷人景色，一幕幕地展现在我们眼前。乐曲通过委婉质朴的旋律，流畅多变的节奏，巧妙细腻的配器，丝丝入扣的演奏，形象地描绘了月夜春江的迷人景色，尽情赞颂了江南水乡的风姿异态。全曲就像一幅工笔精细、色彩柔和、清丽淡雅的山水长卷，引人入胜。

　　孕早期的孕妈妈在心情烦躁的时候可以听听这首曲子，可以将自己融入到月夜春江的迷人景色中去，在这幅清丽淡雅的山水长卷中心旷神怡。这首曲子还可以调动孕妈妈的情绪，使之经过一天的劳累得到放松。

　　在欣赏名曲《春江花月夜》的同时，孕妈妈还可以朗读《春江花月夜》这首诗，这首诗是唐代诗人张若虚所作，词句优美，被称为是"孤篇盖全唐"的杰作。此诗三十六句，每四句一换韵，以富有生活气息的清丽之笔，创造性地再现了江南春夜的景色，如同月光照耀下的万里长江画卷。孕妈妈在朗读此诗时可以带着宝宝畅游在这美好的意境中。

　　　　春江潮水连海平，海上明月共潮生。
　　　　滟滟随波千万里，何处春江无月明。
　　　　江流宛转绕芳甸，月照花林皆似霰。
　　　　空里流霜不觉飞，汀上白沙看不见。
　　　　江天一色无纤尘，皎皎空中孤月轮。
　　　　江畔何人初见月？江月何年初照人？
　　　　人生代代无穷已，江月年年望相似。
　　　　不知江月待何人，但见长江送流水。
　　　　白云一片去悠悠，青枫浦上不胜愁。
　　　　谁家今夜扁舟子？何处相思明月楼？
　　　　可怜楼上月徘徊，应照离人妆镜台。
　　　　玉户帘中卷不去，捣衣砧上拂还来。
　　　　此时相望不相闻，愿逐月华流照君。
　　　　鸿雁长飞光不度，鱼龙潜跃水成文。
　　　　昨夜闲潭梦落花，可怜春半不还家。
　　　　江水流春去欲尽，江潭落月复西斜。
　　　　斜月沉沉藏海雾，碣石潇湘无限路。
　　　　不知乘月几人归，落月摇情满江树。

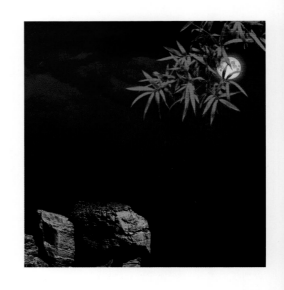

第 146 天 准爸爸的事

应学会听胎心

胎心能够直接反映小宝宝在子宫内的安危。到了孕中期，准爸爸应该学会听胎心。听胎心最简单最准确的方法是使用胎心仪，听时要学会分辨母体主动脉音和母体心音、胎心音与肠鸣音，具体区别是母体的心率较胎心跳动慢，胎心音是规律的，而肠鸣音是不规律的。正常胎心率一般每分钟120～160次，每天听1～3次。

孕妈妈在去医院做产前检查时，可先让保健医生帮助确定胎心的位置，然后在腹部做一个标记，回家后让准爸爸记住标记位置，再使用胎心仪测听。具体方法为：孕妈妈仰卧在床上，双腿平伸，准爸爸将胎心仪直接放在腹壁上听即可。胎心每分钟超过160次或少于120次，或跳动不规则都属异常，说明胎儿在子宫有缺氧情况，应及时去医院检查。

给胎儿讲故事

研究中发现，胎儿更喜欢听爸爸的谈话。爸爸或者说男性的声音更富魅力和感染力，爸爸的声音带有磁性、低沉浑厚，使胎儿更感到安全有依靠。在此基础上，胎儿出生后会对爸爸有深厚的感情。

应该特别提醒未来的爸爸：爸爸对胎儿讲话，不仅安慰胎儿，还能安慰准妈妈。

由于胎儿还没有关于这个世界的认识，不知道谈话的内容，只知道声音的波长和频率，而且，胎儿并不是完全用耳朵听，而是用大脑来感觉，接受着父母的感情。所以在与胎儿对话时，爸爸要使自己的精神和全身的肌肉放松，精力集中，呼吸顺畅，排除杂念，心中只想着宝宝，把胎儿当成一个站在自己面前的活生生的孩子，娓娓道来，这样才能收到预期的效果。

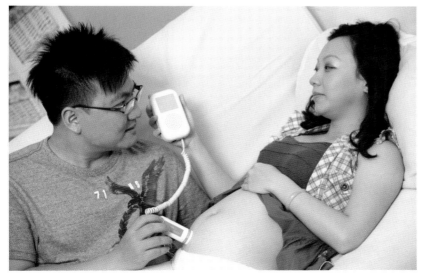

◀胎教不是准妈妈的专利，准爸爸参与胎教也是十分重要的，准爸爸就是胎教中母亲的第一助手。

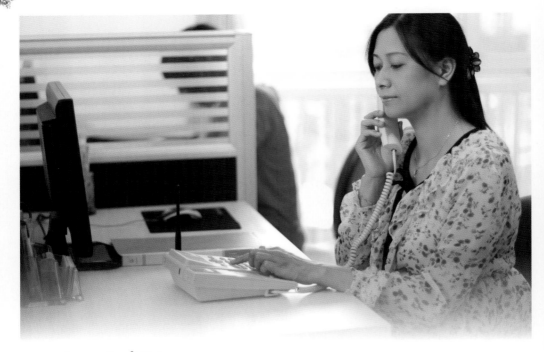

第147天 职场生活

即使怀孕，孕妈妈也可以选择继续工作，其实工作对孕妈妈有很多好处。首先，孕妈妈可以减少独自闷在家里所产生的忧虑和烦躁情绪，忙碌可以忘掉自身的烦恼；其次，工作时可以增加运动量，从而增加顺产概率；再次，孕妈妈脱离岗位的时间越短，则产后返回工作岗位就越容易，不至于因为长期与社会脱节而产生返岗恐惧症。但是，在工作中，孕妈妈还有一些注意事项，要以轻松、愉快、安全为前提，不可过度劳累。

工作时间不宜过长

一般来说，妊娠到了5个月时容易疲倦，但这仍因年龄、生产次数、生活状态等而有所不同，所以不能一概而论。然而工作过于劳累是造成疲倦的原因之一，因此，孕妈妈在工作时应劳逸结合，最好工作半个小时至一个小时就走动走动，做做保健操等，否则就会使孕妈妈的神经过于紧张，从而导致胎宝宝各个器官发育不良、新生儿体重低、生命力弱、不容易成活等。

不要忽视自己的职业形象

对于身处职场的孕妈妈来说，怀孕后的形象将直接影响到别人对你生育后职业能力的评估。所以，孕妈妈一定不要忽视自己的职业形象，上班时要穿戴整齐，让自己充满自信和活力，从而创造愉快的心情，孕妈妈的愉悦心情对胎儿的发育有利。

第148天 按摩大法

按摩注意事项

1.选择适宜的按摩体位，要根据妊娠月份、胎孕情况选择体位，千万不能挤压胎腹、阻碍气机，以免引起胎腹不适或损伤，要自主呼吸，不可屏气。

2.按摩者要注意手的光滑、润泽性，还要注意手的清洁卫生，勤修指甲。孕妈妈不要佩戴首饰，以免损伤皮肤。

3.按摩手法应轻柔适宜，先慢后快，先轻后重，要达到轻而不浮，重而不滞。

4.按摩完毕后，应略休息一下，一般需10～15分钟。气候炎热时，体质虚弱、晚期妊娠者可适当延长时间，以养息气机，也便于观察。

手臂按摩

此方法能够帮助孕妈妈缓解臂痛麻木。

方法：孕妈妈两手掌相对着力于臂前后及内外侧，按摩者由腋下推至腕上，连续做10～20次即可。

脊背按摩

此种按摩方法主要治疗背部疼痛，胸闷肋痛，腹胀气逆。

方法：从两侧肩颈部开始，用双掌分别沿着孕妈妈的脊侧背肌按揉至两臀骶部，反复按摩10～20次。

大腿按摩

此按摩方法可以帮助孕妈妈缓解腿部浮肿。

方法：孕妈妈平躺于床上，双腿放平，按摩者双手环扣在孕妈妈膝盖以上的位置，然后从上至下推按。

脚踝按摩

此按摩方法可以促进血液循环。

方法：一手握住孕妈妈脚踝，另一手托握脚底部，轻缓用力旋摇屈伸踝关节，然后用拇指和食指相对用力捏趾上、下部，分别循序捋理。

第149天 正确的姿势

妊娠早期，孕妈妈身体没有明显的变化，随着妊娠周数增加，腹部逐渐向前凸出，身体重心位置发生变化，骨盆韧带出现生理性松弛，容易形成腰椎前倾，给背部肌肉增加了负担，易引起疲劳或发生腰痛。孕妈妈若于坐、站立、行走时保持正确的姿势，可以减少这些不舒服症状的发生。

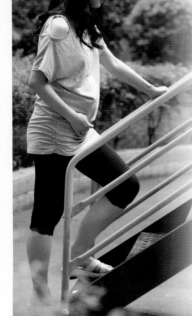

坐的姿势

孕妈妈坐椅子时要先稍靠椅子前边，然后移动臀部至椅背，深坐椅中，股和膝关节呈直角，大腿呈水平状，这样坐不易发生腰背痛。

站立姿势

站立时，两腿平行，两脚稍微分开，这样站立，重心落在两脚之中，不易疲劳。但若站立时间较长，可将两脚一前一后站立，并隔几分钟换一下位置，使体重落在伸出的前腿上，以减少疲劳。

行走姿势

行走时背要直，不弯腰，不驼背，不过分挺胸，不用脚尖走路。抬头，紧收臀部，保持全身平衡，稳步行走，可能时利用扶手或栏杆走路。

上下楼梯的姿势

上下楼梯时不要猫着腰或过于挺胸腆肚，只要挺直脊背就行。要看清楼梯，一步一步地慢慢上下。只用脚尖是很危险的，特别是怀孕晚期，隆起的肚子遮住视线，看不见脚下，要注意千万不要踩偏，脚踩稳了再移动身体。如有扶手，一定要扶着走。

起床的姿势

从仰卧的姿势起来时，先采取侧卧位，再到半坐位，然后起来。禁止使用腹肌以仰卧的姿势直接起身。

躺下的姿势

要侧身躺下，大腿和手臂向上弯曲，另一只手臂放在体侧。如果在膝部和大腿下面垫上一个或几个枕头，那么，孕妈妈会觉得这种姿势更为舒适。

斜靠的姿势

孕妈妈如果侧身躺着不能休息的话，那么可以用一种向后斜的姿势，可以垫几个枕头或被褥。把一些枕头放在膝部下面，这样有助于孕妈妈双膝能柔和屈曲。

第150天 口腔保健很重要

重视孕期口腔卫生

怀孕后，在体内大量雌激素的影响下，孕妈妈的口腔会开始出现一些变化，如牙龈充血、水肿以及牙龈乳头肥大增生，触之极易出血，医学上称为妊娠性牙龈炎。由于这些变化，口腔对一些致病细菌以及有害物质的抵抗力下降，使得孕妈妈很容易患牙龈炎和口腔炎。所以，孕妈妈在孕期一定要注意保持口腔卫生，以防牙龈炎症的产生。

口腔保健的方法

为了保持口腔卫生，孕妈妈要掌握口腔保健的方法。首先，孕妈妈要坚持早晚刷牙，可以适当地使用一些含氟牙膏，每次进餐或吃水果后都要漱口，及时清除口腔内的食物残渣，防止细菌在口腔内繁殖。其次，要保证营养平衡，补充充足的蛋白质、维生素和一些矿物质，多吃鸡蛋、肉类、豆制品和富含维生素的水果和蔬菜等，这样不仅可以防止牙病的发生，而且对胎儿牙齿和骨骼的发育也有好处。当牙龈出血时，可局部外涂1%的碘甘油或用2%的食盐水、1：5000呋喃西林溶液漱口，并可口服维生素C，以提高组织的再生能力。

口腔治疗的最佳时间

女性有牙病应在孕前就治疗好。如果是轻微牙病，则应维持到产后再处置。在孕期只要坚持经常漱口、刷牙就可以了。若在妊娠期必须拔牙，则拔牙的时间要选择在妊娠中期，因为妊娠早期治疗有可能引起流产，晚期胎宝宝的发育进入了关键时期，很多药物以及麻醉剂不能使用。拔牙时所用麻醉剂中不可加入肾上腺素。麻醉要安全，以防因疼痛而反射性引起子宫收缩，导致流产或早产。

使用口香糖清洁牙齿

孕妈妈可以适当地使用口香糖来清洁牙齿，但要注意口香糖里不要含有蔗糖。如果孕妈妈在餐后和睡觉前能咀嚼一片口香糖，而且每次咀嚼的时间不少于5分钟，蛀牙的发生率会大大减小。这是因为，不含蔗糖的口香糖具有促进唾液分泌、抑制细菌生长和减轻口腔酸化的作用。

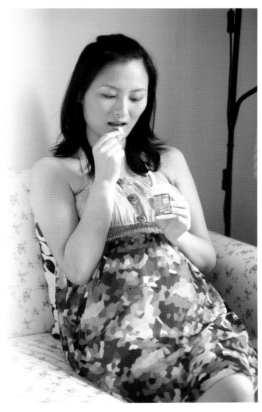

第151天 六月胎教之欣赏动画片

动画片会是宝宝成长过程不可缺少的娱乐，那么，在孕期孕妈妈也可以找一些经典的动画片，提前和宝宝一起欣赏这些可爱、温情的动画片吧。在观看的过程中，孕妈妈还可以给宝宝讲讲其中的故事情节。

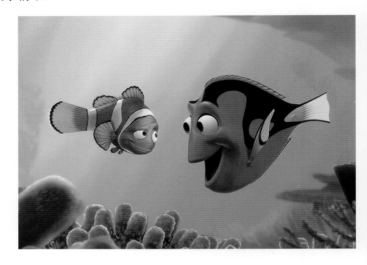

《海底总动员》是一部由迪士尼公司推出的三维电脑动画作品，夺得了2004年的奥斯卡最佳动画长片。影片的主角是一对可爱的小丑鱼父子，父亲马林和儿子尼莫。

父亲马林本来有一个幸福的家庭，他们在澳洲外海大堡礁中过着安定而平静的生活。但在一场意外中妻子珊珊和大部分孩子都被鲨鱼吃掉，只剩下唯一的儿子尼莫。在那巨大的打击后马林开始行事缩手缩脚，成为了远近闻名的胆小鬼。儿子尼莫因此有那么一点瞧不起自己的父亲。直到有一天，尼莫游向了停在海上的游轮底部。当尼莫要回返时，却被潜水员捉住了，并将它带到了澳洲悉尼湾内的一家牙医诊所。

心爱的儿子突然生死未卜的消息，对于鱼爸爸马林来说无异于晴天霹雳。尽管胆小怕事，为了救回心爱的孩子，马林也就只有豁出去了。它决心跟上澳洲洋流，踏上寻找自己儿子的漫漫征程。

虽说是已下定决心，但这并不代表马林可以在一夜之间抛弃自己怯懦的性格。途中与大白鲨布鲁斯的几次惊险追逐，险些使父子重聚的希望化为泡影。但幸运的是，马林遇到了一只热心助人、胸怀宽广的大鱼多莉。有多莉在身边做伴，马林渐渐明白了如何用勇气与爱战胜自己内心的恐惧，也懂得了一生中有一些事情的确是值得自己去冒险去努力的道理。

就这样，两条鱼在辽阔的太平洋上的冒险使它们交到了形形色色的朋友，也遭遇了各式各样的危机。而鱼爸爸马林也终于克服万难，与儿子团聚并安全地回到了自己的家乡。过去那个让自己儿子都瞧不起的胆小鬼马林，经过这次的考验后成为儿子眼中真正的英雄！一场亲情团聚的大戏，就此在充满泪水的眼睛中落下了帷幕。

第152天 要记得适量补锌

锌参与人体内很多金属酶的组成，促进机体的生长发育和组织再生，维持性器官和性机能的正常。锌还参与蛋白质、核酸的代谢过程，维持消化系统、皮肤等的正常功能。在妊娠期间，锌还可以增加有关酶的活性，促进子宫收缩，从而使孕妇顺利娩出小宝宝。

如果人体缺乏锌，可造成免疫力低下，易患感冒及各种感染性疾病。锌还是人类正常生殖所必需的，锌缺乏可导致女性不来月经，男性无精子或少精子。孕妇缺锌，会造成胎儿神经细胞数量的减少，出生的胎儿有30％为智力低下儿。锌对胎儿的生长发育也有着非常重要的作用，锌缺乏可以导致胎儿畸形，出生体重下降，脑及神经系统发育不良，出生后神经和精神方面发生异常。幼儿期可表现出异食癖，记忆力减退和行为异常。所以，为了孩子大脑的健康聪明和身体健全，以及分娩顺利，孕妇应保证锌的摄入量。

有关专家指出，缺锌是现代人的普遍现象。中国人的膳食结构和饮食习惯使得每天的锌摄入量仅为人体正常需要量的40％～60％，这是远远不够的。成人每日需要从饮食中补充12～16毫克的锌，孕妇的每日需求量比正常人要高出1倍以上。含锌丰富的食物有牡蛎、动物肝脏、肉、蛋、鱼、虾以及粗粮、口蘑、干豆等。此外，孕妇还可常吃一些核桃、瓜子等坚果，也能起到较好的补锌作用。

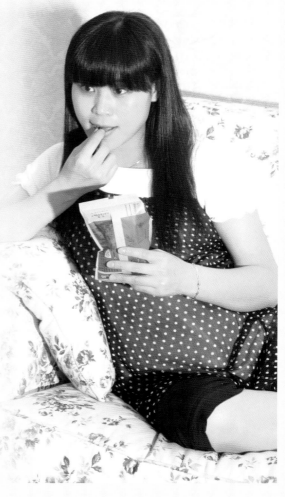

▼食用瓜子、核桃等坚果不仅能补锌，还能起到益智补脑的作用，对胎儿大脑发育也有益。

第153天 日常保健知多少

应尽量少乘坐电梯

乘坐电梯时，在电梯启动或停止时，很多人都会感觉到头晕，孕妈妈的感觉则更为强烈，有些体质敏感的孕妈妈还会出现出汗、心慌等不适症状，甚至有孕妈妈因为乘坐高速电梯而导致流产的例子。这是因为电梯在启动或停止的瞬间，供应到头部的血液突然减少，神经细胞的活动就会随之受到影响，而且乘坐电梯时，人体内的血液在垂直方向会和电梯产生反方向的加速度，脑压也随之下降，所以乘坐电梯的人头部就会出现暂时性缺氧、脑贫血，从而产生了头晕的现象。

因此，孕妈妈应少乘坐电梯，特别是高速电梯，身体健康时多走走楼梯，这样还有利于锻炼身体。

不宜戴隐形眼镜

患近视的人喜欢戴隐形眼镜是因为其美观且不碍事，但研究发现，孕妈妈角膜的含水量比常人高，尤其是怀孕末期，角膜透气性差，此时如果戴隐形眼镜，容易因为缺氧而使角膜变肿。而且，如果隐形眼镜不洁滋生细菌，将会因为感染造成角膜发炎、溃疡，甚至失明。

此外，一些妊娠并发症也会造成眼睛的变化，如妊娠毒血症所引发的高血压，会导致视网膜血管收缩，进而产生视网膜病变，甚至出血及剥离，对视力产生极大的威胁，必须及时给予治疗。因此，在孕期不宜戴隐形眼镜，最好产后2～3个月后再使用。

着装要宽松

孕妈妈的体态会因怀孕而改变，如胸围会增加10厘米左右，腰围也会变粗，臀部怀孕前与怀孕后期大约相差10～20厘米。如果再穿原来的衣服，特别是紧身的衣服，就会影响呼吸和血液循环，甚至会引起下肢静脉曲张并且会限制胎儿的活动。

一般来说，孕妈妈在冬天需要注意保暖，要穿厚实、暖和、宽松的衣服，如羽绒服或棉织的衣服，既防寒又轻便。夏季容易出汗，宜穿肥大不贴身的衣服，如不束腰的连衣裙，或胸部有褶和下摆宽大的短衣服，裤子的腰部要肥大，也可穿背带裤。

现在市场上有很多孕妈妈服出售，怀孕的女性可选择适合自己的孕妇服。职业女性的孕妇装应挑选容易穿着、舒适、不妨碍工作、设计良好的服装。

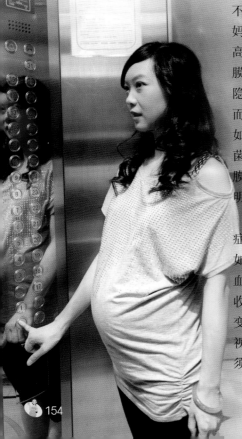

第154天 专家指导

孕妈妈腹泻要及时治疗

如果女性妊娠后每日大便次数增多，便稀并伴有肠鸣或腹痛，这就是发生了腹泻。腹泻对孕妈妈不利，引起腹泻的常见原因有肠道感染、食物中毒性肠炎和单纯性腹泻等。对于轻度单纯性腹泻，一般服用止泻药即可治愈，对孕妈妈不会造成多大损害。因肠道炎症引起的腹泻，大便次数明显增多，容易引发子宫收缩，引起流产；细菌性痢疾感染严重时，细菌内毒素还可波及胎儿，导致胎儿死亡。因此，孕妈妈一旦发生了腹泻，应尽快查明原因，进行妥善、及时治疗。

孕妈妈发热危害大

孕妇发热分低热（38℃以下）、中热（39℃以下）、高热（39℃以上）三类，常常是由病原体侵入所引起的，有些病原体会影响胎儿发育，引起胎儿畸形，发热对胎儿的危害有时会超过病原体对胎儿的危害。感染性疾病均可以导致机体发热，重度感染除了寒战、高热，还可能发生毒血症、败血症，出现休克、昏迷等。

怀孕期间要避免能引起发热的各种原因。长时间高热一定要征求医生意见决定是否人工流产。妊娠女性可发生各种感染性疾病，并都有体温升高的表现。最常见的是感冒、肺炎、肺结核、急性阑尾炎等。

这些炎症除了引起发热以外，还有一些其他症状和表现。孕早期病毒感染，可导致流产、胚胎停育或畸形。晚期急性炎症可诱发宫缩，而导致早产、胎儿宫内缺氧等。因此，孕妇一旦发热应引起重视，并立即去医院就诊，查明病因后对症治疗，情况严重的要请医生判断是否可继续妊娠。

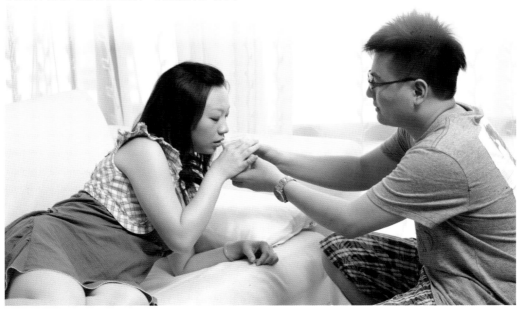

第155天 做个漂亮的孕妈妈

孕妈妈的容貌为什么会变丑

很多孕妈妈在怀孕后容貌会发生一些改变，如脸上会出现斑块，身上会出现色素和妊娠纹等。这是因为怀孕后，为了满足胎儿生长发育的需要，孕妈妈肾上腺的分泌功能会增强，从而使肾上腺皮质素增多，这就导致了孕妈妈脸上出现斑块和身上出现色素沉淀。

孕妈妈不宜穿着邋遢

有些女子怀孕后，因为妊娠反应或其他原因，变得很懒散，常常衣冠不整，再加上脸色也变得苍白无华，整个人就显得邋里邋遢，这是非常不好的。在妊娠期更应该注意修饰打扮，因为这样不仅可以掩饰怀孕后体形的变化，还有利于身体健康和精神振奋，有助于维持孕妈妈的良好心境，这对于孕妈妈及胎儿身心健康都是十分有利的。

孕妈妈的穿着窍门是把重点摆在胸部与领口部分，服装可以选择那些能够体现出胸部线条美，使隆起的腹部显得不太突出的样式，也可以适当地佩戴一些花饰装饰一下，或戴短而鲜明的项链等。服装的立体轮廓最好呈上小下大的A字形，在颜色的选择上，应以清爽、明快为原则，大红、大绿或花哨的图案会增加孕妈妈的臃肿感。此外，应选择方便穿脱的衣服。

孕妈妈要选择合适的鞋子

怀孕期间穿什么样的鞋对维持孕妈妈的身体健康尤为重要，这是由孕妈妈的生理特点所决定的。大多数孕妈妈怀孕3个月后，大脚趾下面会出现浮肿；6个月后，整个脚浮肿得如同平脚；妊娠后期会更严重，有些孕妈妈腿脚浮肿得甚至难以维持走路时的平衡。孕妈妈体重的不断增加使血液循环不畅，脚底会产生压迫感，还会加剧腰痛。因此，孕妈妈选择鞋子时应注意以下几点：

不能穿高跟鞋。 女性怀孕后，身体有了变化，肚子一天一天增大，体重增加，身体的重心前移，站立或行走时腰背部肌肉和双脚的负担加重，如果再穿高跟鞋，就会使身体站立不稳，容易摔倒。另外，因孕妈妈的下肢静脉回流常常受到一定影响，站立过久或行走较远时，双脚常有不同程度的浮肿。此时穿高跟鞋由于鞋底、鞋帮较硬，不利于下肢血液循环。因此，孕妈妈所穿鞋鞋跟的高度应该在2～3厘米，以选择柔软而有弹性的坡跟鞋最为适宜。

鞋要松软、透气性好。 孕妈妈不应选用合成革、牛皮、尼龙等材料做的鞋，最好是羊皮鞋或布鞋，鞋底应带有防滑纹。

能正确保持脚底的弓形部位。 可用2～3厘米厚的棉花团垫在脚心部位作为支撑。鞋子的宽窄、大小均要合适，重量要轻。孕妈妈从怀孕6个月后，应选穿比自己的脚稍大一点的鞋。

穿脱方便。 孕妈妈弯腰系鞋带不方便，应穿容易穿脱的轻便鞋。但不要穿易脱落的凉鞋和拖鞋，以免引起摔倒。

第156天 夏冬季生活调理

夏季的生活调理

夏季天气炎热，孕妈妈身体的代谢加快，皮肤的汗腺分泌增多，易引起汗疹，甚至中暑。因此，孕妈妈应合理安排夏天的生活，使整个孕程变得更健康、轻松。

孕妈妈首先要做到勤洗澡。洗澡时最好用温水淋浴，不宜坐浴，水温以28～30℃为宜，这是散热防暑的好方法。洗浴时注意外阴部和乳房的卫生，乳头要多擦洗，以加强韧性，浴后宜涂点油脂，以防产后哺乳发生乳头皲裂。要勤换衣，特别是内衣要常换洗，保持身体清爽。内衣要选择通气性、吸湿性好的纯棉织品。衣服最好是较宽大不贴身的，以保持凉爽。

其次，卧室要注意空气流通，睡觉时应盖上薄被或穿好睡衣，不可受凉风吹，以免发生热伤风，影响健康。用电风扇吹风时，宜用近似自然风的低档风，并适可而止。还要注意饮食，适当地吃些凉爽可口的食物，或者少吃多餐，因高温天气常常会使食欲减退，要注意不食用变质的食物，以防止患痢疾，并多饮一些清凉饮品，用来消暑。

此外，孕妈妈在炎热的正午要尽量减少外出，避免阳光直射，出门时应带遮阳伞或戴遮阳帽。

冬季的生活调理

冬天天气寒冷，人们经常紧闭门窗，不注意换气，因此造成室内空气污浊，氧气不足。这不但容易导致孕妈妈发生呼吸系统、心血管系统的疾病，还会对胎儿的发育产生不良的影响。

在冬季孕妈妈也应经常出去散步，不要因天气冷就不外出，应该在阳光充足、天气比较温暖的下午坚持散步，使肌肉筋骨活动，促进血液循环，又可呼吸新鲜空气。同时，穿衣服要做到既保暖又轻便，不可穿得过多，又不可受寒，并注意根据天气变化增减衣服。冬季雪天或有冰冻时，孕妈妈行动要特别小心，防止摔倒。孕妈妈最好在冬季时穿防滑鞋，或有人陪伴，做到安全有保证。还应特别注意预防感冒，不去人多拥挤的地方。

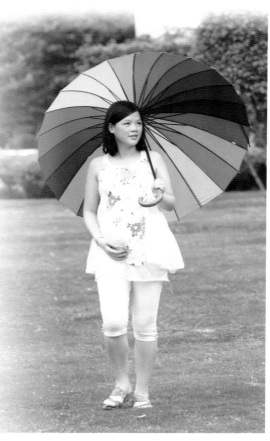

第157天 别忘了补钙

孕妇不可缺钙

钙是构成骨骼和牙齿的主要成分，人体99％的钙存在于骨骼和牙齿中，胎儿及婴幼儿在生长发育时期如果缺少钙，就容易患佝偻病，因此对钙的需要量也很高。骨骼中的钙和血液中的钙保持着动态平衡，它可以帮助孕妇控制孕期所患炎症和水肿，降低子宫的收缩压、舒张压，促进胎儿的生长发育，并维持所有细胞的正常状态。

由于孕妇自身及胎儿、胎盘对钙的需要增加，所以应该及时补充钙。当孕妇膳食中钙摄入量轻度不足或暂时减少时，会使母体血液中含钙水平降低，但由于甲状旁腺素分泌增强，可以加速母体骨骼中钙盐的动用，保持血钙浓度正常，不会影响胎儿骨骼钙化过程。但如果长期缺钙或缺钙程度严重，不仅会使母体血钙降低，诱发小腿抽筋或手足抽搐，还会导致孕妇骨质疏松，进而产生骨质软化症，胎儿也可能发生先天性佝偻病和缺钙抽搐。

奶和奶制品含钙比较丰富，而且吸收率也高。鱼罐头（连骨均可食入）、鱼松（连骨粉）、小虾皮等是钙的良好来源。此外，豆类及其制品含有较丰富的钙，核桃仁、榛子仁、南瓜子等也含有较多的钙，孕妇可以适当增加这些食物的食用量。孕妇还可以在医生的指导下服用钙片，最好同时服用一些维生素D，因为维生素D有利于钙的吸收的作用。

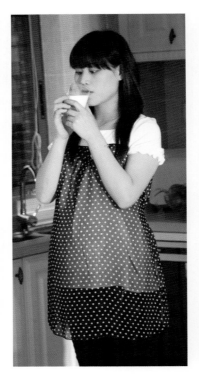

补钙不可过量

由于我国的传统饮食结构与西方人不同，普遍表现为钙含量不足，所以一般人都存在不同程度的缺钙现象。因此补钙成了大众的热门话题，孕期补钙尤显突出。但是，孕妇盲目地采用高钙饮食，大量饮用牛奶，加服钙片、维生素D等，对胎儿有害无益。

营养学家认为，孕妇如果补钙过量，胎儿有可能患高血钙症，出生后婴儿囟门过早关闭，颚骨变宽而突出，鼻梁前倾，主动脉窄缩，既不利于胎儿生长发育，又有损于颜面美观。

总的来说，孕期补钙应以食补为主，即宜多吃富含钙的食物。如果需要采用药补的方式补钙，则必须在医生的指导下进行。我国营养学会推荐的钙供给量为成年人每天800毫克。为保证胎儿骨骼的正常发育，又不动用母体的钙，到孕中期以后，孕妇每天需补充1000毫克钙，晚期每天更可达1200毫克。

第158天 贫血危害大

发生贫血的原因

孕期贫血以缺铁性贫血最为常见，这是因为妊娠期间胎儿生长发育和子宫增大需要铁，红细胞增加时，红细胞中血红蛋白的合成也需要铁，当身体对铁的需要量超过饮食摄入量时，就会引起贫血。如果孕妈妈有痔疮、牙龈出血、钩虫病、慢性腹泻等情况时，也很容易发生贫血。孕妈妈偏食、挑食也是造成妊娠期营养不良和贫血的重要原因之一。

贫血带来的危害

轻度贫血（红细胞在350万/毫米^{3}以下，血红蛋白在90～110克/升）对妊娠、分娩无太大影响。重度贫血（红细胞在150万/毫米^{3}以下，血红蛋白在30～60克/升）则不仅导致孕妈妈出现头晕、乏力、心慌气短，还可能导致胎宝宝宫内缺氧、胎宝宝发育不良、早产、死胎等，生出的孩子也会比正常的孩子小，产后容易感染疾病。

如何防治贫血

防治妊娠期贫血，首先要补充足够的营养物质，做到不偏食、不挑食，以满足孕妈妈本身及胎儿的营养需要。动物的肝脏、绿色蔬菜、蛋、豆类、瘦肉、水果中均含有丰富的蛋白质、铁、维生素。用铁锅炒菜也可补充铁。还要及时治疗慢性失血，如痔疮、牙龈出血、鼻出血、钩虫病等疾病，如有慢性消化不良时，要及时治疗，以促进营养物质的吸收。

科学补铁

在整个孕程中，孕妈妈需要铁的量为1000毫克，其中增加血容量需要450毫克，胎宝宝和胎盘的发育需要350毫克，而其余的200毫克则储存起来为分娩时做准备。由于铁的吸收率低，尤其植物性食物中的铁吸收率更低，故许多专家建议孕妈妈在怀孕4个月以后每日补充0.3克的硫酸亚铁，配合服用维生素C吸收更佳，以预防缺铁性贫血。同时建议怀孕4个月以后每日补充0.8毫克叶酸，预防巨幼红细胞性贫血。一般服药2周后血红蛋白就开始上升，轻度贫血服药4～6周后即可恢复正常。

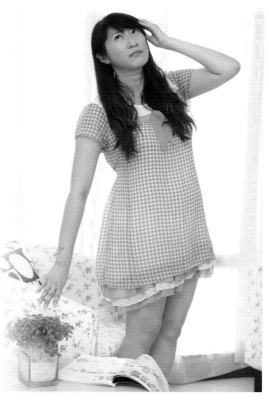

第159天 不宜吃什么呢

不宜多吃冷饮

在孕期，很多孕妈妈血热气盛，总觉得身上很热很燥，特别是在炎热的夏天，于是她们随意吃冷食、喝冷饮。其实冷饮吃得太多会使胃肠血管突然收缩，胃液分泌减少，消化功能降低，从而引起食欲不振、消化不良、腹泻，甚至引起胃部痉挛，出现剧烈腹痛现象。同时，孕妈妈的鼻、咽、气管等呼吸道黏膜往往充血并有水肿，太多的冷刺激还会使口腔、咽喉、气管等部位的抵抗力下降，诱发上呼吸道感染或扁桃体炎等。此外，腹中胎儿对冷的刺激也很敏感，当孕

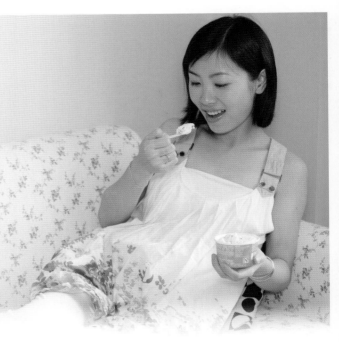

期喝冷水或吃冷饮时，胎儿会在子宫内躁动不安，胎动会变得频繁。因此，孕妈妈吃冷饮一定要有节制。

不宜用饮料代替白开水

孕妈妈不宜用饮料代替白开水，因为白开水是补充人体体液的最好物质，它最有利于人体吸收，而又极少有副作用。各种果汁、饮料都含有较多的糖及其他添加剂，还含有大量的电解质，这些物质能较长时间停留在胃里，对胃产生不良刺激，不仅直接影响消化和食欲，而且会增加肾脏过滤的负担，影响肾功能。摄入过多糖分还容易引起肥胖。

不宜多食苦瓜

苦瓜的营养极其丰富，既有预防和治疗脚气病，维持心脏正常功能，促进乳汁分泌和增进食欲等功能，又有降低血糖的作用。中医认为，苦瓜具有清热消暑、养血益气、补肾健脾、滋肝明目的功效。但是，苦瓜内含有奎宁，奎宁会刺激子宫收缩，容易引起流产。虽然奎宁在苦瓜中的含量很少，孕妈妈适量吃点并无大碍，但是，为了保险起见，孕妈妈还是少吃苦瓜为妙。

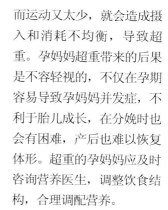

不宜吃油条

油条吃起来很可口，也是早餐桌上常见的食物，但孕妈妈却不可多吃。因为油条在制作时需要加入一定量的明矾，而明矾是一种含铝的无机物，每1000克面粉的油条，大约用15克明矾。一般来讲，吃2根油条就会摄取3克左右的明矾，这样明矾就会在身体里蓄积，天长日久，体内会积累高浓度的铝，而铝能通过胎盘侵入胎儿的大脑，会造成大脑障碍，增加智力低下儿的发生率。

不宜多食桂圆

桂圆能养血安神、生津液、润五脏，被人们视为滋补食疗佳品。然而，孕妈妈食用桂圆（特别是怀孕早期）却是麻烦多多。

中医认为，孕妈妈的主要生理变化是"阳常有余，阴常不足"。女性受孕后，阴血偏虚，阴虚则滋生内热，因此孕妈妈往往有大便干燥、小便短赤、口干、胎热、肝经郁热等症状。如果这时再食用性热的桂圆，非但不能产生补益作用，反而会增加内热，容易发生动血动胎、漏红、腹痛、腹胀等先兆性流产症状，严重者可导致流产。

不宜过分滋补

看到孕妈妈，周围的人总是不忘提醒要多吃补品。不过，母体补得过多会造成营养过剩，如果运动少，反而会出现分娩困难。营养专家指出，孕妈妈食物应多种多样，均衡营养。如果孕妈妈吃得太多、太好，

而运动又太少，就会造成摄入和消耗不均衡，导致超重。孕妈妈超重带来的后果是不容轻视的，不仅在孕期容易导致孕妈妈并发症，不利于胎儿成长，在分娩时也会有困难，产后也难以恢复体形。超重的孕妈妈应及时咨询营养医生，调整饮食结构，合理调配营养。

大多数孕妈妈都是健康的，她们只需在医生的指导下补充所需的食物和营养即可。而对那些身体欠佳的孕妈妈来说，也不要盲目乱补，应在医生指导下有针对性地补充营养。

忌食甲鱼和螃蟹

甲鱼又称鳖，具有滋阴益肾功效，属于高档补品，用甲鱼做成的菜肴味道非常鲜美。但是甲鱼性味咸寒，有较强的通血络、散瘀块的作用，因而有一定堕胎之弊，尤其是鳖甲的堕胎之力比鳖肉更强，孕妈妈要忌食。

螃蟹也因其味道鲜美而深受很多人的青睐。但其性也属寒凉，有活血祛瘀之功效，故对孕妈妈不利，尤其是蟹爪，有明显的堕胎作用。倘若孕妈妈在怀孕早期食用则容易造成出血、流产。

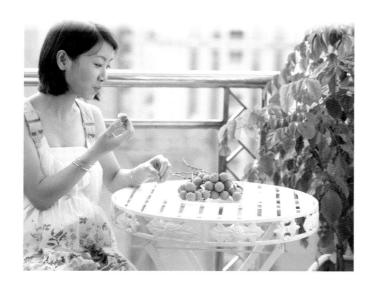

第160天 六月胎教之翻花绳

妊娠期间，孕妈妈勤于动手，所生出的宝宝也会心灵手巧。因为孕妈妈在动手的过程中通过手指的动作可以促进大脑皮层相应部位的生理活动，从而提高人的思维能力，这对胎宝宝的大脑发育也有利。同时，孕妈妈在此过程心情也会得到放松。孕妈妈可以为宝宝编织一些颜色鲜艳的挂饰，还可以尝试一下十字绣、画画、做折纸、做手指操、翻花绳等，这些过程都是心、眼、手的锻炼过程。

翻绳游戏具有巧手、健脑、启智的作用。在翻花绳的过程中，一个目的就是尽量顺利完成整套动作。只有眼明手快、头脑清晰、手指灵活，玩者才能变出花招，不然就会频频打结。翻花绳除了一个人自己玩，也可以两个人一起玩，变化的花式可以更多种类。

下面孕妈妈就对照步骤，进行单人翻花绳——五角星的游戏吧！

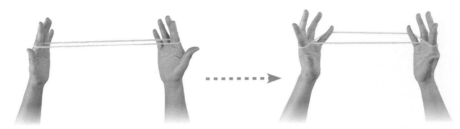

取一段长短适中的双层绳子，套在食指上；　　　用小指压着食指内侧的绳子，挑起外侧的绳子；

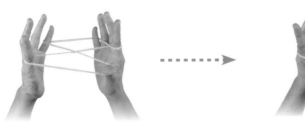
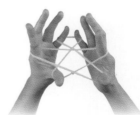

用右手拇指挑起左手食指上的绳子；　　　再用左手拇指挑起右手食指上的绳子；

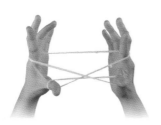
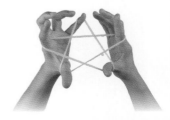

松开小指上的绳子；　　　用左手小指从下面向外挑起拇指内侧的绳子，一个五角星就形成了。

第161天 准爸爸的六月爱心美食

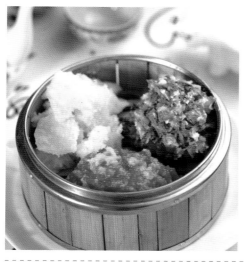

粉蒸三蔬

原料：大米100克，南瓜、土豆各200克，油菜叶150克

调料：盐、香油各少许

1. 大米淘净，放入搅拌机中打成粉末；
2. 南瓜去皮和子后切成片，土豆去皮洗净，切成块；
3. 油菜叶洗净，切成碎末；
4. 油菜叶、南瓜、土豆分别拌入大米末，撒入盐、香油再拌匀，放入蒸锅蒸至熟软即可。

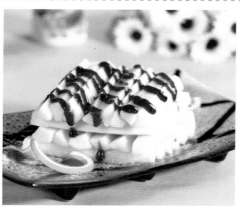

蓝莓山药

原料：山药400克

调料：蓝莓汁适量

1. 将山药去皮，切成均匀的条，入蒸锅中蒸熟，盛出冲凉；
2. 将山药装入盘中，淋上蓝莓汁即可。

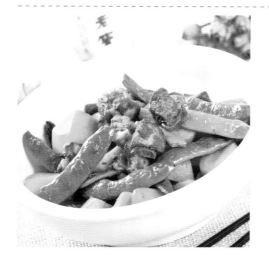

油豆角炖排骨

原料：猪排骨350克，油豆角200克，土豆250克，姜末、蒜末各少许

调料：盐、料酒、酱油、鸡精各适量

1. 将猪排骨洗净剁成块，油豆角洗净去筋；
2. 土豆去皮洗净，切成滚刀块；
3. 锅上火，注油烧热，爆香姜、蒜，加入排骨翻炒一会儿，倒入油豆角和土豆继续翻炒匀，再加入适量水和料酒，焖煮至排骨熟烂，最后加酱油、盐和鸡精煮入味即可。

第162天 不要妊娠纹

什么是妊娠纹

许多孕妈妈在怀孕5个月以后，在大腿内侧、腹部及乳晕周围的皮肤上会出现淡红色或紫红色的稍凹陷条纹，或有轻度瘙痒感，这就是"妊娠纹"。这种妊娠纹中间宽、两端细，可以平行或融合，局部光滑但稍凹陷，产后再转为银白色，形成凹陷疤痕。妊娠纹一旦产生，将会终生存在。

形成妊娠纹的原因

形成妊娠纹的原因主要有两个：一是怀孕时，肾上腺分泌的类皮质醇（一种荷尔蒙）数量会增加，使皮肤的表皮细胞和纤维母细胞活性降低，以致真皮中细小的纤维出现断裂，从而产生妊娠纹；二是怀孕中后期，子宫逐渐增大，凸出于盆腔，向腹腔发展，腹部开始膨隆，或是孕妈妈体重短时间内增加太快，肚皮来不及撑开，都会造成皮肤真皮内的纤维断裂，腹直肌腱也发生了不同程度的分离，从而产生妊娠纹。

预防妊娠纹的方法

1. 孕妈妈在孕前就应注意身体运动，特别是腹部的锻炼，如仰卧起坐、俯卧撑等。女性经常做这种锻炼，大多在孕期不会出现妊娠纹，即使有也较轻微。

2. 孕妈妈刚出现妊娠纹时，可在妊娠纹部位涂抹妊娠纹护肤品，不仅能帮助皮肤恢复弹性，而且这类产品的主要成分是油脂，不会对孕妈妈和胎儿造成不好的影响。但要注意必须购买正规厂家专为孕妈妈设计的产品，只有这种用品才会充分考虑到孕妈妈和胎儿的安全。

3. 孕妈妈要远离甜食和油炸食品，应摄取均衡的营养，以便改善皮肤的肤质。

4. 要控制体重的增长，一般情况下，孕妈妈整个孕程体重增长应控制在11～14千克，每个月增加的体重不宜超过2千克。

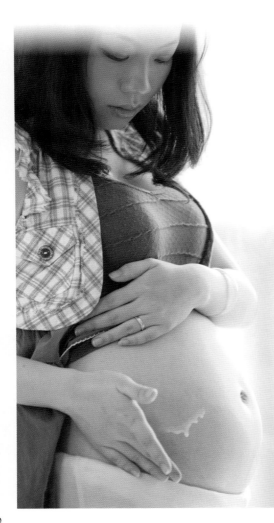

第163天 DHA的补充不可少

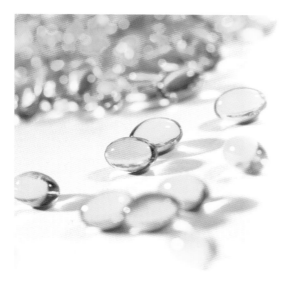

科学补充DHA

DHA、EPA和脑磷脂、卵磷脂等物质合在一起被称为"脑黄金"。其中DHA是一种多价不饱和脂肪酸，它们存在于多种组织器官中，是构成细胞膜尤其是神经系统细胞膜和视网膜的重要组成成分，对胎儿大脑和视网膜的发育起着十分重要的作用。

对于孕妇来说，"脑黄金"有着很重要的双重意义。首先，"脑黄金"能预防早产，增加婴儿出生时的体重。服用"脑黄金"的孕妇妊娠期较长，与一般产妇相比早产率下降1%，产期平均推迟12天，婴儿出生体重平均增加100克。其次，"脑黄金"的充分摄入能保证婴儿大脑和视网膜的正常发育。

在孕期，DHA是优化胎儿大脑锥体细胞磷脂的构成成分。特别是在胎儿满5个月后，如果人为地刺激胎儿的听觉、视觉、触觉，会引起胎儿大脑皮层感觉中枢的神经元增长更多的树突，这就需要母体同时供给胎儿更多的DHA。DHA不仅对胎儿大脑发育有重要影响，而且还有助于视网膜光感细胞的成熟。就是说，DHA能令宝宝大脑聪慧、眼睛明亮。

DHA可从海洋食品中获得少量，特别是海鱼类，还有鸡、鸭、鸡蛋等，或通过专业营养品补充。

补充DHA的最佳时间

鱼油类DHA制品。一般来说，鱼油类DHA制品在孕中晚期（孕20周后）至胎儿出生后6个月内服用效果最佳。因为这个时期是胎儿大脑中枢的神经元分裂和成熟最快的时期，也是对DHA需要量最多的时期。在孩子出生后，母亲可继续服用DHA，能通过乳汁传递给胎儿。

α-亚麻酸营养品。α-亚麻酸营养品的最好补充时间在孕晚期（孕28周后）至胎儿出生后6个月内。因为孕产妇在这个时期，可利用母血中的α-亚麻酸合成DHA，然后通过血液或乳汁输送给胎儿。

目前市场上的许多DHA营养品属于鱼类制品，产品均含有DHA和EPA（另一种ω-3不饱和脂肪酸），孕妇应选用含DHA高而EPA含量低的鱼油产品。鱼油类DHA制品中，DHA是以脂肪的形式存在的，摄入后在十二指肠内要靠胆汁帮助才能被吸收。一般在吃了含蛋白质和脂肪多的食物后，才会通过胃肠黏膜上的神经反射引起胆汁分泌。因此，孕妇应在吃鸡蛋、鱼、豆腐等食品后，服用这些营养品，这样吸收才充分。

第164天 如果这样，怎么办

摔跤了怎么办

如果孕妈妈不小心摔跤了，此时首先要看摔的程度严重不严重，是哪个部位受到了碰撞，如果是全身很重地摔倒在地上，就会使胎儿受到巨大的震动，即使没有撞到腹部，胎儿也可能受到影响。若摔倒后发生腹痛以及阴道出血，则需要马上送往医院进行检查。如果没有腹痛及阴道出血，孕妈妈则应该听听胎心，观察胎动是否有异常表现，若发现胎动十分频繁，也应该到医院进行检查。

长痘痘了怎么办

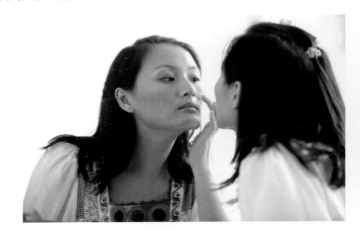

怀孕后，大多数孕妈妈会觉得脸上特别油，还有一些孕妈妈的脸上、前胸、后背会出现一些小痘痘。这是因为受激素分泌的影响，皮脂腺分泌量增加，从而导致毛孔阻塞、细菌滋生，就产生了小痘痘，这是正常的生理现象，孕妈妈不必担心，只要按照以下方法就可解决这个问题。

1.孕妈妈要保持面部及全身的清洁，洗脸、洗澡时轻轻按摩患处，使毛孔畅通，还可以使用适合自己肤质的洗面奶洗脸。

2.合理安排饮食，不要吃辛辣、油炸等食品，多吃蔬菜和水果。

3.不要用手挤捏痘痘，否则皮肤被手上的细菌感染会加重毛孔阻塞，使情况更严重。

4.不要随便使用化妆品、护肤品等，也不要涂粉底或遮盖霜来掩饰脸上的痘痘，这些对彻底消除痘痘没有一点好处。

尿频怎么办

怀孕初期，随着子宫的增大，会渐渐压迫位于子宫前方的膀胱。在这种情形下，只要膀胱里稍微存一点尿液，孕妈妈就会立刻想上厕所。到了怀孕后期，由于胎儿的头部压迫膀胱，所以又会有尿频的感觉。此种尿频现象不伴有尿急和尿痛，尿液检查也无异常，属于妊娠期的生理现象，不必担心，也不需要治疗。但是睡前最好不要喝太多的水，因为这会增加夜间如厕的次数而影响睡眠。孕妈妈感到有尿意时，不管排尿多少，都要去排尿，千万不可憋尿，憋尿对孕妈妈和胎儿都不利。

第 165 天　饮食宜忌

忌常吃火锅

孕妈妈不宜常吃火锅，因为火锅主料大多为羊肉、牛肉、猪肉甚至狗肉，这些肉片中都可能含有弓形虫的幼虫。

据有关部门检测，羊群中弓形虫的感染率为61.4%。弓形虫的幼虫往往藏匿在受感染的羊肉细胞中，而吃火锅时的短时间加热并不能杀死寄生在肉片细胞内的弓形虫幼虫，进食后幼虫可在肠道中穿过肠壁随血液扩散至全身。孕妈妈受感染时多无明显不适，但幼虫可通过胎盘感染到胎儿，严重的会发生小头、大头（脑积水）、无脑等畸形。

宜吃茭白

茭白别名茭瓜、茭笋、菰笋，它含有丰富的蛋白质、碳水化合物、维生素B_1、维生素B_2、维生素C及钙、磷、铁、锌、粗纤维素等营养成分，有清热利尿、活血通乳等功效。孕妈妈宜吃茭白，用茭白煎水代茶饮，可防治妊娠水肿。用茭白炒芹菜食用，可防治妊娠高血压及大便秘结。

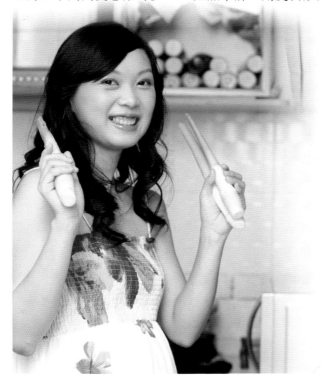

应多吃瘦肉

人体较易吸收各种动物的瘦肉和肝脏中含的铁，吸收率约为20%，而对一些谷类食物中的铁的吸收率只有百分之几。原因是动物体内的铁的存在形式更易于被人的小肠细胞吸收和利用，且人体对它的吸收不受食物中其他成分的影响。

另外，动物肌肉中存在着能促进非动物铁吸收的物质，对食物中的非动物铁有促进吸收作用。若单独吃玉米膳食，则铁的吸收率只有2%，而与牛肉共食，铁吸收率就能达到8%。孕妈妈在怀孕期对铁的需要量骤增，共需约1000毫克的铁，这是很难从一般饮食中得到满足的，因此孕妈妈宜多吃些瘦肉、肝脏和动物血，这样不但可以补充大量的铁和促进非动物铁的吸收，而且还可以补充必需的动物蛋白质，从而在较快的时间内提高孕妈妈的血红蛋白水平，改善或防止贫血。

第166天 六月胎教之唱歌

孕育专家说，孕妈妈的歌声是最好的音乐胎教，而最适合孕妈妈唱的歌是摇篮曲。孕妈妈唱摇篮曲，腹中的胎儿也会学着"歌唱"，这种有氧运动能刺激胎儿脑细胞的生长、提高其运动的活力、改善母体和胎盘，对母婴均有利。

摇篮曲不同于其他歌曲，它是具有催眠特性的典型乐曲，通常以摇摆节奏的6/8拍写成。它曲调平和，节奏缓慢，所以最容易使宝宝安静下来，而且很快进入睡眠状态。摇篮曲既能促进宝宝健康发育，还能促进宝宝的想象力，为宝宝的音乐启蒙打下良好基础。

哄宝宝睡觉最好的办法是唱摇篮曲，当胎儿出生后，听到曾在妈妈肚子里听过的熟悉的摇篮曲，会更容易入睡。所以，孕妈妈在孕期经常唱一唱摇篮曲是很有必要的。

《摇篮曲》

睡吧！睡吧！我亲爱的宝贝，
妈妈的双手轻轻摇着你，
摇篮摇你快快安睡，
夜已安静，被里多温暖。

睡吧！睡吧！我亲爱的宝贝，
妈妈的手臂永远保护你，
世上一切幸福愿望，
一切温暖，全都属于你！

睡吧！睡吧！我亲爱的宝贝，
妈妈爱你妈妈喜欢你，
一束百合一束玫瑰，
等你睡醒，妈妈都给你。

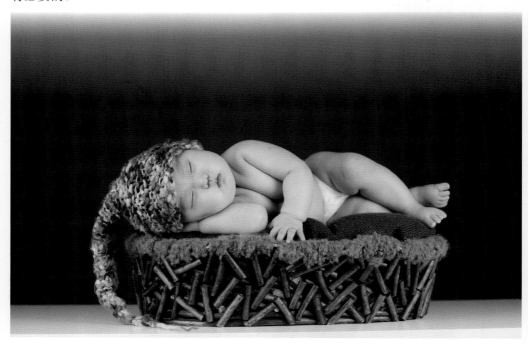

第167~168天 远离电磁辐射

科学使用家用电器

尽管家电产品产生的电磁波对人类健康会造成很多的不良影响，特别是对孕妈妈的影响更大，但又不能不使用这些为生活带来极大便利的产品，那么，该如何有技巧地避开电磁辐射的伤害呢？

◎保持安全距离

孕妈妈使用吹风机时不要将吹风机贴近头部，使用烤箱、烤面包机时，应与其保持70厘米以上的距离，与音响、电冰箱、电风扇保持1米以上的距离，与电视机、冷气机、运作中的微波炉以及电热器保持2米以上的距离。研究显示，手机在拨通、接听瞬间产生的电磁波最强，因此这些时候最好尽量远离人体，待看见有通话显示后再贴近耳边。

◎减少使用时间

减少使用电器产品的时间，则可减少电磁辐射带来的伤害。一般人使用电脑的时间一天不应超过6小时，孕妈妈和孩童一周使用电脑的时间不应超过2小时。手机每天通话不可超过30分钟。孕妈妈要尽量少看电视，如果看电视时间过长，不仅会受电磁辐射，伤害眼睛，更会因此而减少活动量，有碍健康。

孕妈妈不宜经常操作电脑

电脑的电磁辐射、噪声、光照不足及铅污染对人体均可产生不良影响，长期操作电脑的人常会有头昏、头痛、眼睛及肩臂疲劳、食欲下降等反应。如果孕期经常操作电脑，不仅有上述不适，还可导致流产、早产、死胎、胎儿发育异常。

因此，经常接触电脑的妇女怀孕后，最好不要再使用电脑，如若调离电脑工作没有太大的可能，则孕妈妈在使用电脑时应与电脑保持一定的距离，并与他人操作的电脑保持两臂以上的距离，操作时，还要特别注意室内应经常开门窗，并在工作1小时后到室外或窗前活动一下，呼吸新鲜空气，这样可以减少电磁波给母婴带来的危害。

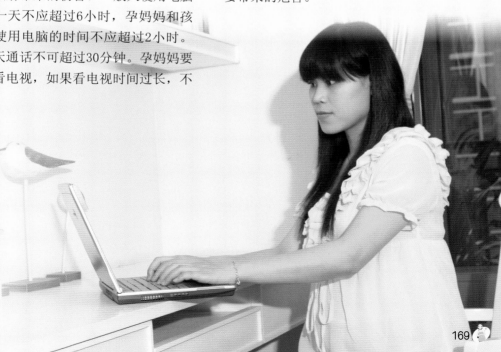

孕妈妈的变化

第25周：此时子宫对各种刺激开始敏感，胎动亦渐趋频繁，偶尔会有收缩现象，乳房更加大。

第26周：子宫底高度上升到肚脐以上，达21～24厘米，连上腹部也大起来，肚子感到相当沉重。

第27周：子宫越来越大，压迫下半身的静脉，因此会出现静脉曲张，便秘和长痔疮的人也多起来了。

第28周：因受激素的影响，髋关节松弛，也有的人会有腿肚子抽筋、眼花等症状。

胎宝宝的发育

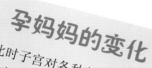

第25周：从头到脚大约有34.5厘米长，重约680克。皮肤舒展开来，已经可以看得见头发的颜色和质地了，越来越像个新生儿。

第26周：体重750克左右，从头到脚长约35.5厘米。胎儿耳中的神经传导正在发育，肺也正在发育，男孩的睾丸开始慢慢下降到阴囊中。

第27周：大概重900克，长36.6厘米。现在他可以睁眼、闭眼，并且形成了规律的睡眠周期。从现在开始，胎儿会经常打嗝。

第28周：体重约1000克，37.6厘米长。可以睁开双眼，完全长出了睫毛。如果子宫外有长时间的亮光，他会把头转向光束。

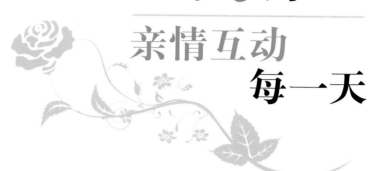

孕7月

亲情互动 每一天

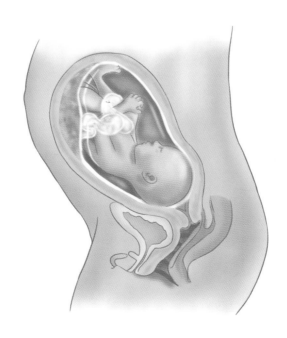

第169天 适合多吃又不会胖的营养美食

◎土豆

土豆中含有丰富的淀粉，而淀粉是最适合孕妈妈的糖类，其消化吸收较慢，能使血糖的水平更稳定，且持续时间更长，使饱腹感更持久。

◎绿叶蔬菜

颜色越深的蔬菜往往意味着它的维生素含量越高，可以在孕妈妈的汤里或是主食里加入一些新鲜的蔬菜。

◎坚果

在坚果中发现的一类有益于心脏健康的不饱和脂肪，对胎儿脑部的发育非常重要。但是因为坚果的热量和脂肪含量比较高，所以，每天应将摄入量控制在不超过30克。还有一点特别需要引起孕妈妈注意：如果平时有过敏现象，最好避免食用那些容易引起过敏的食物，如花生。

◎鸡蛋

如果孕妈妈一看见肉就觉得恶心，那么可以吃鸡蛋来补充蛋白质。鸡蛋中含有人体所需的各种氨基酸，煎个鸡蛋再配点儿蔬菜会让孕妈妈的早餐既简单又营养。如果孕妈妈受不了煎鸡蛋的味道，可以煮着吃。

◎西蓝花

孕妈妈多吃西蓝花有很多好处：西蓝花富含钙和叶酸，而且还含有大量的纤维和抵抗疾病的抗氧化剂，其内含的维生素C，还可以帮助孕妈妈吸收其他绿色蔬菜中的铁。

◎豆制品

对于坚持素食的孕妈妈而言，豆制品是一种再好不过的健康食品。它可以为孕妈妈提供很多孕期所需的营养，如蛋白质。

◎干果

干果是一种方便美味的零食，可以随身携带，可满足孕妈妈想吃就吃的欲望。孕妈妈可以选择像杏脯、干樱桃一类的干果，但是不要吃香蕉干，因为经过加工的香蕉干，脂肪含量很高。

◎低脂酸奶

酸奶富含钙和蛋白质，易于吸收，有助于孕妈妈的胃肠保持健康的状态。

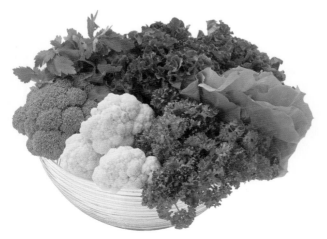

第170天 孕中期工作注意事项

孕妈妈工作莫勉强

妊娠后，孕妈妈应该合理地安排自己的工作，不要再接手一些需要较长时间、任务较重的工作，应该量力而行，尽可能从事一些较为轻松的工作。如果工作时感到压力很大或不舒服，则应该向单位请假，回家休息。

孕妈妈应将工作压力减到最小

在工作时，有些孕妈妈面临着各方面的压力，这无论是对孕妈妈还是对胎宝宝来说都是不利的。因为当孕妈妈面临着压力时，睡眠就会不规律，容易导致疲劳，如果长期下去，就可能引起早产。同时，压力会使孕妈妈激素的分泌受到影响，从而使血糖值增加，氧气的供给量也会随之减少，会对胎宝宝的生长发育造成一定的影响。因此，孕妈妈应该将工作压力减到最小，在空闲时间可以听听音乐，放松放松心情。

孕妈妈工作时要注意安全

到了妊娠中期，随着子宫逐渐增大，体重也在稳定增加，孕妈妈身体的重心发生了转移，行动也变得越来越笨拙，走路时，为了保持平衡而不得不挺起肚子。此时，孕妈妈在工作时要格外注意安全，不要再穿高跟鞋，以免被工作场所的一些障碍物绊倒。

工作期间要经常活动

工作时，如果孕妈妈长时间坐着，活动少，子宫就会压迫骨盆，从而影响血液的循环，这对胎宝宝的健康非常不利。对于坚持工作的孕妈妈来说，每小时应该试着做一些伸展肢体运动。例如，孕妈妈先脱掉鞋子，然后把腿在身体前伸直，再把腿弯曲绷脚尖，重复5次左右。这种练习可以促进血液循环。

孕妈妈争取少加班

孕妈妈工作时，有时会碰到因为事情无法按时完成而需要加班的情况，若身体无法承受加班，则应该向领导说明自己的情况。即使加班，也要合理安排时间，中途留出一点休息时间，而且进餐也要按时。总之，孕妈妈应尽量少加班或不加班，以免过度劳累而对胎宝宝造成影响。

第171天 孕7月饮食原则

这个时期胎儿需要大量的蛋白质，以使皮肤充满脂肪，孕妈妈则需要各种营养，特别是含铁丰富的食物来增加血容量和血红细胞，减轻贫血的症状。孕妈妈应注意保持良好的胃口，饮食还要选择富含植物纤维和有润肠作用的食物，这样可以缓解由于子宫压迫直肠而引起的便秘，如各种蔬菜、香蕉、红薯等。进入妊娠晚期后，应该控制饮水量，每天保持在1升以内为好。如果不太喜欢饮水，可以选择一些含水量多的水果。吃水果的时候注意用水冲洗干净，最好生吃，去皮后立即食用。同时需要食用一些含碘丰富的食物，如各种海产品，其他营养如胡萝卜素、锌、铜、镁、硒等微量元素也不可忽视。

一天的饮食安排

早餐	菜肴：肉片百合 主食：营养粥2小碗，素菜包子3～4个（约150克）或翡翠蒸饺适量 水果：香蕉2根
中餐	菜肴：红烧兔肉，香蕉豆腐，鲜鱼汤 主食：米饭2小碗，或金银卷2～3个（玉米面、白面相掺，量约150克） 水果：可根据条件选择（量约200克）
晚餐	菜肴：百花五谷炖，酸甜白菜，骨头汤 主食：米饭2小碗，或猪肉面1碗（量约150克） 水果：石榴1个

第172天 禁忌事宜

孕妈妈禁用风油精、清凉油

　　头痛、头昏、轻度的烧伤和皮肤瘙痒时，人们习惯用风油精或清凉油来擦拭，因为其有轻度的消炎退肿、爽神止痒的作用，很多孕妈妈也喜欢用风油精或清凉油来提神。但是，从优生角度上讲，孕妈妈不宜使用风油精或清凉油。因为清凉油的主要成分之一是樟脑，而樟脑经皮肤进入人体会造成一定的危害。若孕妈妈用了清凉油，其中的樟油可通过胎盘屏障危及胎儿，甚至造成胎儿死亡。因此，孕妈妈特别是在怀孕的前3个月内应避免使用清凉油，也不要接触含樟脑成分的所有制剂。

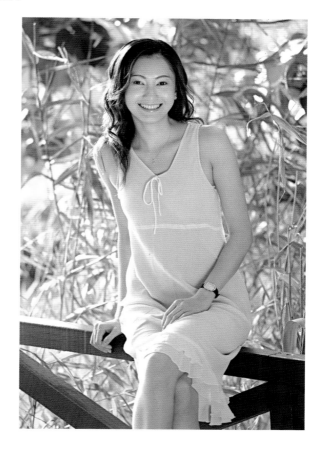

孕妈妈不宜服用驱虫药和泻药

　　一些人由于卫生习惯不好，容易患肠寄生虫病，特别是蛔虫病。这时，患者大多是采用驱虫药和泻药的方法来进行治疗。但是如果孕妈妈在孕期（特别是在妊娠早期）患有肠寄生虫病，若无紧急症状，一般不要服药进行驱虫。因为胎儿处于器官分化阶段，各种驱虫药和泻药或多或少会对胎儿产生副作用，甚至引起流产、早产。

孕妈妈切莫浓妆艳抹

　　"爱美之心，人皆有之"，孕妈妈偶尔化化淡妆倒也无妨，但切不可浓妆艳抹。因为各种化妆品均含有对人体有害的物质，如砷、铅、汞等被孕妈妈的皮肤和黏膜吸收后，可透过胎盘屏障进入胎儿循环，可导致胎儿畸形。有调查表明，每天浓妆艳抹的孕妈妈胎儿畸形的发生率是不化妆孕妈妈的1.25倍。同时，还要注意的是：化淡妆时为防止皮肤对化妆品过敏，孕期最好不用新的化妆品，而沿用已经习惯的产品。

第173天 七月胎教之折纸

折纸是一种有益身心、开发智力和思维的活动，能锻炼人的综合协调能力，包括手、眼和大脑。比如学习折纸需要用眼睛看折叠的过程，并在看的同时思考，记住过程；在折的时候，你要亲自动手，其间遇到问题，还要仔细去想刚才别人是怎么叠的。这样就可以使你开动脑筋、活跃思维，从而达到手、眼、脑三位一体的综合协调。

妊娠期间，孕妈妈做一些简单的折纸工艺，不仅可以活跃思维，还可以让心情平静下来。现在，孕妈妈就来折一个可爱的啄木鸟送给宝宝吧。

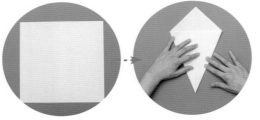

1. 将正方形纸对角对折，得到一条虚线，再将左右两角向虚线对折；

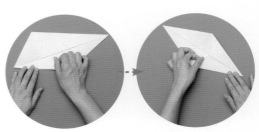

2. 将另一边的两角也向虚线对折；

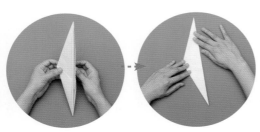

3. 向后对角折；

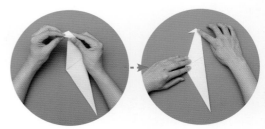

4. 压折出头部；

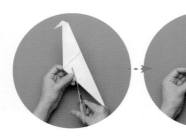

5. 再用剪刀在下部剪开3厘米，向前后折，即成脚；

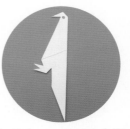

6. 最后画上眼睛，一只啄木鸟即完成了。

第174天 颜面护理

如何洗脸

孕妈妈皮肤的清洁卫生很重要。妊娠期间因为激素的关系，皮肤容易失去光泽，或者皮肤的类型有所改变，这是由于新陈代谢旺盛，汗和皮脂都增多了的缘故。虽说是在妊娠期，也不要疏于保养皮肤，应以一个漂亮的、有魅力的孕妈妈的面目度过妊娠期。收拾得干干净净的，自己也会感到心情愉快，对产后恢复皮肤功能也有好处。

妊娠期洗净脸很重要，早晚两次，使用平时常用的洁面用品，擦出泡沫，仔细地洗，洗干净以

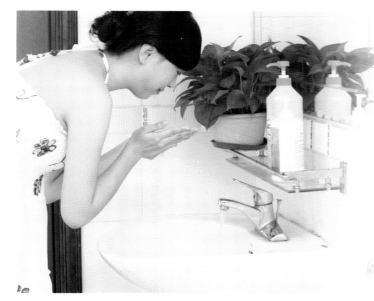

后，再抹上护肤品。

夏天是容易出汗的季节，要增加洗脸次数。勤洗脸，不仅是为了去掉油垢，也可使心里感到爽快。由于激素的作用，孕妇脸上容易长雀斑，一般在产后就会恢复，不必十分介意。受紫外线照射也容易长雀斑，所以不要受到强烈阳光的照射，散步或外出时，要戴帽子，在脸上抹些防晒霜，以保护皮肤。

如何进行面部按摩

妊娠期每天进行脸面按摩也是非常重要的，既能加快皮肤的血液流通，促进

皮肤的新陈代谢，又能预防皮肤病，保持皮肤的细嫩，使皮肤的机能在产后早日恢复。

面部按摩的要领如下：用洁面膏洗掉脸上的污垢，再用毛巾将水擦干，在脸上均匀地搽上冷霜膏，然后用中指和无名指从脸的中部向外侧进行螺旋式按摩，按摩完后，拧一条热毛巾擦拭干净。

如何化妆

怀孕期间，如果要化妆的话需要遵循什么原则呢？孕妈妈脸部没有光泽，化妆时就要强调明快、清爽的感觉。选用粉红系列的粉底，并注意整体妆容的协调，眼影宜采用浅色系，腮红则选用明亮的色彩，口红以红色系列为佳。孕妈妈千万不要浓妆艳抹，以免刺激皮肤，发生过敏。

脸部的状态可以判断孕妈妈是否健康，因此前往医院做产前检查时，最好不要化浓妆。

第175天 生活中的注意事项

烹饪时的注意事项

1. 寒冷刺激有诱发流产的危险，所以在冬春季节，孕妈妈在淘米、洗菜、做饭时，尽量不用手直接浸入冷水中。

2. 厨房最好安装吸油烟机，因为油烟对孕妈妈尤为不利，可危害腹中胎儿。此外，炒菜使用的油温不要过高。

3. 烹饪过程中，注意不要让锅灶直接压迫腹部，保护好胎儿。

4. 早孕反应较重时，不要到厨房去，因油烟和其他气味可使恶心、呕吐现象加重。

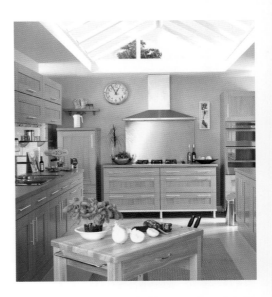

洗衣服时应注意的事项

洗衣服是每个家庭必不可少的家务，不过，如果孕妈妈洗衣服的话，应该注意如下几点。

1. 洗衣时尽可能用温水，尤其在冬春季时。

2. 洗衣服时姿势要稳，不宜采取蹲位，以免压迫胎儿，影响其血液循环。

3. 洗衣服时用力不宜过猛，切忌用搓板顶着腹部，以免胎儿受压。

4. 洗衣最好用肥皂，不宜用洗衣粉，尤其在早孕阶段，因为洗衣粉中含有可损害受精卵的化学物质。

5. 晾衣服时动作宜轻柔，将晾衣绳置低一些，避免孕妈妈向上伸腰，不慎造成伤害而发生意外。

使用清洁用品的注意事项

孕妈妈应避免使用所有的液化气体喷雾器，烤箱和炉子的清洁剂，特别是有强烈气味的产品，如含氨和氯的产品。千万不要将漂白剂和氨、醋或其他清洁剂混用，因为这将会产生化学反应和有毒气体，会对孕妈妈的身体和胎儿的发育产生危害。其实孕妈妈可以用"绿色"清洁剂来解决清洁问题，如发酵粉、醋及柠檬汁等。

衣服防虫蛀不能用萘丸

很多家庭为了防止衣服被虫蛀，都喜欢使用萘丸，但是孕妈妈的衣服却不能这样。因为萘丸是从煤焦油中提炼出的一种叫做"萘"的结晶物，然后向其中加入少量的苯而制成的。萘是极强的致癌物质，而且萘丸是一种极易挥发的有机溶剂，如果孕妈妈长期接触这种物质，就可能会患喉癌、结肠癌以及胃癌，对胎儿也会造成较大的影响。因此，为了孕妈妈和胎宝宝的健康，孕妈妈的衣服不要使用萘丸来防止虫蛀。

第176天 来做孕妇体操

胯部摆动

　　直立，双手叉腰，向前、后、左、右推动胯部，或是扭动胯部做圆周运动。其目的在于锻炼腹肌、背肌，为胎儿长大时增加腹部承受能力作准备。

　　在整个孕期应经常做这种体操。运动要适宜，感到疲劳时应立即休息，保证舒服轻松为宜。

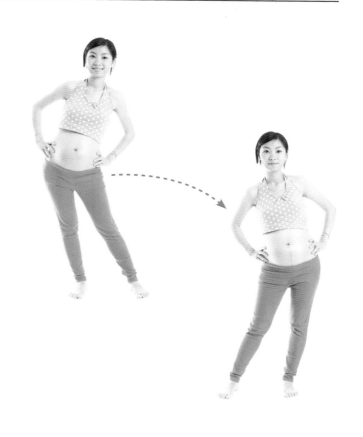

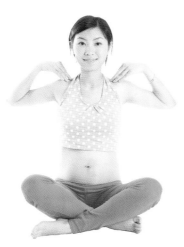

双肩环绕

　　双手放在肩头，手心向下，分别向前后环绕，练到肌肉微微发酸为止。此种运动方法可以锻炼胸肌和乳腺，为产后哺乳作准备。

伸脚运动

　　仰卧在床上，左膝屈起，右腿伸直，收缩腰侧肌肉，使右脚沿着床向上绷，然后放松，将右脚沿床沿向下滑，做5次。然后右膝屈起，左脚伸直，并重复相同的动作，做5次后便稍作休息。

第177天 这些心理要不得

忌备物心理

到了妊娠中期，有些孕妈妈盼着宝宝快点出生，于是就开始为宝宝积极地准备东西了，虽然这样能使孕妈妈打发时间、充实生活，但是，备物也要有计划。例如，孕妈妈在给宝宝编织毛织品时总是长时间地坐着，会压迫胎儿，使血液流动不畅，影响到胎儿供氧，整日忙个不停，自己也不能得到充分休息。而且在为宝宝买东西时，经常要到商场，那里人多拥挤，空气污染严重，病源多，很容易使孕妈妈被碰撞或被感染病毒。因此，孕妈妈为胎宝宝准备东西的心情不要过于急切，一些事情可以让准爸爸来代劳，应该有计划地准备婴儿物品，不要太操劳。

忌恐惧心理

有些孕妈妈因为孕后发生的一切都是陌生的，于是对将要发生的事有一种担心和恐惧的心理，如担心自己接触过的药物会不会对胎儿造成不良影响，担心宝宝出生后会不会有缺陷等。这种心理会使肾上腺素的分泌增加，如果长期担惊受怕，精神处于高度紧张之中，通过神经内分泌机制的调节，肾脏会分泌大量肾上腺素。体内肾上腺素堆积过多，会直接影响到胎儿的生长发育。因此，有恐惧心理的孕妈妈应依靠科学手段，分析症结，及时解决，消除这种心理。

▼孕妈妈的一言一行都影响着胎宝宝，拥有健康的心理才有健康的宝宝。

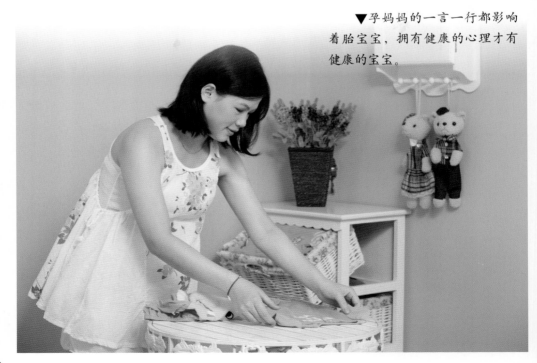

忌暴躁心理

有些女性怀孕后，有时好发脾气，易动怒，这是由强烈的刺激引起的一种紧张情绪，不仅有害于自身的健康，而且还会殃及胎儿。因为孕妈妈发怒时，血液中的激素和有害物质浓度会剧增，并通过"胎盘屏障"进入羊膜，使胎儿直接受害。发怒还会导致孕妈妈体内血液中的白细胞减少，从而降低机体的免疫能力，使后代的抗病能力减弱。如果在胎儿口腔顶和上颌骨形成的第7～10周时，孕妈妈经常发怒，会造成胎儿腭裂和唇裂。因此，孕妈妈发怒，贻害无穷。

忌忧郁心理

有的女性怀孕后总是感到烦闷，神情沮丧，显得无精打采。如果这种忧郁情绪持续一段时间，就会造成孕妈妈失眠、厌食和自主神经紊乱，而且还会使孕妈妈体内血液中调节情绪和大脑各种功能的物质含量偏低，直接影响到胎儿的正常发育。受孕妈妈这种心理的影响，胎宝宝出生后喜欢啼哭，长大后又会表现得感情脆弱、郁郁寡欢。因此，有忧郁心理的孕妈妈一定要积极调整自己的心态，多与乐观开朗的人接触，与之进行思想交流，这样有助于消除忧郁的情结。

忌热切心理

正如某些父母望子成龙、盼女成凤一样，准爸爸准妈妈们想把胎儿培养得更出色一些，这种心情是可以理解的，但是，任何事情都要有度，一旦过度就会适得其反。比如，有的孕妈妈在进行胎教时，长时间将耳机放在腹部，造成胎儿烦躁，胎儿生下来后变得十分神经质，以致对语言有一种反感和敌视态度。因此，孕妈妈对宝宝进行胎教时，不能热情过度，也不要过于心急，应该准确掌握胎教的正确方法，在实施胎教的过程中，严格按照胎教的方法去做，这样才能使胎儿领会其中的含义，并积极地去响应。

忌怀疑心理

有些孕妈妈因不能看到胎儿一点一滴的变化，就开始怀疑自己所做的一切对胎儿是否有用处。于是，胎教做过一段时间后便没有了热情，半途而废了，这样，胎教就不会成功了。胎教过程也是孕妈妈自身性情磨炼、修养提高的过程，若不能坚持到底，则对胎儿的成长发育不会起到很大的作用，孕妈妈不应持有怀疑态度。若孕妈妈是一个没有耐心的人，则准爸爸应该鼓励妻子适时地进行胎教，激发妻子胎教的热情，同时还要积极地参与胎教，用持之以恒的精神带动妻子将胎教进行到底。

忌焦急心理

随着妊娠天数慢慢增加，孕妈妈盼望宝宝降生的心情也越来越急切，越到妊娠后期孕妈妈的这种心理就越是强烈。虽然这种心情可以理解，但是并不可取。要知道，新生儿所具有的一切功能，产前的胎宝宝已经完全具备，孕妈妈的这种焦急心理无论是在情感上，还是在品性上，都会影响胎宝宝心智的发育，也会影响胎宝宝在最后一段时间里的安宁。分娩是迟早的事，所以，孕妈妈应以平和的态度、愉悦的心理静待宝宝的降临。

第178天 厨房也有"陷阱"哦

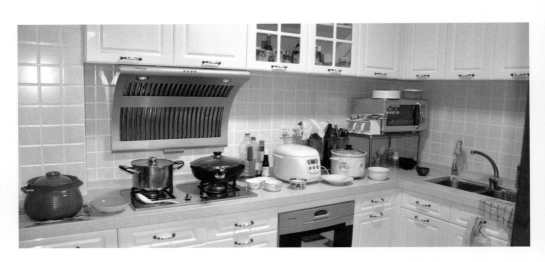

很多孕妈妈都认为危害只存在于家外面，其实很多时候在家中也隐藏着危害。每天都要使用的厨房，可能正隐藏着不为你所知的"陷阱"呢。

慎防煤气中毒

煤气为一氧化碳的俗称，是无色、无味的气体。在孕早期，一氧化碳中毒可影响胎儿生长发育，造成胎儿畸形、流产或胎死宫内，在孕晚期，一氧化碳中毒可造成胎盘早剥、早产、胎儿死亡等。

孕妈妈心脏功能、肾的排泄功能、肝的解毒功能等较平时大大增强，身体的代谢能力几乎达到了极限，而且体内血红蛋白本来就偏低，如果孕妈妈血液中一氧化碳浓度上升，会使本已偏低的血红蛋白和一氧化碳大量结合，使血红蛋白和氧结合的机会大大下降，容易造成供氧不足，发生一氧化碳中毒。所以，孕妈妈使用煤气一定要谨慎，用完后要随手关掉，以免发生意外。

油烟危害大

炒菜时，将菜放进滚热的油锅中时，一时油烟四起，这个时候的油烟危害是最大的。

因为当各种食用油加热到200℃以上时，产生的油烟凝聚物，如氮氧化物等有很强的毒性，还有煤气灶、液化气灶燃烧后生成的致癌物苯并芘。这些有害油烟能够通过孕妈妈的呼吸道进入血液，穿过胎盘，伤害胎宝宝，干扰胎宝宝的正常发育，甚至造成胎宝宝的发育不良。

如何避开油烟

1. 安置抽油烟机或排风扇，炒菜时将其打开，让厨房保持良好的通风。

2. 尽量多做一些清淡的菜肴，避免爆炒、煎炸时的浓烟滚滚。

3. 如果在油热的时候着急下锅，可先将锅具倾斜，让油烟被抽油烟机吸走，待油面波动加剧，油烟减少时，再放入菜，这样烧出来的菜才既有营养又无害。

第179天 让阴道炎走开

真菌性阴道炎的原因及症状

孕妈妈患真菌性阴道炎的原因是阴道内环境的改变。在妊娠期，由于孕妈妈尿糖含量增高，如果合并糖尿病，尿糖会更高。尿糖的增高会使真菌迅速繁殖，所以孕妈妈特别容易患真菌性阴道炎。

孕妈妈如果患了真菌性阴道炎，会感觉外阴和阴道瘙痒、灼痛，排尿时会感到相当疼痛，同时伴有尿急、尿频。真菌性阴道炎的其他症状还有白带增多、黏稠，呈白色豆渣样或凝乳样，有时稀薄，含有白色片状物，阴道黏膜上有一层白膜覆盖，擦后可见阴道黏膜呈深红色并处于糜烂状态。如果进行涂片检查和培养，便可发现真菌。

真菌性阴道炎的治疗

如果孕妈妈有妊娠期真菌性阴道炎时，及时到医院检查和确诊，遵医嘱进行治疗，以免分娩时感染胎儿。治疗首先要选择正确的药物和用药方法，彻底治疗身体其他部位的真菌感染，注意个人卫生，防止经手指传入阴道的真菌感染，勤换内裤，穿棉质衣服。口服酮康唑和氟康唑有使胎儿畸形的危险，最好采用制霉菌素栓剂和霜剂局部治疗。

滴虫性阴道炎的原因及症状

滴虫性阴道炎是由阴道毛滴虫引起的一种炎症，主要是通过性生活来传播，是生育年龄妇女较常见的疾病，妊娠期也可能患病。患此病后主要表现为白带增多且呈黄色、泡沫状、有异味，炎症严重时，外阴部肿胀呈深红色，且有瘙痒、疼痛等。如果此炎症发展到尿管，孕妈妈排尿时就会有疼痛的感觉。

滴虫性阴道炎的防治

为防止妊娠期滴虫性阴道炎，妊娠前，孕妈妈应进行妇科病普查，如发现滴虫，应积极治疗。孕妈妈和丈夫都要保持清洁，预防感染。如果已经感染上滴虫性阴道炎，必须和丈夫一起接受治疗。在此期间，内裤和洗涤用的毛巾、浴巾每天应煮沸5～10分钟，每天睡觉之前清洗外阴后，可将1枚灭滴灵阴道栓剂置于阴道深处。

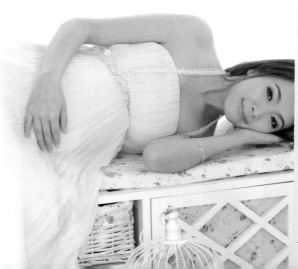

第180天 了解妊娠高血压疾病

什么是妊娠高血压疾病

妊娠高血压疾病简称"妊高征"，是妊娠期女性特有又常见的疾病，一般在妊娠中、晚期出现。是指怀孕20周后孕妈妈的舒张压高于90毫米汞柱或收缩压高于140毫米汞柱，或是怀孕晚期比早期舒张压升高15毫米汞柱或收缩压升高30毫米汞柱。该病的病理变化主要为全身小动脉痉挛，病变可累及多个器官，严重时可导致心、肝、肾、脑等主要器官缺氧、水肿、坏死，甚至功能衰竭，部分患者还会有慢性高血压及肾病等后遗症。

妊娠高血压表现为哪些症状

妊娠高血压疾病的临床表现为高血压、蛋白尿、水肿、血小板减少、凝血功能障碍，严重者有头疼、头晕、眼花、上腹部疼痛等自觉症状，甚至出现抽搐、昏迷以及母婴死亡。

哪些人易患妊娠高血压疾病

引起妊娠高血压疾病的病因尚不清楚，医学界众说纷纭。经调查和统计，认为本病也有以下一些好发人群。

1. 年轻初产妇或高龄产妇。

2. 有慢性高血压、慢性肾炎、糖尿病等病史的孕妈妈。

3. 精神过分紧张或受刺激致使中枢神经功能紊乱者，营养不良、贫血、低蛋白血症者。

4. 子宫张力过高（如羊水过多、双胎妊娠、糖尿病、巨大儿及葡萄胎等）者。

5. 有家族高血压史，尤其是孕妈妈的母亲有重度妊娠高血压疾病者。

妊娠高血压疾病对胎儿有什么影响

妊娠高血压疾病是引起围产期胎儿死亡的重要原因之一。孕妈妈患妊娠高血压疾病时，由于子宫血管痉挛，引起胎盘供血不足，从而导致胎盘功能减退，这样可

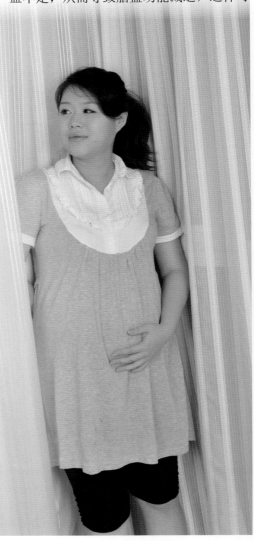

能造成胎儿生长发育受限、死胎及新生儿窒息和死亡等。如果妊娠高血压疾病病情加重时，孕妈妈应尽快终止妊娠。

妊娠高血压疾病对孕妈妈有什么影响

孕妈妈患有妊娠高血压疾病，特别是重度妊娠高血压疾病，可能发生心力衰竭、肺水肿、心肌出血、脑缺血、抽搐、昏迷、视网膜脱落、产后出血、产后血液循环衰竭甚至死亡等并发症。

如何预防妊娠高血压疾病

避免孕妈妈患妊娠高血压疾病，重在预防。首先，孕妈妈在孕期一定要按时定期检查，每次检查包括测血压和称体重，并定期进行尿液化验检查，以便观察血压、尿蛋白及水肿情况。其次，加强孕期营养及休息，注意多吃一些富含蛋白质、维生素、叶酸及微量元素的食物，适当限制食盐的摄入。此外，如有妊娠高血压疾病易发因素者，应积极注意孕期检查和监护，有异常情况时能做到早发现、早治疗。

如何治疗妊娠高血压疾病

一旦发现孕妈妈患有高血压，则应马上诊治，注意休息，并采取左侧卧位以减少子宫对下腔静脉的压迫，使下肢及腹部血流充分回到心脏，保证肾脏及胎盘的血流量，必要时按医嘱服一些降压或镇静药物。

及早发现并治疗轻度妊娠高血压疾病使之痊愈。如患中、高度妊娠高血压疾病，一经确诊，应立即住院治疗。主要给予解痉、降压、镇静、合理扩容和必要时利尿、适时终止妊娠的治疗。重症患者住院治疗24～48小时，病情不见好转应考虑终止妊娠。部分患者会遗留产后高血压及肾病后遗症，故应做好产后监测，观察血压及肾功能状况，如有异常应及时治疗。

此外，控制妊娠高血压在饮食上要限制水分和食盐的摄入。每天摄入水不超过1200毫升，重度高血压可按头一天尿量加上500毫升，食盐每天不得超过7毫克。另外，小苏打、发酵粉、鸡精也含钠，注意限量食用。

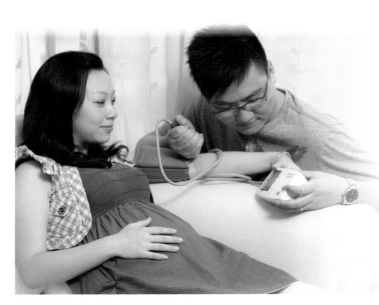

第181天 七月胎教之讲故事

今天妈妈要给宝宝讲一个故事——《狮子和老鼠》。讲完这个故事之后，妈妈还可以告诉宝宝：《狮子和老鼠》的故事告诉我们，尺有所短，寸有所长。永远不要小看那些看起来比你弱小的朋友。他们也许平时看似微不足道，却有可能在我们身处困境的时候提供巨大的帮助哦。宝宝，听着，妈妈开始讲啦！

一天，一只小老鼠外出觅食，不小心中了机关，被关进了捕鼠器里。这时，正好一头狮子经过，小老鼠于是向狮子求救："狮子！狮子！请您救救我吧！"狮子善心大发，救出了小老鼠。小老鼠向狮子敬礼，并感激地表示："我会铭记您的大恩，日后一定报答您。"

狮子感到好笑："老弟，你一只小小的耗子还能帮我什么忙？"狮子是万兽之王，他有健壮的四肢，锋利的爪牙，草原上没有什么动物能和它抗衡，所以，狮子对小老鼠的话不以为然。

一个星期后，狮子掉进了猎人埋伏的捕兽网里。他又蹦又跳，大吼大叫也无济于事。这时，小老鼠听到了狮子的吼声，他赶来对狮子说："请你稍等一会儿，现在该我来搭救您了。"狮子懊丧地说："捕兽网连我都打不开，你连把刀都没有，如何救我？"小老鼠没再说什么，只是用他的牙齿慢慢将捕兽网啃开了一个大洞。狮子很快钻出了捕兽网，它高兴地喊了一声："自由万岁！"

第182天 宜多吃什么呢

可常吃核桃

核桃的营养价值和药用价值都很高。100克核桃仁可产生6000多千卡热量，是同等重量粮食所产热量的2倍，每千克核桃仁相当于5千克鸡蛋和9千克鲜牛奶的营养价值。核桃仁中的不饱和脂肪酸含量高，有降低血中胆固醇的作用，其中的亚硝酸还是理想的肌肤美容剂。核桃仁中的磷脂具有增长细胞活力的作用，可提高脑神经功能，增强机体抵抗力，并可促进造血功能和伤口愈合。

优质核桃不论是生吃还是熟食，营养价值和口味都不错，对生长发育中的胎儿大脑有滋补作用。但是，由于核桃油性大，孕妈妈不宜一次食用过多，以防"败胃"，经常少量食用即可。

应多吃海洋动物食品

海洋动物食品富有脂肪、胆固醇、蛋白质、维生素A和维生素D，与眼睛、皮肤、牙齿和骨骼的正常发育关系非常密切。海鱼中含有大量的鱼油，并且这种鱼油具有利于新陈代谢正常进行的特殊作用。海鱼还可以提供丰富的矿物质，如镁、铁、碘等元素，能很好地促进胎儿生长发育。

除此之外，海洋动物食品还具有低热量高蛋白的特点。100克鱼肉可提供成人蛋白质需要量的1/4～1/3，而提供的热量却低于100千卡。所以对于没被污染的海洋动物食品，孕妈妈多吃是有益无害的。

宜吃樱桃

樱桃味道酸甜，可促进食欲，其营养价值也很高，富含铁元素，利于生血，并含有磷、镁、钾，其维生素A含量比苹果高出4～5倍，是孕妈妈、哺乳期女性的理想水果。买樱桃时应选择连有果蒂、色泽光艳、表皮饱满的，在-1℃的条件下保存最为适宜。

▼不是吃得越多就对胎宝宝越好，孕妈妈应选择适宜的食物。

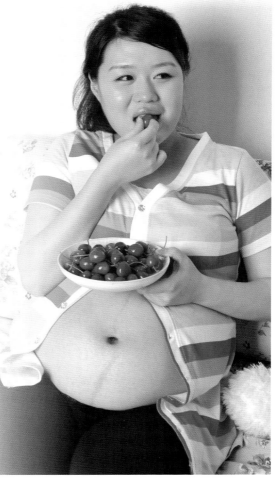

第183天 色彩环境能促进胎儿发育

色彩能够影响人的精神和情绪，它作为一种外在的刺激，通过人的视觉产生不同感受，给人以某种精神作用。不同的颜色对人的情绪有不同的影响。实验发现，长期处在黑色环境中的人，会感到情绪低落、烦躁不安和极度疲劳；处在红色环境中，会使人感到压抑和疲劳；处在白色、粉红色、淡蓝色等洁净、柔和的环境中，会给人安静、平和的感觉。

孕妈妈因体内激素的变化，往往性情急躁，情绪波动较大。那么，如何恰如其分地运用色彩环境来促进胎儿的发育呢？首先，不宜多接触红、黑等色彩，以免产生烦躁、恐惧等不良心理，影响胎儿生长发育。其次，孕妈妈平时应有意识地多接触一些偏冷的色彩，如绿色、蓝色、白色等，有利于情绪稳定，保持淡泊宁静的心境。

要使腹内小宝宝安然平和地健康成长，在布置孕期居室、选购日常用品时，要有意识地注意色彩这个问题。多选用粉红色、绿色、蓝色、黄色等颜色来布置装饰居室和工作环境，如一盆绿色植物、一幅色彩鲜艳柔和的挂画、一块橘黄色的餐布等，都能给空间带来不一样的视觉感受。

第184天 该如何吃水果和蔬菜呢

▼新鲜的蔬菜水果是孕妇补充维生素、矿物质的极好来源，它为孕妇补充所需营养，对胎儿神经系统的发育有着重要作用。

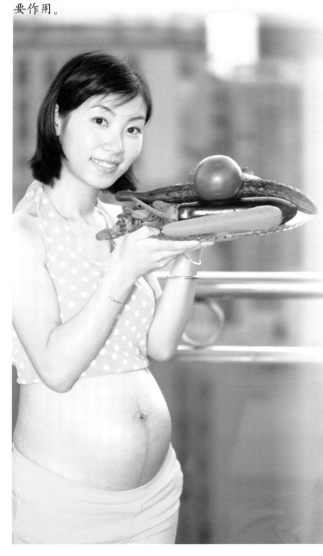

蔬菜水果是人们生活中必不可少的食物，在膳食中占有较大的比例。其特点是蛋白质和脂肪含量很低，含有一定量的碳水化合物及丰富的无机盐类（钙、钾、钠、镁等）和某些维生素（如维生素C和胡萝卜素等）。蔬菜、水果也具有很好的感官性状，可增进食欲，帮助消化，维持肠道正常功能及膳食的多样化。尤其在孕期，某些孕妈妈由于妊娠反应剧烈，食欲不佳，容易便秘，吃些蔬菜水果，是保证矿物质和维生素C供给的重要途径，有助于孕妈妈的健康及胎儿的成长。

在蔬菜水果的选择上，有一定的学问。通常而言，颜色深的如青椒、胡萝卜、西蓝花等蔬菜富含叶绿素、叶酸、β-胡萝卜素以及维生素C等孕妈妈所需的重要营养素。此外，在选择的时间上也有所不同，一般来说，新鲜采摘的水果和蔬菜比存放时间久的营养丰富，而且口感好。

水果蔬菜在食用前要用专用清洗剂洗干净，以免残留的农药对人体造成危害。另外，蔬菜加工时要先洗后切，以免造成营养成分丢失。而且切过的菜不宜存放时间过长，以免营养流失或产生有害物质。不要用铜锅炒菜，炒菜时应急火快炒，菜汤不要丢掉。

第185天 七月胎教之视觉胎教

视觉胎教，是在当胎儿醒着时，用手电筒的光射准妈妈腹部，以训练胎儿昼夜节律，促进胎儿视觉功能及脑的健康发育。这样训练过的胎儿，出生后能够适应白天玩、晚上睡的生活。这样的胎教也有利于胎儿的视觉功能发育，对胎儿日后视觉敏锐、协调、专注、阅读都将会产生良好的影响。

专家们认为，胎儿视力发育较晚，在怀孕的早期和中期，一直处于闭着眼睛生活的状态。

一般来说，胎儿4个月时，视功能开始出现，此时如果用光线稍强的手电筒光照孕妇腹部，胎儿会对光线有反应，但他并不睁眼。

胎儿7个月时，胎儿的视力发育得比较成熟，视网膜能够反应外界光线，并把光的信号传送到大脑。

所以，视觉胎教最好在胎儿7个月时开始。

做视觉胎教应注意以下几点：

◆忌用强光照射，光线最好弱一点，用光线较弱的手电筒就可以。

◆每次时间不宜过长，一般几分钟就可以了。

◆可以每天上午、下午各选一个合适的固定时间。

◆做视觉胎教时，孕妇选舒服的姿势坐好，放松精神，保持心情愉悦。

◆开始前，孕妇可以轻轻拍拍胎儿，对他说些话，如："宝贝，来，看光亮。"然后手电筒在离肚子不远处照射。照射时，要有节奏，让手电筒一亮一灭，以促使胎儿视觉细胞进行应对活动。

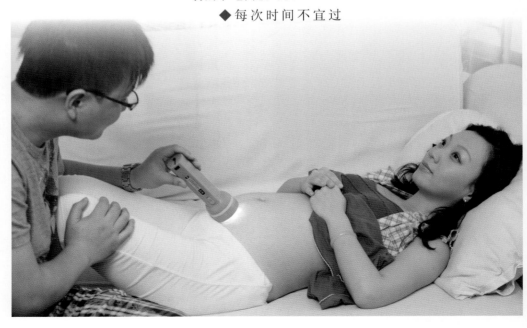

第186天 准爸爸的七月爱心美食

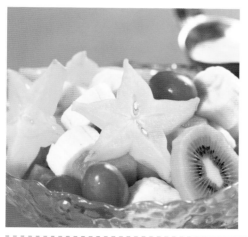

水果沙拉

原料： 苹果、梨、香蕉、西瓜、圣女果、杨桃、猕猴桃各100克

调料： 沙拉酱100克，橄榄油50毫升，蛋黄酱50克

1. 先将苹果、梨、香蕉、西瓜去皮切小块，其余水果洗净切片待用；

2. 将沙拉酱、蛋黄酱、橄榄油调匀，拌入水果中即可食用。

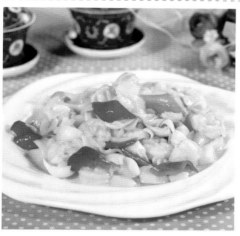

百合爆虾球

原料： 鲜虾350克，鲜百合100克，青红椒各1个

调料： 食用油、盐、淀粉、料酒、味精各少许

1. 虾去头和壳洗净，挑去背部虾线，加料酒、水淀粉上浆，再入沸水中氽至变色；

2. 鲜百合瓣洗净，青红椒去子后切成块；

3. 锅中放油，下入青红椒片、百合翻炒匀，加入虾仁，一同翻炒至熟后加盐、味精即可。

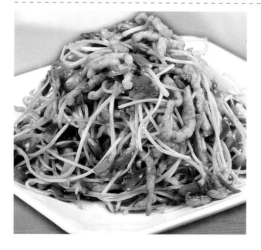

黑豆芽炒肉丝

原料： 猪瘦肉丝200克，黑豆芽250克

调料： 食用油、盐、料酒、嫩肉粉、酱油、胡椒粉、味精各适量，姜末、蒜末各少许

1. 将瘦肉加盐、料酒、嫩肉粉、酱油拌匀腌渍10分钟，再入油锅中滑散，盛出备用；

2. 锅中再烧热油，下入黑豆芽炒至将熟，加入肉丝一同翻炒匀，放入剩余调料炒入味即可。

第187天 卧室花花草草别太多哦

许多人喜欢在自己的卧室摆上几盆花草，一来可以当做装饰之用，美化卧室，二来有些花草可以吸收空气中的有害成分。但卧室摆花草要讲究，特别是孕妈妈的卧室。

虽然有些花草能清新空气，但有些却会对人产生某些负面影响，并不适合摆放在卧室内。孕妈妈的卧室里摆放的花草不宜过多，以免引起孕妈妈和胎宝宝的不良反应。

如万年青、五彩球、洋绣球、仙人掌、报春花等接触后容易引起过敏反应，如果孕妈妈的皮肤触及它们，或其汁液沾到皮肤上，会发生急性皮肤过敏反应，出现痛痒、皮肤黏膜水肿等症状。还有一些具有浓郁香气的花草，如茉莉花、水仙、木兰、丁香等会引起孕妈妈嗅觉不灵、食欲不振，甚至出现头痛、恶心、呕吐等症状。百合花的香味闻久了会使人的中枢过度兴奋而引起失眠。夜来香虽然具有驱蚊的功效，但其夜间散发的刺激嗅觉的微粒，会使高血压和心脏病患者感到头晕、郁闷，甚至病情加重。所以，孕妈妈的卧室最好不要摆放过多的花草，特别是芳香馥郁的盆花。

此外，花草在阳光下吸进二氧化碳，释放氧气，可是在夜间花草则是吸进氧气，放出二氧化碳，出现与人争夺氧气的现象。因此，孕妈妈室内即使养了少量花草，夜间也要搬出室外。

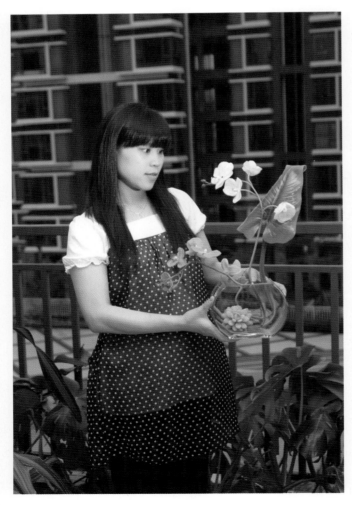

第188~189天　常见误区要更正

有些孕妈妈存在一些常见误区，有些误区不利于母婴健康，所以，对待孕期误区要及时更正。

◎误区一：怀孕不能吃药

有的孕妇即使患了感冒、发烧、腹泻等疾病，也是强忍硬扛，因为她们觉得怀孕后吃药会影响胎儿发育。实际上，疾病拖久了，如果病情加重，合并其他疾病会加重对胎儿的危害。所以，有病还是需吃药，只不过孕期不能乱吃药，需咨询专业的医生，让医生根据用药的种类与性质、胚胎发育的状况、药物用量的多少以及疗程的长短来给予科学的指导。

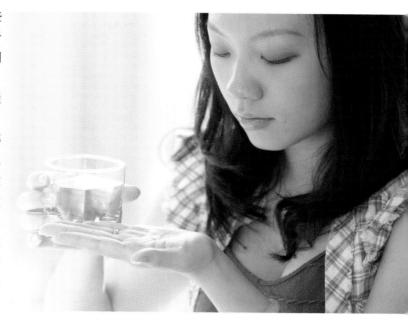

◎误区二：产前检查没有用

很多孕妇不重视产前检查，经常不按医生的建议按时产检。其实通过定期产前检查，可以方便医生及早了解孕妈妈的全面情况和发现潜在的不利于妊娠和分娩的各种因素，比如妊娠高血压疾病等，通过产前检查和自我监护是完全可以做到早发现、早治疗的。

通过产前检查，还可以帮助孕妈妈了解胎宝宝的身体状况，并及时发现妊娠期间一些异常情况，对可能引起早产的因素，尽量避免就能预防早产的发生。通过产前检查，如发现胎位不正的异常，可及时进行纠正，以保证生产安全。

若不进行或不按期进行检查，万一发生异常情况就会耽误治疗时机，这也是造成难产的重要原因之一。

◎误区三：剖宫产好

不少孕妇心理上过分依赖剖宫产，其实，自然分娩创伤小，较安全，而且产后能很快恢复健康，对体形恢复也有益。自然分娩时，婴儿的大脑受到挤压，今后的智力发育会更好。

第190天 防治妊娠黄褐斑

有研究表明黄褐斑的形成与孕期饮食有着密切关系，如果孕妈妈的饮食中缺少一种名为谷胱甘肽的物质，皮肤内的酪氨酸酶活性就会增加，从而出现黄褐斑。下面介绍一些对防治黄褐斑有很好疗效的食物。

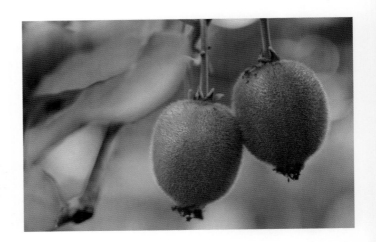

◎各类新鲜蔬菜

各类新鲜蔬菜含有丰富的维生素C，具有消褪色素作用。其代表有马铃薯、卷心菜、花椰菜等。瓜菜中的冬瓜、丝瓜等对孕妈妈也具有一定的美白功效。

◎柠檬

随着孕妈妈体内过氧化物的逐渐增多，极易诱发黑色素沉着，而柠檬中所含的枸橼酸则能有效防止皮肤色素沉着。孕妈妈食用柠檬或使用柠檬制成的沐浴剂洗澡，就能使皮肤滋润光滑。但柠檬味道极酸，不宜多吃，否则会损伤牙齿。

◎猕猴桃

猕猴桃中富含食物纤维、维生素C、B族维生素、维生素D、钙、磷、钾等微量元素和矿物质。其维生素C能够有效地抑制皮肤内多巴醌发生氧化作用，能使皮肤中深色氧化型色素转化为还原型浅色素，从而干扰黑色素的形成。但要注意脾胃虚寒的孕妈妈不可多吃，否则易腹泻。

◎大豆

大豆中所富含的维生素E能破坏自由基的化学活性，不仅能抑制皮肤衰老，而且还能防止色素沉着于皮肤。孕妈妈若经常食用用大豆熬制的甜汤，就能有效地消除黄褐斑。

◎谷皮类食物

谷皮类食物中富含维生素E，能有效抑制过氧化物质产生，从而起到干扰黑色素沉淀的作用。

◎西红柿

西红柿具有保养皮肤、消除雀斑的功效。它丰富的番茄红素、维生素C能抑制黑色素形成，孕妈妈可常食用。同时，还可以将面部洗干净后用西红柿来敷面，每次敷20分钟左右，能够有效地帮助孕妈妈去除黄褐斑。但需注意，西红柿性寒，孕妈妈不宜空腹食用，否则易造成腹痛。

第191天 适量摄入维生素D

维生素D是类固醇的衍生物，具有抗佝偻病的作用，被称为抗佝偻病维生素。维生素D还对调节钙、磷的正常代谢，促进钙、磷在小肠内吸收，促进牙齿和骨骼正常生长具有十分重要的作用。当孕妇缺乏维生素D时，可出现骨质软化。最先而且最显著的发病部位是骨盆和下肢，以后逐渐波及脊柱、胸骨及其他部位，严重者可出现骨盆畸形，由此可影响自然分娩。维生素D缺乏还可使胎儿骨骼钙化以及牙齿萌出受影响，严重者可造成小儿先天性佝偻病。

富含维生素D的食物有鱼肝油、鸡蛋、鱼、动物肝脏、小虾等。孕妇只要正常食用这些食物，就能保证维生素D的供给。此外，怀孕后半期和哺乳期女性可口服维生素D，发生低血钙抽筋的孕妇应及时治疗。

晒太阳是人类补充维生素D的主要方法，许多专家认为居住在北方的人患多发性硬化症的概率较居住在南方的人要高的原因是缺乏日照时间而导致了他们体内维生素D的缺乏。妊娠期间，孕妇每天外出晒晒太阳，这样可以减轻下一代对此疾病的负担。

此外，维生素D能促进食物中钙的吸收，没有维生素D，单纯补充钙片的效果并不理想，所以补钙的同时应补充足够的维生素D，能使钙真正吸收并且沉积到骨骼中去。

◀孕妈妈晒太阳必须适当，在烈日下外出时还须注意防护。

第192天 做家务的安全细则

随着妊娠月份的增加，孕妈妈的腹部越来越大，内脏受到压迫，不适越来越明显，经常会有心悸、呼吸困难、食欲不振、腹胀等现象。因身体笨重而致行动不便，所以需要特别注意活动安全。孕妈妈做家务也有安全细则：

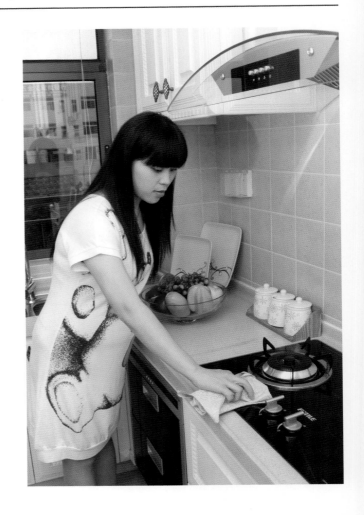

做家务要以缓慢为原则。到孕晚期，孕妈妈负担越来越重，行动已变得不那么灵活了，所以在做家务时，要以缓慢为原则。做任何事都要采取不直接压迫腹部的姿势。做家务的时间要妥善安排，活动量也要把握好，不宜太累。

不要长时间站立做家务。此时孕妈妈的身体容易疲劳，经常会感到腰背及下肢酸痛，做家务时，注意不要长时间站立，建议孕妈妈在做了15～20分钟家务后，要休息10分钟左右。

降低清洁标准，不要太累。如果有些孕妈妈平时对家务要求严格的话，怀孕晚期最好降低标准，千万不要因做家务而造成过度疲劳。孕晚期，孕妈妈更应该充分休息，以储备体力准备生产，所以做完家务后，休息时间也应比平时长，以保证体力得到恢复。当然，如果家中的其他成员能适当地分担家务劳动，能让准妈妈安心休息更好。

做家务要以不影响身体舒适为原则。孕妈妈做家务时，要以不影响身体舒适为原则。如果突然出现腹部疼痛等异常情况，要赶紧停止手里的家务活，并立刻躺下休息以缓解不适，如果腹痛得不到改善，应赶紧就医。

第193天 七月胎教之唱歌

孕妈妈唱一唱这首脍炙人口的经典圣诞歌曲《铃儿响叮当》吧。

这首歌曲调流畅、情绪欢快，表现了孩子们热情奔放的性格，抒发了热爱美好生活的真挚情感。每当唱起这首歌，仿佛就能看到一群孩子冒着大风雪，坐在马拉的雪橇上，他们的欢声笑语伴着清脆的铃声在原野中回荡这样的生动画面。

铃儿响叮当

叮叮当，叮叮当，铃儿响叮当，
我们滑雪多快乐，我们坐在雪地上嗨！

叮叮当，叮叮当，铃儿响叮当，
我们滑雪多快乐，我们坐在雪橇上！

冲破大风雪，我们坐在雪橇上，
快奔驰过田野，我们欢笑又歌唱，
年轻的伙伴们，精神多爽朗，
鞭儿抽得啪啪响啊，马儿快快跑。

叮叮当，叮叮当，铃儿响叮当，
坐上雪橇多快乐，我们飞奔向前方嗨！

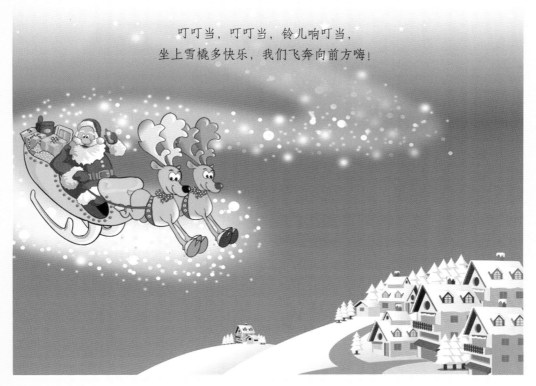

第194天 皮肤痒疹莫忽视

皮肤痒疹的原因

有些孕妈妈在妊娠最后3个月，会出现皮肤痒疹的现象，在分娩后即可自行消退。孕妈妈发生皮肤痒疹的原因多为肝内胆汁淤积，这在医学上称为妊娠期肝内胆汁淤积症。主要是由于妊娠后对体内增多的甾体激素异常敏感所致，也有些孕妈妈是因为胆汁代谢异常引起皮肤瘙痒和皮疹。

皮肤痒疹的症状

通常情况下，孕妈妈怀孕中期或晚期身体开始出现痒疹，最先是胸部、腹部、足部及外阴部出现红色小皮疹，伴有痒感，从轻度的瘙痒直至严重的全身瘙痒。但皮肤没有病变，一般夜间比白天要严重。也有些病人在皮肤瘙痒数日内或数周后出现黄疸，表现为皮肤和巩膜发黄，并常伴有轻度恶心、乏力、腹泻及腹胀等症状。

肝内胆汁淤积症的危害

专家研究表明：妊娠期，在孕妈妈出现皮肤瘙痒症中，有4.2%～5%是患了妊娠期肝内胆汁淤积症。患有肝内胆汁淤积症的孕妈妈容易发生胎盘功能不全、胎儿宫内窒息、早产及产后出血等并发症。因此孕妈妈对皮肤瘙痒应给予重视，特别是在临产前，应尽快去妇产科检查。

皮肤痒疹的治疗方法

孕妈妈发生皮肤痒疹可采用以下方法治疗：

1. 用炉甘石洗液，或5%～20%黑豆馏油，或用10%～20%中药蛇床子溶液，或用75%酒精涂擦局部止痒。

2. 在医生指导下可适当用些镇静药和抗过敏药，如口服安定、三溴合剂、非那根（即异丙嗪）、扑尔敏、赛庚定等。假如再加服B族维生素、维生素C和静脉注射10%葡萄糖酸钙等，则止痒效果更好。

要尽量避免用手去搔抓痒处，以防抓破皮肤后引起细菌感染。忌用热水、肥皂水擦洗。若孕妈妈把皮肤痒疹控制在轻度，尽快治愈，则对胎儿的危害性就较小。同时，在饮食上也要加以注意，多吃新鲜蔬菜和水果，增加维生素的摄入，少吃辛辣如辣椒、大蒜、韭菜等刺激性食物，以利于血液流通，减少肝脏胆汁淤积。

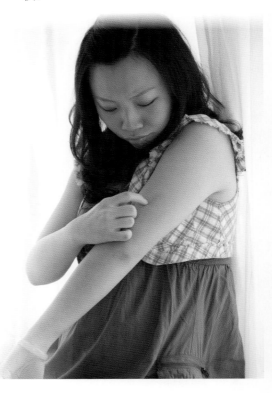

第195~196天　今天运动了吗

　　运动对孕妈妈的好处不言而喻，运动能使肌肉得到活动，促进血液循环，增加母亲血液和胎儿血液的交换，增进食欲，使胎儿得到更多的营养，运动还能促进胃肠蠕动，增强腹肌、腰背肌和骨盆底肌的能力，合适的运动还有利于顺利分娩。

　　但妊娠到了此月份，孕妈妈的肚子越来越大，平衡感受到影响，行动变得缓慢、笨拙，而且，因为子宫过度膨胀，宫腔内压力较高，子宫口开始变短，孕妈妈身体负担变得更重，所以此时不宜选择有难度的运动，有可能跌倒、伤害或撞击到肚子的运动都不宜进行，现在开始孕妈妈应该降低运动量和强度。

　　到孕晚期，准妈妈在运动时一定要注意安全，千万不能过于疲劳，过于频繁的活动和劳累会诱发宫缩，有早产的危险。比较适合孕妈妈的运动有孕妇体操、孕妇瑜伽、散步等。这些运动可以舒展和活动筋骨，特别是孕妇体操，比如舒展体操运动，既能松弛骨盆和腰部关节，又可使产道口肌肉柔软，还能锻炼下腹部肌肉，孕妇瑜伽对于分娩时调整呼吸很有帮助。

　　下面，孕妈妈做一做孕妇体操吧。

◎腰背肌肉运动

　　双膝平跪于床上，双臂沿肩部垂直支撑上身，利用背部与腹部的摆动来活动腰背部肌肉。

◎双腿高抬运动

　　仰卧床上，双腿高抬，脚抵住墙，坚持每次3~5分钟。此姿势可

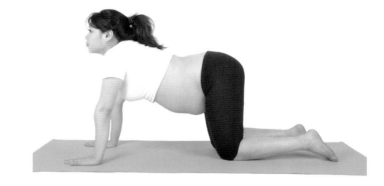

以伸展脊椎骨和臀部肌肉，并促进下肢血液循环。每日可进行数次。

◎大腿肌肉伸展运动

　　仰卧，一腿伸直一腿稍弯曲，伸直的腿利用脚趾的收缩紧缩大腿、臀部和肛门的肌肉，然后放松。两腿交替练习，每日反复做8~10次。此运动可减轻小腿和脚的疲劳、麻痹和抽筋。

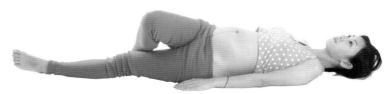

孕妈妈的变化

第29周：腹部皮肤紧绷，皮下组织易出现断裂现象，从而产生紫红色的妊娠斑。

第30周：下腹部、乳头四周及外阴部等处的皮肤有黑色素沉淀，妊娠褐斑也会非常明显。

第31周：子宫底高度在脐与剑突之间，因此压迫心脏和胃，引起心跳加速、气喘或感觉胃胀，没有食欲。

第32周：身体沉重，行走不便，经常感到腰背及下肢酸痛。

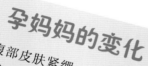

胎宝宝的发育

第29周：大概重1.2千克，从头到脚长为38.5厘米。肌肉和肺正在继续成熟，大脑中正在生成着数十亿神经元细胞。头部也在增大。

第30周：约有40厘米长，重约1.4千克。羊水有所减少，能够分辨出光亮和黑暗了，他甚至能够来回地追随光源。

第31周：大概40.6厘米长，重约1.5千克，积蓄的脂肪层使他的胳膊和腿都变得丰满起来。一直自由转动的胎儿到这个时期，位置开始固定了。

第32周：大概重1.7千克，长约42.5厘米。手指甲和脚指甲已经完全长出来了。有些胎儿已经长了满头的头发，有些只长出了淡淡的绒毛。

孕8月
与不适
对抗到底

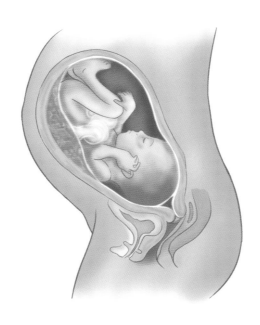

第197天 孕晚期居家注意事项

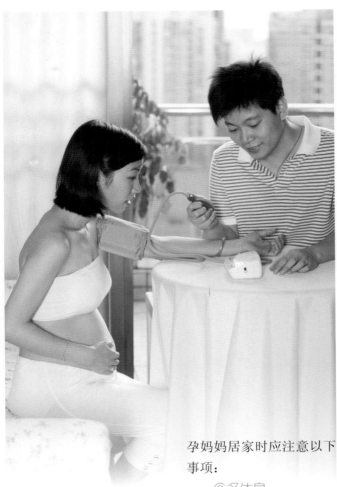

孕8月的孕妈妈各方面应该开始多加注意，因为这段时间多数孕妈妈会有心跳加快、气喘或感觉胃胀、没有食欲的现象，还会感到身体沉重，行动不便，经常感到腰背及下肢酸痛。这段时期也非常容易出现早产，应该避免过度疲劳和强烈的刺激。

孕妈妈居家时应注意以下事项：

◎多休息

在家应该多休息，不可过度劳累。多数孕妈妈的子宫是呈右旋转，所以在睡觉时可采取左侧卧位，以减轻子宫对下腔静脉的压迫，使右旋的子宫复位，由此减轻子宫血管张力，增加胎盘血流量，改善子宫内胎儿的供氧状态。

◎观察水肿

孕妇在怀孕末期大都会出现水肿，睡觉时可将腿部适当垫高，以利于血液回流，减轻下肢水肿。一般经卧床休息后，这种浮肿大多能自动消退。如果在早晨醒来，发现浮肿未退，并伴有头晕、恶心等症状，或一周内体重增加500克以上，应尽快到医院做检查，以确定是否患有某种疾病。

◎监测血压

可购置一台血压计，于早晚各测量一次血压，并做好记录。妊娠高血压疾病及早发现及时治疗，才可将危害降低到最少。

◎保持营养饮食

要保持高蛋白质的饮食，每天摄取适量蛋白质，可补充尿中流失的蛋白质，减少水肿的危险。

◎定期检查

应该遵医嘱定期做身体检查，以便发现问题可及时治疗。

第198天 准爸爸，你关心孕妈妈了吗

进入8月，孕妈妈的行动变得越来越不方便，身体因为增大的子宫又进入新一轮的难受期，胸闷、气喘加重、呼吸不畅、食欲不振等一系列的反应又开始伴随着孕妈妈。此时，准爸爸的关心对孕妈妈来说非常重要。

◎对孕妈妈多宽容

孕妈妈因身体不适可能脾气也会变差，也许一句话没说好就大发脾气，甚至因一点并不严重的事就会掉眼泪。这时，准爸爸应该多宽容。多想想孕妈妈为了孕育宝宝承受诸多的不适，她非常辛苦，偶尔发发脾气也可以理解。妻子发脾气时，丈夫要多体贴并迁就妻子，可以开个玩笑把话题转移一下，或者找一些孕妈妈感兴趣的事来打发时间，让孕妈妈忘记不适。

◎尽量让孕妈妈多休息

在此时应尽可能让孕妈妈得到充分的休息。准爸爸可多做一些家务活，如果能选择一些孕妈妈喜欢的饭菜并亲自做给她吃，一来可以保证营养的供给，二来还能让妻子感受到准爸爸真诚的关心。

◎给孕妈妈制造一些惊喜

如果孕妈妈下班回到家，发现丈夫竟然买回了一份礼物，这样的惊喜会不会给孕妈妈带来一份好心情呢？准爸爸不要只在纪念日或生日才给妻子送礼物，这种时候，给妻子准备一份礼物，即使只是小小的礼物，表达自己的关心，也会令孕妈妈拥有好心情，孕妈妈心情愉悦可是最好的胎教哦。

◎帮孕妈妈调节情绪

孕妈妈此时除了身体不适导致心情变差，也可能会因日益笨重的体形、妊娠纹、黄褐斑等而感到沮丧，准爸爸要学会赞美妻子，要告诉她，她非常漂亮，你非常喜欢她现在的样子，自己为她感到自豪。准爸爸还应经常陪同孕妈妈到空气清新的大自然中去散步，或和孕妈妈一起想象胎儿的情况，描绘胎儿的活泼、健康、漂亮的样子，以调节孕妈妈的情绪。

◎帮助妻子按摩

此时期孕妈妈易感到疲劳，这会间接对胎儿产生影响，准爸爸应对孕妈妈的手腕、脚等适当地进行按摩，特别是为了让孕妈妈的上半身和下半身的血液循环更加舒畅，四肢的按摩更不能少。

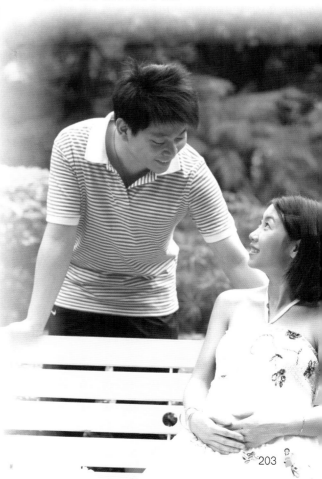

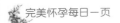
第199天 孕8月的饮食原则

从这个月开始，胎儿的身体长得特别快，细胞体积迅速增加，大脑的增长达到高峰。肺部迅速发育，体重每月增加约700～1000克，营养对于胎儿的影响较前几个月更为重要。由于胎儿的推挤，孕妈妈内脏全部上移，胃部也有受压感，所以感到食欲不振。这段时间极易患上妊娠高血压疾病，因此要尽量少吃含盐多的食品。除此之外，这个月的饮食安排还应以含钙质丰富的食物为主，同时多吃含纤维素多的蔬菜、水果，少吃辛辣食物，以减轻便秘和痔疮的症状。

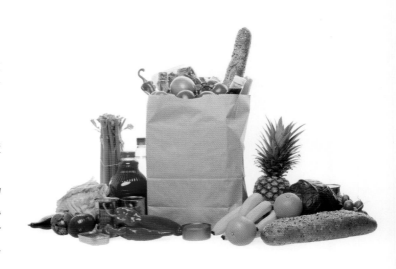

每天饮食的品种

专家建议，这个时期每天饮食的品种和量如下：主食（大米、面粉、小米、玉米和杂粮）370～420克，蛋类（鸡蛋、鸭蛋、鹌鹑蛋）50克，牛奶500毫升，肉类和鱼类150克，动物肝脏150克（每周1次），豆类60克，蔬菜500克，水果300克，烹调用油20毫升。

一天的饮食安排	
早餐	菜肴：各类清淡蔬菜，清炒鸡蛋或瘦肉 主食：麦片粥1小碗，五香卤肉包2个或香蕉薄饼2块（约100克） 水果：猕猴桃1个
中餐	菜肴：芹菜炒牛肉，蚝油豇豆，香橙鸡胸 主食：米饭2小碗，小馒头2个（约150克） 水果：香蕉1根
晚餐	菜肴：沙姜菠菜，清蒸平鱼，双耳蒸蛋皮，银耳山药羹 主食：米饭2小碗，或面条1小碗 水果：品种根据自己的口味选择（约100克）

第200天 八月胎教之唱歌

　　除了利用名曲进行音乐胎教外，孕妈妈还可以给宝宝听或唱一些简单的英文歌，为丰富宝宝的语言能力、提高英语学习能力打下基础。当然，此类歌曲不可选太多，只选一两首简单的反复听唱即可增强宝宝对不同语言的敏感度。

　　下面这首非常著名的英文儿歌《一闪一闪小星星》，孕妈妈可以唱给宝宝听。

Twinkle Star

Twinkle, twinkle, little star

How I wonder what you are

Up above the world so high

Like a diamond in the sky

Twinkle, twinkle, little star

How I wonder what you are

Up above the world so high

Like a diamond in the sky

此旋律也配有中文歌词：

一闪一闪亮晶晶，

满天都是小星星，

挂在天空放光明，

好像许多小眼睛。

一闪一闪亮晶晶，

神奇可爱的小星星。

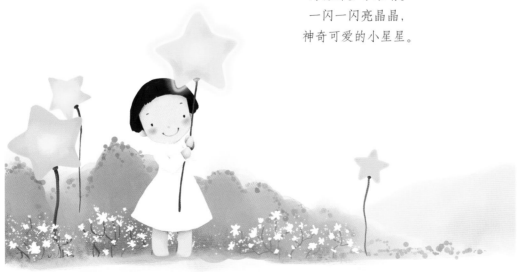

第201天 为什么会水肿呢

在妊娠中后期，孕妈妈容易出现水肿。主要是因为孕妈妈为了满足胎儿生长发育的需要，体内的血浆和组织间液体增多，特别是到了妊娠后期，子宫逐渐增大，压迫下肢静脉和盆腔静脉，使下肢静脉血液回流受阻，下肢静脉压力过大，体内的血液会渗透到组织间隙，从而引起了水肿。不过，一般经卧床休息后，这种浮肿大多能自动消退。如果劳累、行走和站立时间过长，下肢也容易出现浮肿。此外，妊娠高血压疾病、营养不良性低蛋白血症及贫血都容易引起水肿。

妊娠水肿的分类

妊娠水肿分为显性水肿和隐性水肿两种。如孕妈妈下肢皮肤发亮、弹性减低，用手指按压后出现凹陷，叫做显性水肿；有些孕妈妈体表无明显水肿，液体潴留在各器官的间隙中，体重增长很快，每周超过0.5千克，这类水肿叫做隐性水肿。

水肿的症状

脾虚妊娠水肿的症状：面目及四肢浮肿，或遍及全身，肤色淡黄，皮薄而光亮，胸闷气短，懒于言语，口淡无味，食欲不振，大便溏薄。舌质胖嫩，苔薄白或薄腻，也有齿痕，脉缓滑无力。

肾虚妊娠水肿的症状：面浮肢肿，下肢尤甚。按之没指，心悸气短，下肢逆冷，腰酸无力，苔白润，脉沉细。

气滞妊娠水肿的症状：妊娠三四个月后，先由脚肿，渐及于腿，皮色不变，随按随起，头昏涨痛，胸闷胁胀，食少，苔薄腻。

水肿的处理

妊娠期出现的水肿是怀孕引起的生理反应，不用害怕。一般情况下，轻微水肿只要注意休息，坐、卧时将双腿抬高，少吃含盐过高的食物，水肿就可以减轻和消失。如果是因为营养不良引起的水肿，孕妈妈则需要进行饮食调养，每天要保证摄入足量的鱼、肉、蛋、禽等食品。若下肢水肿严重，或伴有头晕、恶心、呕吐等，则要考虑是否患了其他疾病，如妊娠高血压疾病、蛋白尿等，需要到医院做进一步的诊治。

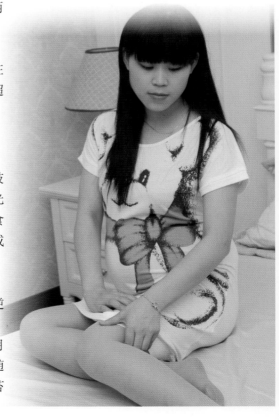

第202天 羊水正常吗

羊水的作用

羊膜为胎儿的附属部分，羊膜腔内的液体称为羊水。羊水是维持胎宝宝生存的要素之一，从胚胎开始形成之前，羊水就将子宫壁撑开，给宝宝提供生长发育所需的自由空间。它保护着胎儿免受挤压，防止胎体粘连，保持子宫腔内恒温、恒压。我们还可以通过分析其成分来了解胎宝宝的成熟度和健康情况，而且阵痛时借着水囊传导压力也可协助扩张宫颈。

羊水过多的分类及症状

正常羊水约为1000毫升，羊水量超过2000毫升称为羊水过多。在大多数情况下，羊水的增加是缓慢的，称为慢性羊水过多；极少数羊水量在数天内急剧增加，称为急性羊水过多。慢性羊水过多常发生在妊娠晚期，发展较慢，一般孕妈妈无明显不适。急性羊水过多发生在妊娠24周以后，由于羊水急剧增加使孕妈妈子宫迅速过度膨胀，从而引起腹痛、腹胀不适，压迫心脏、肺，引起心慌气短、不能平卧等，可出现下肢、外阴浮肿及腹水。

羊水过多的孕妈妈常发现腹部增大迅速，行走不便，有时腹壁皮肤发亮。检查时常见胎位不清，胎心音遥远或听不到。羊水过多的孕妈妈容易发生早产，如果胎膜破裂，羊水大量外溢则易发生胎盘早期剥离。产后由于子宫收缩力差也容易发生产后出血。

羊水过多的治疗

孕妈妈一旦发现腹部增大明显时应立即去医院检查，以明确是否为羊水过多，胎儿有无畸形，以及有无其他合并症。如症状不重，胎儿无畸形可继续妊娠，但应注意休息，服低盐饮品，或在医生指导下用药，即可顺利分娩。如症状严重，可从腹部做羊膜腔穿刺，放出一部分羊水，以暂时缓解症状，并应预防感染。如有胎儿畸形，应终止妊娠，经阴道做高位破膜。

羊水过少的症状

妊娠晚期羊水量少于300毫升者称为羊水过少，孕妈妈一般无自觉症状，妊娠早期、中期羊水过少时多以流产而告终。羊水过少时，羊水黏稠浑浊，呈暗绿色。羊水过少的原因现在还不清楚，一般可见于胎儿发育不良、胎盘缺血，或并发妊娠高血压疾病，或合并心血管疾病，也有人认为过期妊娠者或胎膜本身病变可导致羊水过少。

羊水过少主要表现为孕妈妈常在胎动时感到腹痛；检查时常因轻度刺激引起子宫收缩；分娩时产程往往延长，胎儿易发生宫内窘迫、窒息；如破膜则可见少量黏稠羊水。羊水过少有时诊断较难，易忽略，做B超检查可以查出羊水明显减少。

羊水过少的治疗

对足月妊娠确诊为羊水过少者，要密切观察胎儿情况，如有异常应终止妊娠，或立即破膜引产。产程中要严密观察胎儿情况，如有宫内窒息，应立即结束分娩。足月妊娠而无胎儿畸形者，可进行剖宫产。

第203天 不宜事项盘点

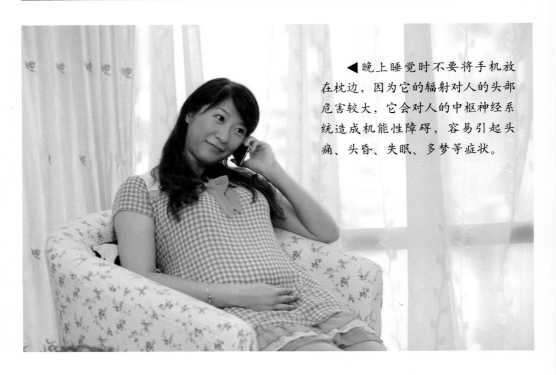

◀ 晚上睡觉时不要将手机放在枕边，因为它的辐射对人的头部危害较大，它会对人的中枢神经系统造成机能性障碍，容易引起头痛、头昏、失眠、多梦等症状。

孕妈妈不宜多闻汽油味

飞机、汽车及摩托车等机动车辆所使用的动力汽油对人体的危害较大，因为这些动力汽油为了防震防爆，都加入了一定量的四乙基铅，故又称为乙基汽油。乙基汽油燃烧时，四乙基铅即分解出铅，随废气排放到大气中。据调查，空气中的铅有60%来源于汽油，人通过呼吸吸到体内的铅会在血液中沉积，进而对人体，包括孕妈妈腹中的胎宝宝产生危害，可引起铅中毒和先天性发育畸形。而且四乙基铅毒性剧烈，短时间内吸入高浓度四乙基铅的蒸气或皮肤大量接触吸收后，均可能发生急性中毒。倘若不慎误服，则会通过消化道吸收而引起严重中毒。

孕妈妈不宜使用手机

使用手机会对人体的健康造成影响，尤其是孕妈妈，最好不要使用，或尽量缩短使用手机的时间。

因为人的重要器官——大脑，能吸收最强有力的电磁波源。手机的天线能接发强有力的微波，所产生的能量有60%能被人脑组织所吸收。研究发现，手机所泄漏的微量微波辐射，可导致发育中的胚胎畸形，手机还能引起内分泌紊乱，影响泌乳。因此，孕妈妈不要常用手机，以免影响胎儿健康成长，以及影响孕妈妈分泌乳液而导致分娩后给哺乳造成困难。如果孕妈妈必须要用手机，应尽量缩短通话时间，使用次数和时间越少越好。

第204天　可以多吃的黑色食物

黑色食物营养成分非常丰富，结构也较合理，有利于人体健康。经常食用黑色食物，可调节人体生理功能，刺激内分泌系统，促进胃肠消化与增强造血功能，提高血红蛋白含量，镇静和改善睡眠，增加人体免疫力。孕妈妈要提高身体素质保障胎儿的发育，可以多吃黑色食物。适合孕妇食用的黑色食物有以下一些。

◎黑芝麻

黑芝麻含有丰富的不饱和脂肪酸、蛋白质、钙、磷、铁等营养素，还含有多种维生素，它含有的维生素E居植物性食品之首。而且，黑芝麻作为食疗品，有益肝、补肾、养血、润燥、乌发、美容作用，是极佳的保健食品。

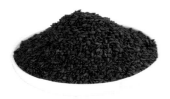

◎黑豆

常食黑豆对健康有益，黑豆保健效果更强于黄豆，其突出的优点是蛋白质含量高，且质量好，每100克黑豆含有高达45～50克的蛋白质。黑豆还含有丰富的不饱和脂肪酸、钙、磷、铁及胡萝卜素、B族维生素等。

◎乌骨鸡

乌鸡含有丰富的优质蛋白质，脂肪中含有不饱和脂肪酸。中医认为乌鸡有养阴退热、补肝益肾等功效。

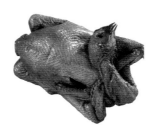

◎黑米

黑米的营养价值比一般白米高，每100克黑米含11.3克蛋白质，普通白米仅含6～8克。黑米中蛋白质含的必需氨基酸也较多，达8种，其中赖氨酸是白米的2～2.5倍。另外，还含有多种维生素和锌、铁、钼、硒等人体必需的微量元素。黑米能滋阴补肾，补胃暖肝，明目活血，健身功效显著，对头昏、贫血、眼疾等防治效果甚佳。黑米无论煮粥或焖饭都不失为一种理想的滋补食品。

◎黑色蘑菇

黑色的蘑菇含多种维生素、矿物质、氨基酸及丰富的纤维素，不仅味道鲜美，而且能防治高血压、高血脂、冠心病、肥胖病、糖尿病、癌症等病症，备受消费者的青睐。

◎黑木耳

黑木耳的功能为益气、润肺、补脑。含有蛋白质、脂肪、糖类和钙、磷、铁以及胡萝卜素、烟酸、维生素B_1、维生素B_2、磷脂等多种营养素，还含有对人体有益的植物胶质。它不但是一种天然的滋补食品，还有排除人体肠道中的毛发、减少血液凝块、防治高血压等作用。

◎海藻、海带、紫菜

它们含有特别丰富的碘，钙、镁、铁含量也很丰富，有利尿、消肿、清血热、降血压等作用。

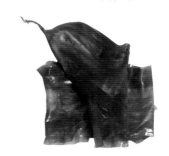

第205~206天 母子血型不合的了解

什么是母子血型不合

母子血型不合主要是孕妈妈和胎宝宝之间血型不合而产生的同族血型免疫疾病。此病会造成新生儿溶血症，主要是由于母亲为O型血，子女为A型或B型血的缘故。在正常情况下，母体与胎儿的血液被胎盘中的一层膜隔开，通过这层膜进行物质交换，保证胎儿的营养和代谢物质的出入，母体和胎儿的血液并不是相通的。如果由于某种原因，胎盘的天然屏障遭到破坏，胎儿就会有少量的血液流入母体，由于母子血型不一样，胎儿的血会刺激母体产生抗体。母体产生的这种抗体会通过胎盘带给胎儿，进而与胎儿红细胞发生作用，尤其在有较多的抗体进入胎儿体内时，便会破坏红细胞，这就造成了新生儿溶血症，也就是ABO溶血症。除了ABO溶血症外，还可发生其他血型系统的溶血症，但在中国以ABO溶血症最为常见。

溶血症有什么危害

新生儿溶血症轻者表现为黄疸、贫血和水肿等，重者发生核黄疸，使脑神经核受损，出现抽风、智力障碍等症状，更为严重者，胎儿会在母体内死亡。凡过去有不明原因的死胎、死产或有新生儿溶血病史的孕妈妈，如再次妊娠仍可能产生母子血型不合性溶血。这类孕妈妈要及早检查，如怀疑母子血型不合，应做好监护，进行中西医结合治疗。

母子血型不合的孕妈妈该怎么办

母子血型不合的孕妈妈可在妊娠期采取下列措施：

按医嘱服中药：黄疸茵陈冲剂以及一些活血化瘀理气的药物可以对血中免疫抗体的产生起到抑制作用。

提高胎儿抵抗力：在妊娠第24、30、33周各进行10天左右的综合治疗，每日静脉注射25%的葡萄糖40毫升，加1000毫克维生素C，同时口服30毫克维生素E，每日3次；间断吸氧，每日3次，每次20分钟。

在适当时机终止妊娠：妊娠越近足月，产生的抗体就越多，对胎儿的影响越大。因此，在妊娠36周左右就可酌情终止妊娠。

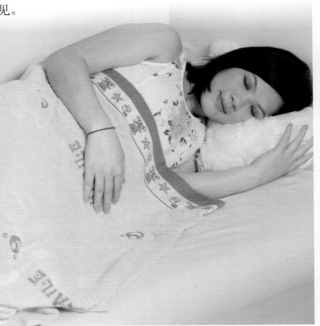

第207天　前置胎盘的处理

前置胎盘的原因

怀孕28周后，如果胎盘附着于子宫下段，甚至胎盘下缘达到或覆盖子宫颈内口，其位置低于胎儿先露部位，称为前置胎盘。这是因为有时因卵子较慢、子宫内膜炎或过度人工流产等因素，使得子宫呈现荒废状态，不适合受精卵着床，于是受精卵就会移到子宫下部着床。前置胎盘的发病率为1/200产次，多发生于多次妊娠的经产妇和有剖宫产及子宫原发病变阻碍受精卵正常位置着床的孕妈妈。

前置胎盘的分类

以胎盘边缘与子宫颈内口的关系将前置胎盘分为四种类型。一是完全性前置胎盘，即子宫颈内口全部被胎盘组织覆盖；二是部分性前置胎盘，即胎盘部分覆盖子宫颈内口；三是边缘性前置胎盘，即胎盘边缘附着于子宫下段，甚至达到子宫颈内口，但不超越子宫颈内口；四是低置性前置胎盘，即胎盘虽然没有堵住子宫口，但它比一般正常的位置要低。

前置胎盘的症状

妊娠晚期或临产时反复发生无诱因、无痛性阴道流血，是前置胎盘的主要症状。出血是因为此时子宫下段逐渐伸展，异常位置的胎盘与附着处就会产生裂缝，造成部分胎盘脱落。阴道出血量大，呈鲜红色，患者状况随出血量而定，如果胎盘脱落的面积太大，出血量增多，就会导致胎儿血液循环不良，使母子均陷入危险的状态中。

前置胎盘的治疗

前置胎盘的治疗原则是止血补血，如出血少，胎儿未足月，可使用期待疗法，孕妈妈应保持心态平静，绝对卧床休息，严禁性交。出血停止，可走动，就诊方便且不再出血的孕妈妈可允许出院。

孕妈妈发生前置胎盘，如果反复大量出血导致贫血甚至休克者，不论胎儿成熟与否，为了母亲的安全，都应终止妊娠。胎龄达到36周后，胎儿成熟度检查提示胎儿肺成熟者，亦应终止妊娠。如边缘性前置胎盘，胎头下降可压迫胎盘，能有效止血，这种情况可经阴道分娩，但是分娩时必须备血，其他情况下终止妊娠的方式以剖宫产为首选。

第208天 孕妈妈补水的学问

水是体内重要的溶剂，身体吸收各类营养素都离不开水。孕期内，孕妈妈体内的血液总容量将增加40%～50%，所以更要保证充足的供水量。孕期缺水可能导致体内代谢失调，甚至代谢紊乱，引发疾病。但是饮水也应适当，妊娠后期饮水过多，则会加重水肿。一般情况下孕妈妈应每天喝6～8杯水，再加上食物中含的水共计2000毫升左右。

但是，孕妈妈饮水量也应有一定限度，以不超过2000毫升为宜，并不是多多益善。如果孕妈妈水分摄入过多，就无法及时排出，多余的水分就会滞留在体内，引起或加重水肿。

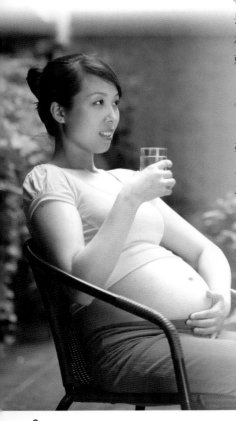

养成良好的饮水习惯

孕妈妈要养成良好的饮水习惯。清晨起床后喝一杯新鲜的凉开水。白开水对人体有"内洗涤"的作用，早晨空腹饮水能很快被胃肠道吸收，进入血液，使血液稀释，血管扩张，从而加快血液循环，为细胞补充在夜间丢失的水分。饭前30分钟喝200毫升25～30℃的新鲜温开水，可以温润胃肠，分泌足够的消化液，以促进食欲，刺激肠蠕动，利于防止痔疮、便秘。

孕妈妈切忌口渴才饮水

孕妈妈应每隔2小时饮一次水，每日6～8次，约1600毫升，忌口渴才饮水。同时孕妈妈要注意不要喝久沸或反复煮沸的开水以及没有烧开的自来水，也不能喝浓茶或咖啡。建议孕妈妈为自己买台榨汁机，可以在孕期自己制作新鲜的富有营养的果汁和蔬菜汁，而且将来宝宝也用得着。选购榨汁机时，除了要注意它的功能，另外还要注意它使用后是否易于清洗。

孕妈妈水肿不应限饮水量

胎儿满5个月后，母体的心、肺、肝、肾功能都逐渐进入"满负荷"运行阶段，脚踝和腿部出现水肿现象是正常的，这种现象一般在怀孕后期都会好转。这时不必减少饮水。相反，由于胎儿发育产生的废物也要靠母体排出，足量喝白开水可以缩短代谢废物在体内停留的时间。

第209天 八月胎教之画画

　　画画不仅能激发兴趣，还可以培养速记、概括、想象等能力。更关键的是通过色彩刺激孕妈妈的大脑，胎宝宝也能受到良好的刺激。

　　今天孕妈妈就用水彩画一幅动物简笔画吧，画动物简笔画首先要会概括动物的基本形状，基本形状就是大轮廓，它是根据动物的外形特征决定的。所以在画的时候孕妈妈可以在脑海中想象一下这个动物是什么形状。孕妈妈还可以把这个动物的外形编成顺口溜来概括。另外，要抓住动物的动态变化，由于动物所处的方位和运动状态不是固定不动的，所以基本形状也不固定。甚至可以根据各种动物的特征采取夸张、拟人的手法来画，最后不忘涂上亮丽的颜色，使形象更加突出。

　　今天孕妈妈来画一只美丽的蝴蝶吧。

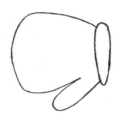
先画蝴蝶的一边翅膀；

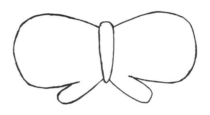
再画另一边翅膀；

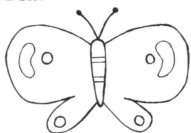
画上蝴蝶的触角；

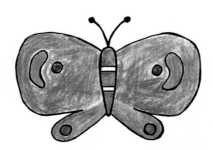
给蝴蝶涂上鲜艳的色彩，一只美丽的蝴蝶就完成啦。

第210天 不宜忽视午睡

孕妇比正常人身体负担重，更容易疲劳，疲劳对孕妈妈本身和胎儿发育都不利，所以孕妇应注意多休息。

保证充足的睡眠对孕妇极为重要，妊娠女性的睡眠时间应比平常多一些，如平常习惯睡8小时，妊娠期以睡到9小时左右为好。增加的这一个小时的睡眠时间最好加在午睡上。即使在春、秋、冬季，也要在午饭后稍过一会儿，舒舒服服地睡个午觉。

睡午觉主要是可以使孕妈妈神经放松，消除劳累，恢复活力。特别是孕妈妈感到消化不良、食欲不佳或血液循环不好时，更应该注意午睡。午睡时，选择适宜自己的睡姿，把双脚架在一个坐垫上，抬高双腿，然后全身放松，这样休息效果更好。在妊娠中后期，最好采取左侧卧位睡姿，有利于母子健康。

特别怀孕7～8个月以后，要力求保证午睡。午睡时间长短可因人而异，因时而异，半个小时到一个小时，甚至再长一点均可，时间控制在2小时以内较好，以休息好但不影响晚间睡眠为原则。平常劳累时，也可以躺下休息一会儿。

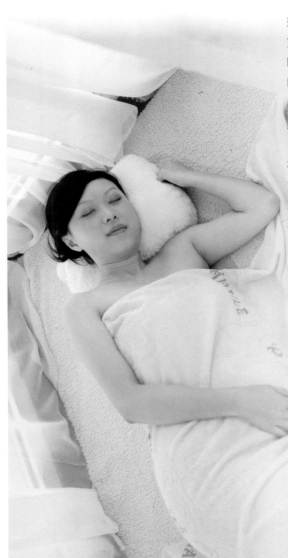

◀到了妊娠末期，许多不适来扰，要保证足够的休息时间以对抗疲劳和不适。

第211天 准爸爸的八月爱心美食

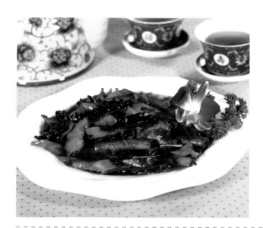

葱烧梅花参

原料： 水发梅花参500克，葱段120克

调料： 清汤250毫升，熟猪油45克，淀粉10克，酱油、味精、盐、醋各适量

做法

1. 将水发梅花参洗净，用开水焯一下；
2. 锅中放熟猪油，下入葱段炸黄，再放入海参、酱油，加入一半清汤烧至熟烂装盘；
3. 将剩余调料烧沸，浇在海参上即可。

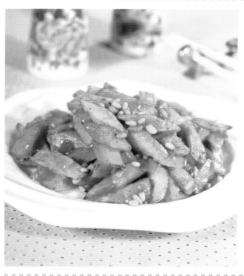

松仁香芋

原料： 芋头350克，松仁20克，青红椒各10克

调料： 食用油、吉士粉、三花淡奶、盐、淀粉各适量

1. 青红椒洗净切成碎丁；
2. 芋头去皮，切菱形块，拍上干淀粉、吉士粉，入油锅中炸至熟软；
3. 锅留底油，倒入芋头片、青红椒丁，加入盐、三花淡奶、松仁，翻炒匀后勾薄芡即成。

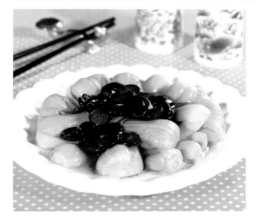

香菇油菜

原料： 小香菇50克，油菜心250克

调料： 食用油、盐、味精各少许

1. 小香菇洗净，用水泡发至软；
2. 油菜洗净，一剖两半；
3. 锅中放油烧热，下入小香菇翻炒一会儿，倒入油菜，一同炒至熟后加盐、味精即可。

第212天 你有鼻塞和鼻出血吗

鼻塞和鼻出血的原因

大约有20%的孕妈妈在妊娠期会发生鼻子不畅和鼻出血，尤以最后3个月多见。这常会使孕妈妈误认为是患了感冒，因而担心腹中的宝宝是否会受到影响。实际上，妊娠期鼻堵塞不一定是患了感冒，其中大部分是由于内分泌系统的多种激素刺激鼻黏膜，使鼻黏膜血管充血肿胀所致。此时不用担心，这种现象常在分娩后消失，不会留下后遗症。因此孕妈妈不用紧张，否则会加重鼻塞的症状。

鼻塞的处理

孕妈妈在鼻子不通气、流鼻涕时，可用热毛巾敷鼻，或用热蒸气熏鼻部，这样可以缓解症状。不要擅自使用滴鼻药物，如麻黄素、滴鼻净等。特别是患有高血压的孕妈妈，使用麻黄素类药物会加剧血压升高。即使使用激素类、抗组胺等抗过敏药也应遵医嘱，以免服用后影响胎儿的正常发育。

鼻出血的处理

发生鼻出血时，孕妈妈可用手捏鼻翼，便能很快止住血。如果仍未止住，可在鼻孔中塞一小团清洁棉球，紧压5～10分钟，并捂住鼻柱。若是鼻出血较多或经常反复出现，应及时去医院做检查，因为这种情况大多伴有妊娠高血压疾病、妊娠血管瘤，如能早期诊断和早期治疗，则可预防孕妈妈和胎儿发生严重的不良后果。

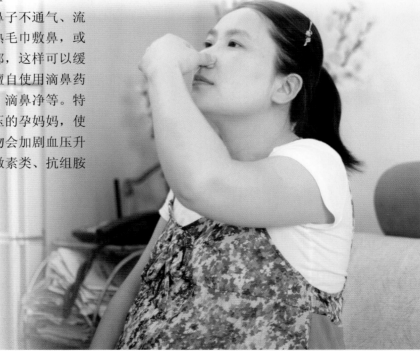

第213天 孕晚期多胎妊娠的护理

多胎妊娠时，孕妈妈血容量的增加比单胎妊娠多，同时又要孕育多个胎儿，需要铁质更多，往往会出现贫血。多胎妊娠时又容易并发妊娠期高血压和羊水过多，同时由于子宫过度膨大，多胎妊娠一般不能维持到足月，容易发生早产。那么，如何进行孕晚期的护理呢？

多胎妊娠的孕妈妈运动要小心

多胎孕妈妈与单胎孕妈妈相比有许多不同之处，最明显的是母体处于超负荷状态，而且多胎妊娠的并发症多发生在妊娠的最后3个月。所以多胎孕妈妈在运动时要格外小心，不要做剧烈运动，如果一旦感到用力过度，就立即停止。同时，也要避免过度劳累，减少早产和围产儿的死亡率。

多胎妊娠在孕晚期应注意的事项

1. 定期做产前检查。

2. 加强对饮食的调节。多胎的孕妈妈需要更多的热量、蛋白质、矿物质、维生素等营养素，以保证多个胎儿的生长发育，因此，孕妈妈应多吃些营养丰富的食品，如肉禽类、豆制品和动物内脏等，适当补充钙、铁等元素和维生素以预防发生贫血和妊娠高血压疾病。

3. 早产的诱发因素主要是休息不当和房事不节制。因此，多胎妊娠的孕妈妈更要特别注意，妊娠28～30周后应多卧床休息，宜采取左侧卧位，不宜取坐位、半坐位及平卧位。左侧卧位可以增加子宫血流量，减少胎儿对宫颈的压迫和扩张。

4. 多胎妊娠的孕妈妈通常比单胎妊娠孕妈妈更频繁地感到胃灼痛。这是因为增大的子宫底部上升，压迫到胃部附近，影响了消化机能或有少量的胃酸反流进入食道，令人不适。要减轻这些不适症状，就要减少肠胃的负担，维持少吃多餐的饮食习惯，睡前不要进食，少吃酸味重及含强烈香味的食物，以免刺激肠胃。

多胎孕妈妈分娩前的准备

多胎妊娠孕期平均比单胎妊娠孕期缩短约22天，约有半数胎儿的体重在2500克以下。由于多胎导致子宫过度膨大，往往难以维持到足月而会提前分娩，所以，孕妈妈应提前为胎宝宝的出生作好准备，住院待产，以保证出现意外情况时能及时处理。有的多胎妊娠可经阴道分娩，但有的由于子宫过度膨大致使宫缩乏力，或胎位异常，或存在合并症而需剖宫产。

多胎妊娠因为情况特殊，分娩时容易出现一些危险。所以，多胎的孕妈妈要作好心理准备，根据情况及早住院待产。

第214~215天 孕妈妈远行注意事项

孕妈妈到妊娠晚期不宜远行，主要是因为孕妇生理变化很大，适应环境的能力远不如平时，行程劳累，再加上车船远行，一路颠簸和晕船、晕车等情况，很容易使孕妇精神烦躁、身体疲惫、睡眠得不到保证，而且车船上空气一般很污浊，各种致病菌也比其他环境多，很容易使孕妇感染疾病。在旅途中，孕妇免不了经常受到碰撞、拥挤，很容易引发早产。孕妇分娩非小事，如果在车船上分娩困难多，也很危险，因此，孕妈妈在孕晚期一般不要离家远行。

如果必须远行，比如回家去生孩子，一定要注意以下问题。

1. 不要临近预产期时才开始动身，最好提前1~2个月动身，以防路途早产。

2. 出发前最好随身带一些临产用的东西，如纱布、酒精、止血药品等，若有医护人员护送最为理想。

3. 应考虑目的地的气候条件，带好必要的衣物，以防受凉受寒。

4. 选好交通工具，少选择乘汽车，最好乘火车，并要购买卧铺票。尽量防止晕车、晕船，有晕车、晕船现象的孕妇应带上一些防晕车的药物，必要时遵医嘱服用。因为恶心、呕吐易诱发子宫收缩，导致早产。

5. 途中出现腹部阵痛、阴道出血等分娩先兆时，应立即报告车船上的工作人员，以采取紧急措施。

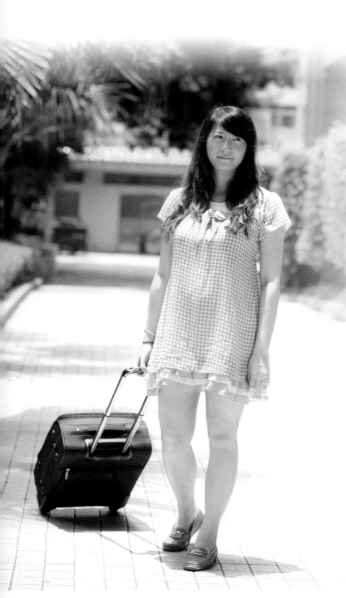

第216天 八月胎教之欣赏名画

世界名画具有较高的欣赏价值，今天孕妈妈就来欣赏这幅米勒的油画《拾穗者》吧。

在这幅画中，作者采用横向构图描绘了三个正在弯着腰，低着头，在收割过的麦田里拾剩落的麦穗的妇女形象，她们穿着粗布衣裙和沉重的旧鞋子，在她们身后是一望无际的麦田，天空和隐约可见的劳动场面。米勒没有正面描绘她们的面部，也没有作丝毫的美化，她们就如现实中的农民一样默默地劳动着。在造型上，米勒用较明显的轮廓使形象坚实有力，很好地表现了农民特有的朴实顽强的气质。

此画色彩沉着，加之丰富细腻的暖调子，使作品在淳朴浑厚中，具有撼人的力量。

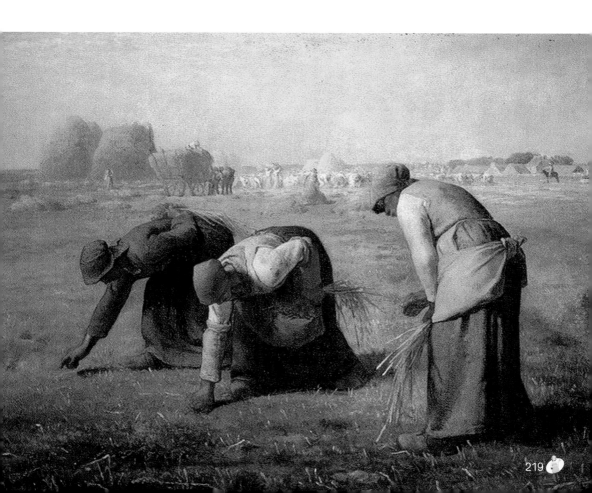

第217天 小腿抽筋的防治

发生小腿抽筋的原因

到了妊娠六七个月，或八九个月时，由于孕妈妈体重的逐渐增加，双腿负担加重，有些孕妈妈常常发生小腿抽筋现象，因而感到十分苦恼。该症状实质上是由于小腿后部腓肠肌痉挛性收缩而产生的剧烈疼痛。

胎儿在子宫内生长发育，是通过胎盘从母体血液中获得各种养料的。钙为胎儿骨质生长所必需，胎儿越成熟，所需要钙的量就越大，到了怀孕中、晚期，孕妈妈每天钙的需要量增至1200克。如果孕妈妈饮食中的钙不足，以及维生素D含量不足或缺乏日照，就会引起母体血液中钙的含量降低，降低到一定程度时就会使神经系统对刺激的敏感性提高，从而引起小腿抽筋。另外，若孕妈妈受寒、休息不好，也可引起小腿抽筋。

小腿抽筋的预防和缓解

为了避免发生腿部抽筋，孕妈妈应该每天到户外适当地活动活动，接受日光照射，不要使腿部肌肉过度疲劳，也不要穿高跟鞋，睡觉前可以对腿和脚进行按摩，多食用含钙丰富的食物，这样便可以预防因缺钙引起的小腿抽筋，必要时还可服用钙片及维生素D。只要体内不缺钙了，小腿抽筋就不会发生。但须注意的是，孕妈妈不能认为小腿不抽筋就不需要补充钙了，其实有些孕妈妈缺钙时并没有小腿抽筋的症状，这是因为个体对缺钙的耐受值存在差异。

抽筋引起小腿局部剧烈疼痛时，只要将脚趾用力扳向头侧或用力将脚跟下蹬，使踝关节过度屈曲，腓肠肌拉长，症状便可缓解。为了防止夜晚小腿抽筋，可在睡前用热水洗脚，平时行走不要过多。如小腿抽筋现象较严重，采用上述方法效果不佳时可增服甲状旁腺素，因为甲状旁腺素能使血浆钙离子浓度保持正常水平，服用后会使症状有所好转或消失。

小腿抽筋的食疗方法

可借补充含钙食物来减轻抽筋的症状。喝奶或豆浆是补钙的最好方法，可每天保证喝两袋牛奶，或牛奶、豆浆各一袋；海产品的含钙量比较高，如虾皮是补钙的很好食品；常喝汤也是补钙的一种较好方式，如骨头汤、海味汤、蛋花汤、木耳或银耳汤等。

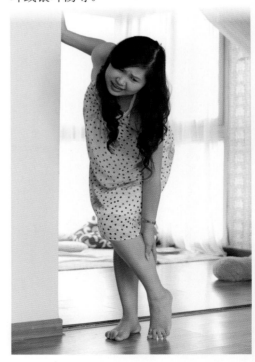

第218天 来做产前运动

做产前运动的好处

妊娠进入第8个月，孕妈妈的运动应以散步、做些力所能及的家务为宜，要比前几个月适当地减少运动量，如果感到疲劳，应马上休息。

妊娠晚期，孕妈妈应该做好分娩辅助动作的训练，学习各种分娩知识，以便在分娩时配合医护人员，使自己顺利分娩。分娩能否顺利进行，很大程度上取决于产妇是否懂得用力、休息、呼吸这三方面的方法，所以孕妈妈应该从这几方面进行训练。

锻炼骨盆底肌肉的方法

仰卧在床上，垫高头部，双手平放在身体的两侧，双膝弯曲，脚底平放于床面，像要控制排尿一样，分5次使盆底肌肉完全收缩，然后再分5次使盆底肌肉逐渐放松。每组重复10次，每天至少3～5组。

腰椎运动

孕妈妈蹲在地上，双手支撑身体，头垂下，两肩及背部随着头部一起向下，使脊背弓起。然后头部抬起，两肩及背部又随着头部一起挺起，使脊背向下弯。重复做10次，此运动不仅可以帮助孕妈妈减轻腰痛，还能帮助生产过程顺利。

下蹲运动

进行下蹲运动，可以使骨盆关节灵活，增加背部和大腿肌肉的力量和会阴的皮肤弹性，以利于顺利分娩。

具体方法是：两脚稍分开，面对一把椅子站好，保持背部挺直，两腿向外分开并且蹲下，用手扶着椅子，在觉得舒服的前提下使这种姿势尽量保持得长久一些。如果感到双脚底完全放平有困难，可以在脚跟下面垫一些比较柔软的物品。起来时，动作要缓慢，扶着椅子，不要贪快，否则可能会感到头昏眼花。

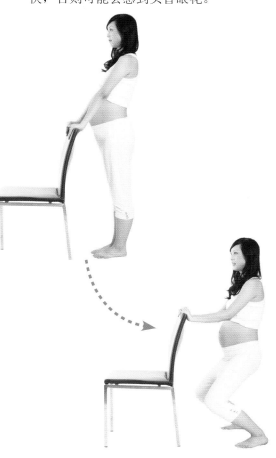

第219天 八月胎教之朗读

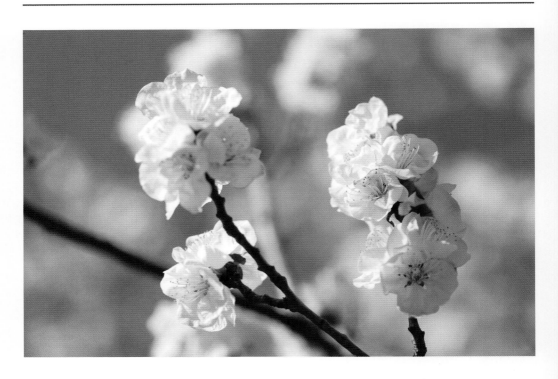

今天来给宝宝朗读这首唐代诗人杜甫的《客至》吧。孕妈妈用温和的声音，带上真挚的情感，为小宝宝朗诵这首唐诗。

客至

杜甫

舍南舍北皆春水，
但见群鸥日日来。
花径不曾缘客扫，
蓬门今始为君开。
盘飧市远无兼味，
尊酒家贫只旧醅。
肯与邻翁相对饮，
隔篱呼取尽余杯。

这首词的大意是：草堂的南北都是春江水势涨溢，只见鸥群日日结队飞来。长满花草的庭院小路，还没有因为迎客打扫过，今天才为您扫，一向紧闭的柴门不曾为客开过，今天为您打开。离市太远没有好菜肴，家底太薄只有陈酒招待。若肯邀请隔壁的老翁一同对饮，隔着篱笆唤来喝尽余杯！

这是一首欢迎来客的诗，洋溢着浓郁的生活气息，表现了诗人诚朴的性格和喜客的心情。首先从户外的景色着笔，写客来的时间、地点和环境，然后写客至的欢迎场面，接下来待客的热情气氛，最后是高潮，写隔着篱笆把邻居老翁也邀来陪着尽兴。诗中没一字写至喜客之情，却字字洋溢着喜客之情。白描中见隆重，朴实中见真诚。

第220天 日常保健宜忌

进入孕8月，孕妈妈腹部更大，许多不适症状更为明显。孕妈妈应注意监测胎动、血压、胎心、体重等，发现异常情况及时采取措施。此时准爸爸的责任也很重大，应多关心、帮助孕妈妈，陪伴孕妈妈做做分娩前的准备。孕8月是容易出现早产的时期，上班的孕妈妈要少加班，经常在工作间隙活动四肢以促进血液循环、减轻水肿，饮食要规律富有营养。在条件许可的情况下尽量多休息，防止感冒，避免过度疲劳和强烈刺激，做好日常保健。

孕妈妈提重物时应注意的事项

孕妈妈提拿物品时，注意不要从高处提起重物，要张开双脚、双膝，慢慢蹲下，同时尽量保持背部挺直，先把物体拿到靠近身体处，再提着慢慢站起来。如果手提多样物品，应让两手的重量差不多，若身体一侧承重过大，不容易保持身体平衡，且容易引起腰部不适。孕妈妈也要注意不能提太重的物品。

经常触摸胎位是否正常

胎位是否正常，一般是通过检查胎头的位置来确定。因为胎头是球状，相对较硬，是胎儿全身最容易摸清的地方。在妊娠28周前，胎儿尚小，而羊水相对较多，胎儿活动空间大，并经常有胎动，所以胎位会经常发生变化，但在32周以后就比较固定了，这时可以触摸胎位是否正常。

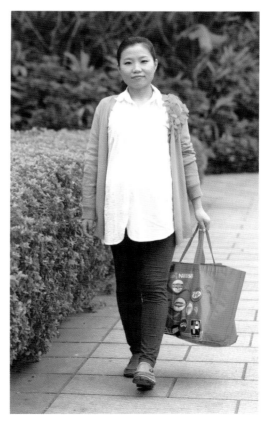

在正常胎位时，胎头应该在下腹部中央，即耻骨联合上方，孕妈妈可摸到圆圆的、较硬、有浮球感的就是。孕妈妈若在上腹部摸到胎头，而在下腹部摸到宽软形状的即为臀位；如果在侧腹部摸到呈横宽走向的东西则为横位，这两种都属于不正常胎位。若胎位不正，孕妈妈每天要采取胸膝卧位，每次15～20分钟，早晚各1次。胎位纠正过来后，也还需坚持做自我检查，以防再次发生胎位不正。

第221天 不要巨大儿

什么是巨大儿

孕妈妈在妊娠8～10个月时，胎儿的身体长得特别快，胎儿的体重通常都是在这个时期增加的。大脑、骨骼、神经、肌肉都在此时完全形成，各个脏器发育成熟，皮肤逐渐坚韧，皮下脂肪增多。一般情况下，胎儿出生后，体重在3千克左右，但是有些孕妈妈分娩时，胎儿的体重达到或超过4千克，则称为巨大儿。

胎儿为什么会长得过大

孕妈妈患有糖尿病会导致胎儿长得过大，因为孕妈妈血液中糖分过多，可通过胎盘，使胎儿的血糖持续增高，刺激胰腺分泌过多的胰岛素，这就使脂肪、蛋白质和糖原在胎儿体内积蓄过多，使得胎儿长得大而肥胖，形成巨大胎儿。另外，若孕妈妈营养摄入不合理，也会使胎儿长得过大。

胎儿长得过大有哪些危害

产妇分娩时，如果胎儿过大，即便宫口全开，分娩时也会有困难。而且在分娩时，胎儿的心跳也会渐渐变慢，出现窒息现象，需要进行抢救，有的甚至会发生危及孕妈妈和胎宝宝生命的严重后果——难产。巨大儿出生后也不能多动，否则有使其颅内出血的危险。

如何避免胎儿长得太大

这段时间孕妈妈体重的增长每周不应超过500克。孕妈妈的饮食安排应该注意以下几点。

1. 孕妈妈要少吃过咸的食物，每天饮食中的盐应控制在6克以下，不宜大量饮水。

2. 孕妈妈应适当限制食糖、甜食、油炸食品及肥肉的摄入，油脂要适量。

3. 孕妈妈应选体积小、营养价值高的食物，如动物性食品，避免吃体积大、营养价值低的食物，以减轻胃部因增大的子宫而导致的胀满感。

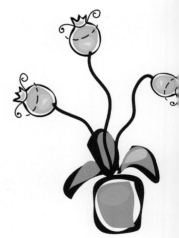

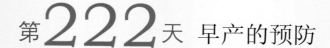

第222天 早产的预防

早产的症状及经过

早产是指妊娠在28～37周之内结束。此时娩出的新生儿各器官系统尚未发育成熟，抵抗力差，容易感染疾病。

比较早期的早产主要症状为下腹胀痛、出血，与流产的情况大致相同；比较后期的早产，则接近一般的分娩。分娩时的主要征兆有子宫收缩、破水、流出带血的分泌物，这3种征兆不一定会同时出现，只要出现了其中的一种情况，就必须立即去医院诊治。

早产的预防

孕妈妈应定期进行产前检查，应对早产要从预防着手。

1. 有心、肾疾患或高血压的患者在妊娠前就应到医院检查，以决定是否可以妊娠或何时妊娠。一旦怀孕，要按期进行产前检查，做好保健工作，以减少并发症的发生。

2. 要积极治疗妊娠期合并症，尤其要做好妊娠高血压疾病的防治工作，减少早产发生。宫颈内口松弛者应于怀孕16周左右做宫颈内口缝合术。

3. 孕期要注意起居饮食，适当增加营养，不食用有刺激性的食物。平时要注意劳逸结合，既适当参加劳动，又要避免劳累过度，不使身体过于疲劳，尤其要注意避免撞击腹部。

4. 要保持良好的心态，消除心理压力，因为心理压力越大，早产的发生率就越高。特别是心理紧张、抑郁和焦虑，这些都和早产有着密切关系。

5. 一旦出现下腹坠胀、疼痛、阴道有血性分泌物等早产征兆时，应采取左侧卧床休息的方式，并根据胎儿情况，在医生指导下采取必要的保胎措施，尽可能延长妊娠期，让胎儿更趋成熟，提高早产儿的存活率。

6. 保持充分的休息时间，不要劳累。不要碰撞腹部，不要去人多拥挤的地方。

早产时应注意的事项

当有早产的情况发生时，首先孕妈妈要保持安静，尽可能早地接受医生的检查与治疗。如果孕妈妈腹部没有胀痛的现象，也无出血、分泌物而突然破水时，可垫上一层厚厚的脱脂棉，并用丁字带固定，然后立即住院治疗。

第223天 痔疮的烦恼

发生痔疮的原因

痔疮是孕妈妈常见的一种合并症，在孕妈妈中的发生率高达66%。这主要是因为孕妈妈在妊娠期盆腔内的血液供应增加，子宫变大之后，就会压迫到直肠周围的静脉，使肛管和直肠的静脉回流受阻造成血液的循环不好，再加上妊娠期间盆腔组织松弛，久而久之就演变成了痔疮。排便时疼痛、出血以及肛门发痒等，都是痔疮的症状。

预防痔疮的方法

◎预防痔疮方法之一——避免便秘

预防痔疮的方法之一是避免便秘。孕妈妈除了注意食物中营养成分齐全、数量充足外，还应适当多吃些纤维素较多的蔬菜，如红薯、芹菜、丝瓜、白菜、菠菜、莴苣、萝卜等，增加肠道蠕动，并注意多喝水。孕妈妈还应避免久坐久站，应适当参加一些体育活动。最好养成每天早上定时排便的习惯，有排便感时不要忍着。大便干结，难以排出时，可吃些蜂蜜、麻油、香蕉或口服液体石蜡等润肠药物，不可用芒硝、大黄、番泻叶等药物，以防引起流产。

◎预防痔疮方法之二——帮助静脉回流

预防痔疮的第二种方法是促进肛门的血液循环，帮助静脉回流。每日用温热的1:5000高锰酸钾（PP粉）溶液坐浴，并可做提肛锻炼，方法是做忍大便的动作，将肛门括约肌往上提，吸气，肚脐内收，坚持一会儿再放肛门括约肌，呼气，一切复原。如此反复，做30次，早晚各锻炼1次。早上最好在起床前，仰卧在床上进行，这样效果较好。

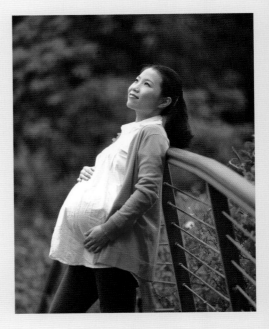

◎预防痔疮方法之三——避免刺激

避免对直肠、肛门的不良刺激，及时治疗肠道炎症和肛门其他疾患；不要饮酒，不吃辣椒、胡椒、芥末等刺激性食物；如厕手纸宜柔软洁净；内裤常洗、常换，保持干净。

痔疮的治疗

发生痔疮时，可用33%硫酸镁溶液湿热敷患处，有收敛消肿作用。局部涂上痔疮药膏，然后用洗净的手指将痔核推入肛门。痔疮疼痛出血时，可在便后经肛门放入一枚安钠素栓剂，或涂抹痔疮膏。还可口服中成药——槐角丸，有止血、消炎和止痛作用。如需手术治疗，一定要到产后2个月方可施行。

第224天 孕晚期不宜事项

怀孕晚期不宜长时间坐车

妊娠晚期，孕妈妈的生理变化很大，对环境的适应能力降低。长时间坐车会给孕妈妈带来诸多不便。

1. 长时间坐车，车里的汽油味会使孕妈妈感到恶心、呕吐，继而导致食欲降低。

2. 长时间颠簸影响孕妈妈休息，可引起疲劳和精神烦躁。

3. 长时间坐车，下肢静脉血液回流减少，会引起或加重下肢浮肿，行动更加不便。另外，乘车时多较拥挤，怀孕晚期孕妈妈腹部膨隆，受到挤压或颠簸容易导致流产、早产等。

4. 车内空气污浊，各种致病菌较多，增加了孕妈妈感染疾病的概率。万一在车上发生流产、早产等意外，将会给孕妈妈及胎儿带来生命危险。

因此，孕妈妈在怀孕晚期应尽量避免长时间坐车。

孕妈妈忌熬夜

怀孕晚期的孕妈妈注意绝不可以熬夜。对于生活无规律的孕妈妈，至少在这一时期要改变生活方式。因为人体有所谓的生物钟，白天按计划运行，到了夜晚则安静地睡觉。但是受到社会生活的影响，违反自然规律的夜猫子型的人愈来愈多。不过，胎儿是依循其固有的规律成长的，所以，要尽可能配合大自然的规律，帮助胎儿形成正常的生物钟。

孕妈妈不宜使用利尿剂

由于随着妊娠月份的增加，孕妈妈下肢等处会出现不同程度的浮肿，症状较轻者一般不需要处理，但对于高度浮肿并伴有大量蛋白尿的孕妈妈，可千万不要自己随便使用利尿剂。因为医学研究证明，利尿剂特别是噻嗪类药物，不但可导致低钠血症、低钾血症，还可以引起胎儿心律失常、新生儿黄疸、血小板减少症。在妊娠期间使用利尿剂，还可使产程延长、子宫无力及胎粪污染羊水等，使用噻嗪类利尿剂甚至可能使胎儿患出血性胰腺炎。所以，对于较严重的水肿，孕妈妈应该到医院进行适当的治疗。

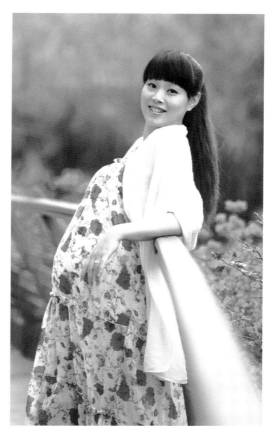

孕妈妈的变化

第33周：宝宝变得越来越大，子宫空间越来越小，这个月是孕妈妈感到很不舒服的一段时期。

第34周：体重持续增加，全身倦怠，阴道和子宫下部逐渐变软，白带增多，乳头有时泌出稀薄的乳汁。

第35周：子宫底高度为剑突下2横指，子宫上升到最高的位置，容易引起心跳加快、气喘、胃胀等。

第36周：胎儿的头部迫近骨盆的入口，使得腰部备受压迫，排尿次数更加频繁，且排尿后仍会有尿意。

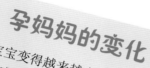

胎宝宝的发育

第33周：大约1.8千克重，从头到脚有43厘米长。皮肤不再那么红红的、皱皱的。他的大部分骨头都在变硬，但是头骨还相当软。

第34周：重约2.2千克，从头到脚大概长45.5厘米。脂肪层正在变厚，中枢神经系统正在发育，肺部已经发育成熟了。

第35周：重约2.4千克，长约45.7厘米。肾脏已经完全发育，肝脏也能够代谢一些废物了，已经完成了大部分的身体发育。

第36周：大约重2.7千克，从头到脚长47厘米多。头转朝下，覆盖胎儿全身的绒毛和在羊水中保护胎儿皮肤的胎脂开始脱落。

孕9月

准备好一切吧

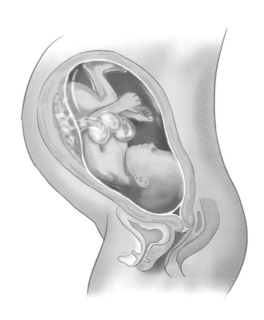

第225天 为母乳喂养作好准备

母乳中含有婴儿生长发育所必需的各种营养素，而且营养比例最适合婴儿消化吸收，是婴儿最理想的食物。没有特殊情况，孕妈妈都应作好母乳喂养的准备。乳房、乳头的正常与否会直接影响产后的哺乳，到了孕晚期更应注意对乳房的保养。

为加强对乳房的保护，须做到以下几点。

保持乳房清洁。 要经常用温水清洗乳头，用毛巾轻轻擦洗干净，这样既可保持乳房卫生，也可增加乳头表皮的韧性。

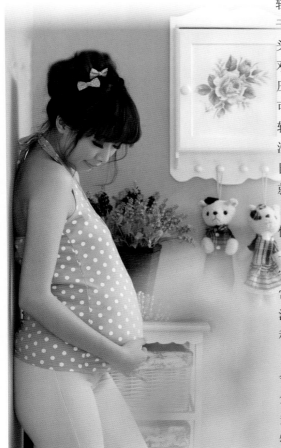

孕妈妈的皮脂腺分泌旺盛，乳头上常有积垢和痂皮，不要生硬撕掉，应先用植物油（麻油、花生油或豆油）涂敷，使之变软再清除。也可在入睡前在乳头上覆盖一块涂满油脂的纱布，次日早晨起床后擦净。

戴松紧适宜的胸罩。 要根据乳房大小、形状选择适宜的胸罩。合适的胸罩既不束缚乳房的正确发育，以利产后哺乳，又能使乳房不过于下垂，保持乳房的形状美。

对乳房、乳头正确按摩。 洗澡后，在乳头上涂上油脂，然后用拇指和食指轻轻抚摸乳头及其周围部位。不洗澡时应用干净软毛巾擦拭，也可用以上方法按摩乳头。对于内陷的乳头，在擦洗干净后，用双手手指置乳头根部上下或两侧同时下压，可使乳头突出。乳头短小或扁平者则可用一手压紧乳晕，另一手自乳头根部轻轻向外牵（有早产倾向者不宜使用牵法）。这些都是简便易行的纠正方法，每日可进行10～20次，甚至更多，数月后，就可见到成效。

保持乳腺管畅通。 为开通乳腺管，促进乳腺发育，可用温热毛巾敷在乳房上，在毛巾上面把乳房夹住，在手掌和肋骨之间进行按摩。从怀孕的第33周起，经常用手指把乳晕周围挤压一下，使分泌物流出，以防止腺管不通，造成产后乳汁郁积。

注意孕期营养。 母亲营养不良不仅会影响胎儿的发育，也会影响产后乳汁的分泌。因此，孕妈妈应摄入足够的营养，多吃富含蛋白质、维生素和矿物质的食物，为产后泌乳作好准备。

第226天 需要准备的事

应为分娩作准备

　　妊娠后期，准爸爸也要为分娩作好准备。在孕晚期，准妈妈行动已经不方便了，准爸爸应主动把家中的衣物、被褥、床单、枕巾、枕头拆洗干净，并在阳光下暴晒消毒，以便使用。还要在准妈妈产前把房子清扫干净布置好，要保证房间的采光和通风情况良好，让准妈妈愉快地度过产期，让母子能够生活在清洁、安全、舒适的环境里。

为宝宝准备物品

◎准备好小床

　　这个时期准爸爸应该和准妈妈一起为宝宝布置一个充满阳光的卧室，并且为宝宝准备一张舒适的床铺，床的四周应有至少50厘米高的床栏，两侧可以放下，栏杆之间距离不宜过大，也不可过小，以防夹住孩子的头和脚。床的四周要求为圆角，无突出部分。如果是买新床，条件允许的话，不妨尽量选择可以用到2～3岁的大型婴儿床，比较经济实惠。但是，为了节省空间，也可以购买折叠式婴儿床。

◎准备好衣物

　　新生儿的衣服一定要选用柔软、手感好、通气性和保暖性好、易于吸水的棉织品，颜色宜浅淡，这样容易发现污物，样式可选用最常用的斜襟样式，衣服要宽大些，便于穿脱，至少准备3件以上。另外，还要购买一些婴儿用品，如童车、奶瓶、尿布、婴儿护肤品等。

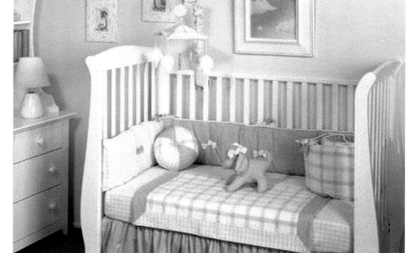

▶孕妈妈和准爸爸一起为宝宝准备衣物，布置小床，幸福地期待宝宝的降临。

第227天 妊娠糖尿病

什么是妊娠糖尿病

妊娠糖尿病是指原来并没有糖尿病的女性，在妊娠期间却发生葡萄糖耐受性异常，其发生率为1%～5%。这主要是由于孕妈妈体内分泌的肾上腺皮质等激素能够和胰岛素对抗，胎盘也会分泌一些抗胰岛素的物质，使得胰岛功能失调，从而导致孕妈妈患妊娠糖尿病。

验尿能准确验出糖尿病吗

在进行孕检时，每一位孕妈妈都会检验尿糖，但并不是每位患有妊娠糖尿病的孕妈妈都能经过验尿查出。如果孕妈妈一直处于高血糖状态，尿液里面也会含有大量的糖分，验尿时就会表现尿糖的阳性反应，此时就能验出糖尿病。但有的尿糖呈阴性，这样，孕妈妈患有糖尿病就验不出来。此外，有些孕妈妈在妊娠期间肾糖阈偏低，没有患糖尿病的人的尿糖也可能呈阳性。所以，孕妈妈验尿不能准确地验出糖尿病，应该在适当的时间内进行糖尿病的筛查。

糖尿病有哪些危害

在妊娠前就患有糖尿病的孕妈妈，妊娠后可能发生很多合并症，如肾脏病变、神经病变以及视网膜病变等。孕妈妈患有妊娠糖尿病则会使其新陈代谢异常，高血糖造成血中酮体增高，从而引起酸中毒，还可能使孕妈妈泌尿系统受到感染。

此外，由于受孕妈妈的影响，妊娠糖尿病可能会引起胎宝宝先天性畸形、新生儿血糖过低而猝死、羊水过多、早期破水、早产等，胎儿还有可能会在子宫内因为缺氧而死亡。

什么人容易患妊娠糖尿病

孕妈妈具有下列因素之一的可能容易患有妊娠糖尿病，应该重视妊娠期间糖尿病的筛查。

1. 孕妈妈或准爸爸有糖尿病家族史。

2. 过去有原因不详的死胎或新生儿死亡。

3. 前胎是巨大儿。

4. 孕妈妈年龄超过30周岁、过于肥胖。

5. 羊水过多。

妊娠糖尿病患者应何时终止妊娠

患有妊娠糖尿病的孕妈妈终止妊娠的时间要根据胎儿的大小、发育程度、胎盘功能等因素来决定。一般情况下，孕妈妈最好是在怀孕38周时终止妊娠，即使血糖控制得再好，也不能超过40周分娩。终止妊娠的时间也不能过早，若在35周以前终止，则早产儿的死亡率较高，但是，妊娠36周之后，胎死腹中的发生率又会逐渐增加。因此，应该在严密监测胎儿的情况下来选择终止妊娠的时间。

此外，有以下情况的孕妈妈应及时终止妊娠。

1. 孕妈妈患有严重的妊娠糖尿病或恶性、进展性、增生性视网膜病变。

2. 孕妈妈的肝功能严重受损，或患有动脉硬化性心脏病。

3.胎宝宝畸形，生长受到限制，羊水过多。

4.孕妈妈营养不良，受到严重感染。

妊娠糖尿病患者终止妊娠时应注意什么

1.孕妈妈的血糖应该控制在接近正常水平，如果出现尿酮体阳性、酸中毒等代谢紊乱，则应该及时进行调整。

2.阴道分娩或剖宫产者在整个产程中应该密切、定时监测血糖、尿糖、尿酮体、宫缩、胎心变化，剖宫产麻醉方式最好选择连续硬膜外阻滞，而且产程应该在12小时以内结束。

3.孕妈妈分娩后要及时减少胰岛素的用量，因为分娩后胎盘排出，抗胰岛素激素会迅速下降。孕妈妈还要预防产后出血和感染。

妊娠糖尿病患者应如何安排饮食

控制饮食是治疗妊娠糖尿病的主要方法，其饮食原则是营养素的供给量既能满足孕妈妈和胎宝宝的生长发育需要，又不引起餐后血糖过高。因此，妊娠糖尿病患者的饮食应注意以下几点。

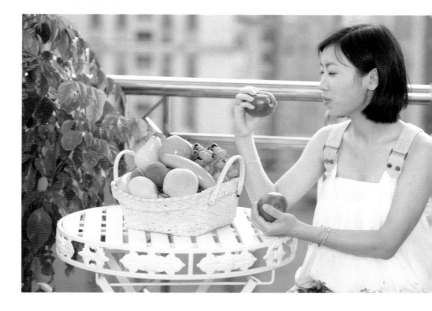

1.不要食用含糖量高的食物，否则会导致血糖过高，加重孕妈妈的病情或产生巨大儿。

2.适当增加碳水化合物的量，蛋白质的供给也要充足，要与相同妊娠期的正常孕妈妈的每日蛋白质的进食量基本相同或略微高一点。

3.每天进食4～6次，睡觉前必须进食1次，以保证供给胎儿的需要，防止夜间发生低血糖，还要多食用一些豆制品，增加植物蛋白质。

4.每天吃一个含糖量较少的水果，以柚子、苹果、橘子、猕猴桃为主，也可吃一些西红柿、黄瓜，吃水果的时间应安排在两餐之间。

第228天 孕9月饮食原则

由于胎儿在腹内的占位，孕妈妈胃部的压迫感更加强烈，再加上胎儿的重量，孕妈妈会备感疲惫，胃口大减，因此在饮食上应以少食多餐、清淡营养为原则。而且此时也是胎儿在母体内最后发育的阶段，这一时期内，孕妈妈的营养应以丰富的钙、磷、铁、碘，蛋白质、多种维生素（如维生素E、B族维生素）为主，同时应进食含植物纤维素较多的蔬菜和水果，以缓解便秘和痔疮。

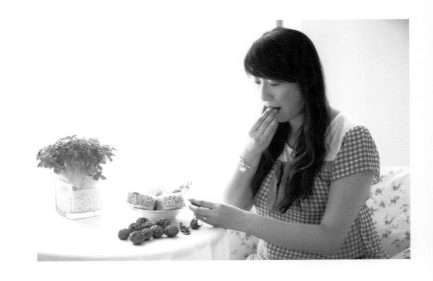

一天的饮食安排	
早餐	菜肴：各种清淡拌菜1盘，鸡蛋1个，酱牛肉100克 主食：各种米粥2小碗，紫菜包饭适量（约100克） 水果：以开胃为首选，如桃、橙子等
中餐	菜肴：葱烧海参，糖醋黄花鱼，骨汤类的汤羹 主食：米饭1小碗，或馒头适量 水果：香蕉2根
晚餐	菜肴：清炖牛肉，腰果虾仁，香椿拌豆腐。 主食：白米饭2小碗，或挂面1碗（约150克） 水果：可根据自己的口味选择

第229天 孕晚期如何缓解疲劳

妊娠后，由于孕妈妈的身体承受着额外的负担，所以很容易疲劳，这种疲倦感在孕晚期尤为明显。下面给孕妈妈介绍几种减轻疲劳的方法。

多运用腹式呼吸法。孕晚期孕妈妈的耗氧量明显增加，而且胎儿生长发育最快，胎儿需要的氧气更多，这时多数准妈妈都会

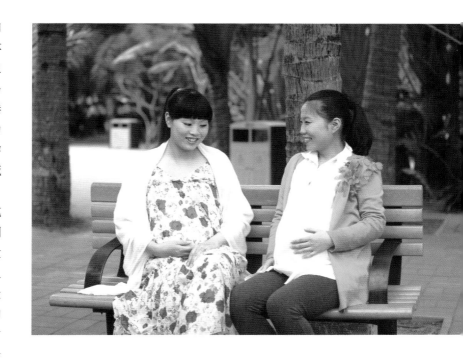

出现喘气困难或胸闷，也更容易觉得疲劳，这时孕妈妈可以坐在椅子上，挺直背脊做深呼吸，这样可以恢复平静。腹式呼吸法的正确姿势是背部挺直紧贴在椅背上，膝盖立起，全身放松，双手轻放在腹上，想象胎儿目前正居住在一个宽广的空间内，然后用鼻子吸气，直到腹部鼓起为止。吐气时稍微将嘴撅起，慢慢地用力将体内空气全部吐出，吐气时要比吸气更为缓慢且用力。可以经常练习，每天3次以上，要持之以恒。早上起床前、中午休息时间、晚上睡觉前各做一次，尽量放松全身。经常进行腹式呼吸法，不仅能给胎儿输送新鲜的空气，还可以镇静神经，消除紧张与疲劳。

和家人朋友聊聊天、说说话。孕妈妈经常和人聊天不仅可以释放和减轻心中的种种忧虑，还可以获得一些知识，这是一种排解烦恼、有益身心健康的好方法，同时还可以转移孕妈妈的注意力，让孕妈妈忘却身体的不适。

到室外散散步、看看优美的风景。孕妈妈甚至可以一边欣赏优美抒情的音乐，一边感受大自然的美妙，这样更能调节孕妈妈的情绪，从而达到缓解疲劳的效果。

第230天 九月胎教之爸妈讲百科

将一些百科知识通过讲故事的方式给胎宝宝听，他一定会非常喜欢。可以在每天晚饭后，由准爸爸读给胎宝宝听。准爸爸用生动的语言、低沉的嗓音娓娓道来，对胎宝宝和孕妈妈来说，都是一种美好的享受。那么，准爸爸开讲吧！

宝宝，今天爸爸要给你讲一种可爱的动物——袋鼠。

袋鼠是澳大利亚的标志性动物，在澳大利亚，袋鼠图就是这个国家的标志。袋鼠这种神奇的动物，有着令人不可思议的特点：袋鼠的成体与刚出生的幼体相差数万倍。袋鼠长着一对长健有力的后腿，所以它能跳得很远，跳起的高度也能达到4米。

刚出生的袋鼠非常小，和一颗蚕豆差不多，没有视力，毛也非常稀少，它在袋鼠妈妈的育儿袋中慢慢成长，长到6～7个月才能短暂地离开育儿袋。袋鼠很神奇，袋鼠妈妈的腹部有一个育儿袋，育儿袋里有4个乳头，小袋鼠就在这个育儿袋中经过近3年的时间，才终于可以完全离开妈妈独立生活。

宝宝，小袋鼠和你有点像哦，宝宝现在生活在妈妈的肚子里，而小袋鼠生活在妈妈的育儿袋中。妈妈真伟大，宝宝快点长大吧。

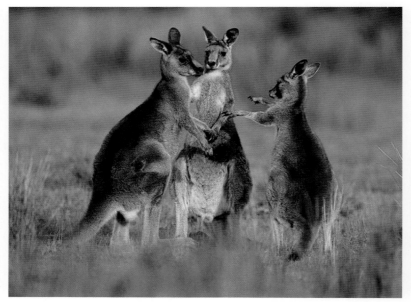

◀孕妈妈选择舒适的姿势躺坐在沙发上，听准爸爸讲故事，听完后再和宝宝一起欣赏可爱的袋鼠图片，这样的胎教于孕妈妈和胎宝宝都有益。

第231天 留意自己的五官变化

为了让胎儿有个舒适的成长环境，孕妇的身体机能，如内分泌、血液、心血管、免疫力乃至新陈代谢等，都会在不知不觉中发生种种改变，这些改变会对孕妇的眼、耳、鼻等感觉器官造成程度不同的影响，甚至带来一些似是而非的"病症"。

◎眼角膜水肿

正常人眼角膜含有70%的水分，但孕妇因黄体素分泌量增加及电解质的不平衡，易引起角膜及水晶体内水分增加，形成角膜轻度水肿，其眼角膜的厚度平均可增加约3%，且越到怀孕末期越明显。由于角膜水肿，敏感度将有所降低，常常会影响到角膜反射及其保护眼球的功能。这种现象一般在产后6～8周即恢复正常。

◎屈光不正

眼角膜的弧度在妊娠期间会变得较陡，使得检查时有0.25～1.25屈光度的改变，产生轻度屈光不正现象，在怀孕末期更加明显。其结果可导致远视及睫状肌调节能力减弱，看近物模糊，就是其中的一种情形。若原本近视的话，此时眼睛的近视度数则会增加。这种异常现象多在产后5～6周恢复正常。因此，孕妇若出现远视或近视度加深情况，不必忙于配换眼镜，可在分娩1个多月后再验配，如此验出的度数才相对准确。

◎干眼症

正常眼睛有一层泪液膜，覆盖在角膜及结膜之前，起保护眼球及润滑作用。在妊娠末期，约80%的孕妇泪液分泌量会减少，怀孕期间受激素分泌的影响，泪液膜的均匀分布遭到破坏。泪液膜量的减少及质的不稳定，很容易造成干眼症现象。因此孕妇们应注意孕期眼睛的卫生保健，合理营养，多摄入对眼睛有益的维生素A、维生素C等营养素。

◎听力变化

怀孕后，孕妇肌体细胞的内外液中雌激素浓度差异较大，引起渗透压改变，导致内耳水钠潴留，进而影响听力。有研究显示，从怀孕早期开始，孕妇的低频区听力（125～500赫兹）即有所下降，并在孕期的中、晚期继续加重，至产后3～6个月即恢复正常。

◎血管舒张性鼻炎

怀孕后，孕妇体内雌激素水平增高，引起鼻黏膜的过敏反应，导致小血管扩张、组织水肿，腺体分泌旺盛，出现鼻塞、打喷嚏、流涕等症状。这种"妊娠期鼻炎"可在大约20%的孕妇身上发生，怀孕后3个月更为明显。一旦分娩，致病因素消除后，鼻炎会随之痊愈，不留后遗症。

◎口腔改变

孕妇可出现牙齿松动，易生龋齿，齿龈充血、水肿、增厚，刷牙时牙龈易出血等症状，有的孕妇还有唾液增多和流涎等，这些改变都会随着妊娠的终结而结束。但孕妇在孕期一定要特别注意口腔的清洁卫生，因为口腔感染会殃及胎儿和自身的健康，造成种种危害，不利于优生优育。

第232天 脐带知识要掌握

脐带的重要性

胎宝宝的肚脐与子宫的胎盘之间由脐带连接着,胎宝宝所需要的氧气是通过脐带由胎盘输送到血液内的,胎宝宝排出的代谢废物也是由脐带排出的。脐带是沟通孕妈妈与胎宝宝的桥梁,是胎宝宝的生命线。脐带血液一旦受到阻碍,可能导致胎宝宝出现短暂的缺氧现象,甚至可能导致胎宝宝窘迫、死亡。所以,孕妈妈应该多多了解脐带的知识,以防发生意外。

脐带长短不一的原因

每个胎宝宝脐带的长度是不一样的,一般情况下介于30~70厘米之间。影响脐带长度主要有两个方面:一是胎宝宝的活动性,胎宝宝在子宫内活跃则脐带长,安静则脐带短;二是羊水的多寡,羊水多则脐带长,羊水少则脐带短。

脐带过长所带来的危害

脐带过长则容易缠绕胎宝宝的身体,尤其是缠绕颈部,在分娩时看到婴儿颈部被缠绕的情况不在少数。只要脐带没有被勒得很紧,一般情况下是不会危害胎宝宝的健康的,因为胎宝宝的活动范围很小。

但是,若发现胎宝宝的四肢被脐带缠绕了,而且缠绕的不止一个部位,则可能会发生意外,因为胎宝宝肢体的活动方向总是维持固定不变,则很容易导致脐带扭转。而且在双胞胎中,发生胎死宫中的主要原因之一就是两条脐带相互缠绕。

脐带过短所带来的危害

如果胎宝宝的脐带太短,则可能因为牵扯从而导致胎位异常、脐带内出血、胎盘早期剥离或分娩后子宫外翻等危害。

脐带扭转的危害

一般情况下,脐带会随着胎宝宝在子宫内的活动而扭转,如果扭转的程度使血液的流动受到影响,就很可能会出现胎死腹中的现象。脐带扭转属于一种突发的意外状况,导致扭转的原因尚不清楚。因此,孕妈妈应该通过科学的方法按时监测胎动、胎心率,以便及早发现异常情况,从而能采取措施挽救胎宝宝的生命。

检查胎盘功能的好处

从妊娠36周开始,孕妈妈要定期到医院做有关胎盘功能的检查。做这项检查是为了关注胎盘功能的健康状况,如果发现了异常情况,医生就会根据孕妈妈的综合情况采取相应的措施,从而避免意外发生。

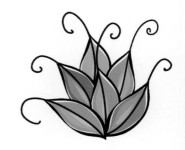

第233天　脐带绕颈的防治

脐带绕颈的原因

脐带缠绕是脐带异常的一种，以缠绕胎宝宝颈部最为多见，是脐带异常中最危险的类型之一。另有一种不完全绕颈，称为脐带搭颈。其次为缠绕躯干及肢体，常被统称为脐带缠绕。脐带绕颈的发生率为20%～25%，其中脐带绕颈一周发生率为89%，脐带绕颈两周发生率为11%，脐带绕颈3周及以上者很少见。脐带缠绕胎宝宝躯干、肢体比较少见。

胎宝宝在母体内经常活动，它在空间并不很大的子宫内翻滚打转。每个宝宝活动的特点不同，有的宝宝动作比较轻柔，有的宝宝动作幅度较大，在妈妈的子宫内动胳膊、伸腿，又会转个圈，这时就有可能发生脐带绕颈。

脐带绕颈的危害

脐带绕颈属高危妊娠，随时可引起胎儿宫内窘迫。孕末期若脐带有多处缠绕，对于胎儿是非常危险的，缠绕较紧者可影响脐带血流的通过，从而影响到胎儿氧和二氧化碳的代谢，使胎儿出现心率减慢，严重者可能出现缺氧，甚至死亡。

给孕妈妈的建议

1. 学会数胎动。胎动过多或过少时，应及时去医院检查。

2. 羊水过多或过少、胎位不正的要作好产前检查。

3. 通过胎心监测和超声检查等间接方法，判断脐带的情况。

4. 不要因惧怕脐带意外而要求剖宫产。

5. 注意减少震动，保持睡眠左侧位。

脐带绕颈分娩时应注意的事项

发现脐带绕颈后，不一定都需要剖宫产。在分娩过程中，如果脐带绕颈不紧，脐带有足够的长度，则不需要剖宫产。只有绕颈圈数多且紧，脐带相对过短，胎头不下降或胎心有明显异常时，才考虑是否需要手术。

脐带绕颈分娩时应注意：绕颈3周以上最好进行剖宫产。严密观察产程，如进展缓慢或停滞应果断决策。密切监测胎心率，一旦发生胎儿窘迫应立即终止分娩，行阴道助产或剖宫产。

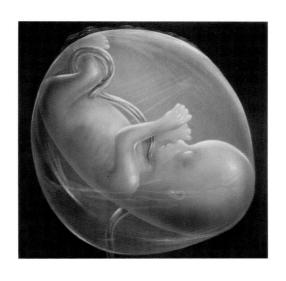

第234天 准爸爸的事

越到妊娠后期，丈夫越需要关心、照顾妻子，要帮助孕妈妈做好孕期监护，有一些事情是准爸爸必须亲力亲为的。

孕妈妈要进入妊娠晚期了，肚子越来越大，负担也越来越重，部分孕妈妈还会出现静脉曲张、脚肿、腿肿等现象。因此，准爸爸应该更加体贴妻子，同时也要做好以下事情。

与妻子一起商量决定分娩的医院。

妻子可能出现妊娠纹，帮助她按摩，揉揉肩部、后背，以减轻她的不适。

可以陪孕妈妈去买孕妈妈服装，若孕妈妈的脚出现水肿、变大，则应该给她换一双稍大一点的鞋，还要经常帮她按摩腿和脚。

和妻子一起给宝宝取名字。

陪同妻子参加产前课程。

多与其他父母交流，了解有关分娩和育儿的正确知识。

准爸爸要帮助妻子提高睡眠质量

孕妈妈每天的睡眠时间应该保持在8小时以上，并且还要注意睡眠的质量。为了保证孕妈妈睡得更沉、更香，准爸爸应该做到如下几点。

1. 保持室内安静、整洁、舒适，而且空气也要新鲜。

2. 提醒妻子睡觉前2个小时之内不要吃太多食物，也不要饮用刺激性的饮料。

3. 用温水帮助妻子泡泡脚。

准爸爸帮妻子解除失眠的方法

若妻子夜间难以入眠，准爸爸不能独自入睡，应该给她做一些按摩，具体方法是准爸爸用双手的食指推抹孕妈妈的前额，或用拇指推擦太阳穴，反复进行30次左右。还可以陪她聊聊天，增进彼此的感情。这样可以让她解除烦恼，从而保证睡眠，促进健康。

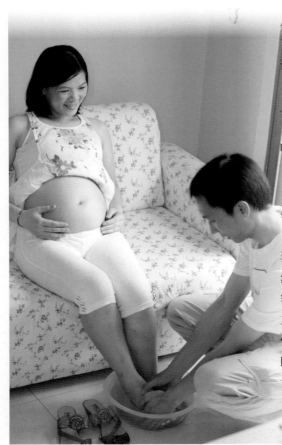

第235天 九月胎教之读书

大自然总是能带给人们最美的体验，朱自清的《春》抓住了春天的特点，准确、生动地用诗的笔调描绘了一幅春回大地、万物复苏、生机勃勃的景象。小生命的到来，对于孕妈妈而言就像人生中的春天，为你带来了希望与喜悦。来朗诵下面这篇散文吧，和宝宝一起来感受这美好的春天的景象。

盼望着，盼望着，东风来了，春天的脚步近了。

一切都像刚睡醒的样子，欣欣然张开了眼。山朗润起来了，水涨起来了，太阳的脸红起来了。

小草偷偷地从土里钻出来，嫩嫩的，绿绿的。园子里，田野里，瞧去，一大片一大片满是的。坐着，躺着，打两个滚，踢几脚球，赛几趟跑，捉几回迷藏。风轻悄悄的，草软绵绵的。

桃树、杏树、梨树，你不让我，我不让你，都开满了花赶趟儿。红的像火，粉的像霞，白的像雪。花里带着甜味儿；闭了眼，树上仿佛已经满是桃儿、杏儿、梨儿。花下成千成百的蜜蜂嗡嗡地闹着，大小的蝴蝶飞来飞去。野花遍地是：杂样儿，有名字的，没名字的，散在草丛里，像眼睛，像星星，还眨呀眨的。

"吹面不寒杨柳风"，不错的，像母亲的手抚摸着你，风里带来些新翻的泥土的气息，混着青草味儿，还有各种花的香，都在微微润湿的空气里酝酿。鸟儿将巢安在繁花嫩叶当中，高兴起来了，呼朋引伴地卖弄清脆的喉咙，唱出宛转的曲子，跟轻风流水应和着。牛背上牧童的短笛，这时候也成天嘹亮地响着。

雨是最寻常的，一下就是三两天。可别恼，看，像牛毛，像花针，像细丝，密密地斜织着，人家屋顶上全笼着一层薄烟。树叶儿却绿得发亮，小草儿也青得逼你的眼。傍晚时候，上灯了，一点点黄晕的光，烘托出一片安静而和平的夜。在乡下，小路上，石桥边，有撑起伞慢慢走着的人，地里还有工作的农民，披着蓑戴着笠。他们的房屋，稀稀疏疏的，在雨里静默着。

天上风筝渐渐多了，地上孩子也多了。城里乡下，家家户户，老老小小，也赶趟儿似的，一个个都出来了。舒活舒活筋骨，抖擞抖擞精神，各做各的一份儿事去。"一年之计在于春"，刚起头儿，有的是工夫，有的是希望。

春天像刚落地的娃娃，从头到脚都是新的，它生长着。

春天像小姑娘，花枝招展的，笑着，走着。

春天像健壮的青年，有铁一般的胳膊和腰脚，领着我们上前去。

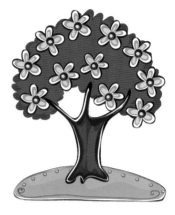

第236天 胎位正不正

胎位不正的危害

胎儿在子宫中的正常姿势是头部朝下臀部朝上，分娩时头部先娩出，而胎位不正的分娩顺序却不同。当胎儿的腹部、胸部已经露出母体外，而头部却还滞留在产道时，新生儿就有可能呈现假死状态。因为正在分娩的胎儿已经开始呼吸，堵塞在胎儿口、鼻中的产道分泌物、羊水等会被吸入气管内，造成新生儿呼吸困难。同时，由于最硬的头部最后才出来，而初产妇在助产阶段已耗费许多体力及时间，从而又增加了假死状态的危险性。此外，医生为了及时救出胎儿，在胎儿双手尚未完全下降时，就将身体往下拉，使得胎儿的双手在产道内呈上举的姿势，从而导致双手更难出来了。

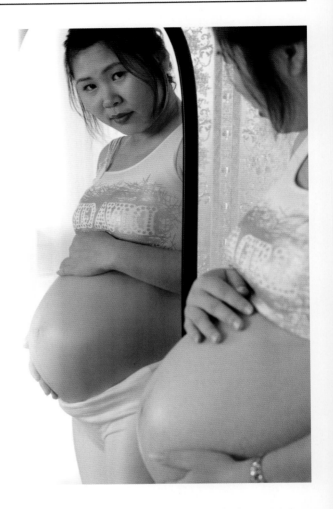

胎位不正的类型

单臀位。胎儿身体在臀部好像折成两半似的，双腿高举于头部附近。分娩时，胎宝宝的臀部先出来，这种分娩方式是胎位不正中最安全的一种，一般不必担心胎宝宝的头部会被卡住。

复臀位。胎儿呈下蹲的姿势，分娩时臀部和一只脚会先出来。这种类型的安全程度仅次于单臀位的分娩方式。

不全足位。分娩时胎儿只有一只脚先出来。这种类型与前两种情况不同，容易提早破水，有时脐带会脱落到子宫口外，压迫在胎儿与子宫壁之间，从而危害胎儿的生命。

全足位。分娩时胎儿的两只脚先出来。这是胎位不正中最危险的一种类型，它比不全足位更容易造成脐带脱落，使胎儿的血液循环情况恶化。

矫正胎位不正的方法

胎位不正的孕妈妈们不必惊慌，只要定期做

好产前检查，尽可能弄清引起胎位不正的原因，按医生的指导去做，了解能否纠正及纠正的方法，也能安全分娩。下面介绍一些纠正胎位的方法。

1. 做膝胸卧位来纠正。最好空腹进行，先排空小便，松开腰带，在硬板床上，胸膝着床，臀部抬高，大腿和床垂直，胸部要尽量接近床面。此纠正法在睡前做，做完后睡觉以保证纠正的胎位不再变动，每次做15分钟，连续做1周，每周检查一次看胎位是否转正。

2. 用艾灸两小脚趾甲跟部外侧的至阴穴，每日1次，每次15～20分钟，连续做1周。注意艾灸离皮肤不要太近，以免烧伤皮肤。两种方法可合并使用，如无人帮助，可一先一后运用，如有丈夫协助，可同时进行。

如果以上方法都不见效，到妊娠34周后，由医生检查确定是否可行从外部进行倒转，让胎儿转180℃，并约好倒转的时间。

经上述方法胎位仍然不能得到纠正，则需要在预产期前1～2周住院待产。胎位不正时，医生可根据孕妇的具体情况决定分娩方式，不一定都要施行剖宫产，医生会根据骨盆大小、胎儿大小、胎位不正的类型、产力及产次等具体情况来决定，当然剖宫产也不失为解决胎位不正的一个常用、安全的方法。

宝宝臀位的处理

目前臀位宝宝绝大多数会剖宫产出，但并不一定非剖宫产不可。医生会权衡剖宫产和自然分娩的风险，然后根据具体情况给予最好的建议。

首先应让宝宝在母体内转向。大概半数左右的宝宝一开始，也就是在怀孕早期都是臀部朝下的。到了孕26～28周，才转向变成头朝下。如果宝宝到了妊娠28周还没转向，很可能就会一直保持臀位。因为某些不明因素，有3%～4%的宝宝是不会转向变成头朝下的。

如果宝宝到了妊娠28周还没有自行转向，医生会教孕妈妈采取胸膝卧位纠正或进行外部胎位倒转术，也就是在孕妈妈的腹部推挪，帮宝宝转为头向下的姿势。外部胎位倒转术有60%～70%的成功率。有些宝宝还会再转回来，所以需要再实施一次倒转术。倒转术一般而言是个安全又不会太难受的程序，但是偶尔也会造成母亲疼痛或是胎儿窘迫的情形。

宝宝横位的处理

横位是胎儿在母体中位置的一种异常现象。胎儿横位是指以手臂、肩为先露部，胎儿横位占分娩总数的0.2%～0.5%。这种胎位多发生在骨盆狭窄、子宫畸形、前置胎盘、盆腔肿瘤、多产、双胎等孕妈妈身上。和正常位置生产比较起来，横位在初产的时候比较困难。如果在临产前不能纠正，则给母子带来极大威胁，诊断横位后应提前住院决定分娩方式。否则，到临产时，虽然可以处理，但往往增加了母子并发症的危险，如胎儿窒息、损伤，甚至死亡。母体则容易感染，发生产道损伤，甚至严重的子宫破裂。因此，必须引起高度重视。孕产妇要做好妊娠保健工作，加强围产期管理，定期做产前检查，发现胎位不正及时纠正，以保证生产安全。

第237天 实用体操

孕妈妈体操可分为以下几节进行。

◎脚部运动

通过脚尖和踝关节的柔软活动，增强血液循环的畅通，而且对强健脚部肌肉也是行之有效的。

坐在椅子上，腿和地面呈垂直状态，两脚并拢，脚掌平放在地面上，脚尖使劲向上翘，待呼吸1次后，再恢复原状。

把一条腿放在另一条腿上，上侧脚尖慢慢地上下活动，约2分钟后两腿位置互换，同样的方法练习2分钟。每日数次，每次4分钟左右。

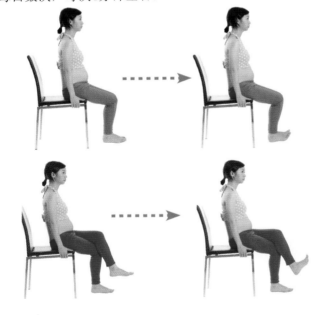

◎盘腿坐运动

这项运动可以松弛腰关节，伸展骨盆的肌肉，可使婴儿在分娩时容易通过产道，顺利生产。

盘腿坐好，精神集中，把背部挺直，收下颌，两手轻轻放在膝盖上（双手交叉按膝盖也可以），每呼吸1次，手就按压1次，反复进行。按压时要用手腕按膝盖，一点一点用力，尽量让膝盖一点点接近地面。

运动时间可选在早晨起床前、白天休息时或晚上睡觉前，每次做5分钟左右。

◎扭转骨盆运动

这项运动能够加强骨盆关节和腰部肌肉的柔软性。

仰卧，双肩要紧靠在床上，屈膝，双膝并拢，带动大小腿向左右摆动，要慢慢有节奏地运动。然后，左腿伸直，右膝屈起，右脚平放在床上，右腿的膝盖慢慢地向左侧倾倒。待膝盖从左侧恢复原位后，再向右侧倾倒，以后左右腿可交替进行。

最好在早晨、中午、晚上各做5～10次。

◎振动骨盆运动

该项运动除了松弛骨盆和腰部关节外，还可使产道出口肌肉柔软，并强健下腹部肌肉。

先仰卧床上，后背紧靠床面，屈双膝，脚掌和手掌平放在床上。腹部呈弓形向上突起，默数十下左右，再恢复原来体位。然后四肢着地，低头隆背，使背部呈圆形。抬头挺腰，背部后仰。上半身缓慢向前方移动，重心前后维持不变，一呼一吸后复原。反复多做此动作，早晚各做5～10次。

第238天　了解静脉曲张

静脉曲张的症状

　　静脉曲张表现为孕妈妈小腿、大腿及外阴处静脉扩张突出，皮肤冒出蓝色或红色、宛如蚯蚓样的扭曲血管伏在皮肤上，或者像树瘤般的硬块结节。当静脉曲张发生在外阴时，孕妈妈一坐便会疼痛，而且站立的时间越长越感到不舒服。

　　孕妈妈发生静脉曲张时，轻者造成腿部疼痛酸麻，重者造成静脉栓塞或血栓性静脉炎等危险情况。

静脉曲张的原因

　　出现静脉曲张是由于孕妈妈体内内分泌的作用使静脉发生了变化，静脉瓣膜的功能和血管周围肌肉的保护作用受到破坏。随着子宫的增大，流向子宫的血流量也会随着增多，这时静脉压力就会升高，下腔静脉的压力也会相应的升高，从而导致静脉壁扩张而扭曲，这样就形成了静脉曲张。

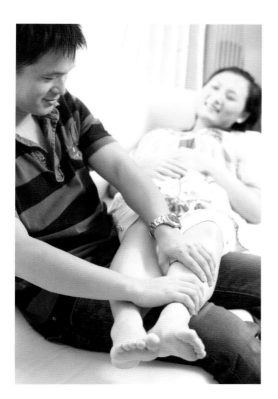

静脉曲张的预防措施

　　1. 孕妈妈要适度运动，养成每天步行半小时的习惯，这样可以帮助血液循环；不要穿高跟鞋或长筒靴，在家时可以穿拖鞋或赤脚，这样可使肌肉得到锻炼。

　　2. 不要提过重的物品，以免加重身体对下肢的压力。

　　3. 尽量减少增加腹部压力的因素，如患有咳嗽、便秘等，应该尽快治疗，而且去厕所的时间也不宜过长。

　　4. 将体重控制在医生建议的范围之内。如果孕妈妈超重，就会增加身体的负担，从而造成静脉曲张。

静脉曲张症状的缓解

　　1. 妊娠早期已有静脉曲张的患者，应尽量避免长时间站或坐，要多休息，坐时两腿避免交叠，卧床时要抬高下肢及臀部，以促进静脉回流。

　　2. 下肢用弹性绷带包扎，显著的外阴部静脉曲张用泡沫橡皮垫支撑，可减轻静脉曲张程度。

　　在妊娠期尽量不做大隐静脉结扎术或切除术，因为易复发。此外，孕妈妈要注意不要碰撞静脉曲张部位，以免受伤出血。要尽可能改善静脉血回流，避免静脉血淤积的因素是处理孕妈妈静脉曲张的原则。

第239天 可以喝孕妇奶粉吗

孕妇补充孕期营养除依靠膳食外，还可有很多选择：多种维生素、钙片和孕妇奶粉。其中孕妇奶粉的配方是根据孕妇身体特点所研究的，所以营养更全面合理，补充起来也会更方便。

孕妇奶粉中包含了促进胎儿生长发育的营养成分，是孕期的重要营养来源之一。即使孕妇的膳食结构比较合理、平衡，但有些营养素只从膳食中摄取是不能满足身体需要的，如钙、铁、锌、维生素D、叶酸等。而孕妇奶粉中几乎含有孕妇需要的所有营养素。如果孕期喝适量的孕妇奶粉，基本上能够满足孕妇对各种营养素的需求。

此外，孕期反应厉害，经常恶心、呕吐，容易造成营养不良，喝孕妇奶粉可以补充很多丢失的营养元素。和鲜牛奶比起来，孕妇奶粉更容易吸收，对消化道负担很小。不过需要提醒的是，孕吐很严重的孕妇，最好选择一款口味清淡的孕妇奶粉。

喝孕妇奶粉的注意事项

1. 一般来说，孕妇奶粉的产品说明上都会建议孕妇每天喝1~2杯，不要拿孕妇奶粉当水喝，也不要擅自增加饮用量，否则容易造成某些营养元素摄入量超标，反而对健康有害。如果想通过喝孕妇奶粉多补充些水分，不妨每次将奶粉少放一些，多加些水，冲得淡一点、稀一点，这样每天就可以多喝几杯了。

2. 孕妇奶粉的配方只是针对大多数孕妇的，并不能满足所有的营养需求。如果孕妇存在严重贫血、缺钙等状况，还应该针对身体状况，按照医生的诊断，补充铁和钙等。

3. 孕妇奶粉不仅仅是针对孕妇的，很多品牌也适合哺乳期的妈妈饮用，而且产后喝孕妇奶粉比喝汤更容易吸收。

4. 如果严格按照孕妇奶粉的说明饮用，基本上可以满足孕妇对各种营养元素的要求。如果同时服用多种维生素，就会造成一些营养成分摄入过量，而某些营养元素如果长期摄入过量，对胎儿和孕妇的健康都是没有好处的。

5. 现在的孕妇奶粉添加了很多营养成分，而且不同的孕妇奶粉添加的成分也不尽相同。可以根据自己的需求来选择孕妇奶粉，例如想用孕妇奶粉代替平时吃的维生素片，可挑选一个配方里面含维生素含量相对多一些的奶粉。

6. 不是所有的孕妇都适合喝孕妇奶粉的，患有妊娠期糖尿病的孕妇最好在选择孕妇奶粉之前征求一下医生的意见；体重超标、体重增长过快的孕妇在选择孕妇奶粉之前也应该慎重考虑，因为孕妇奶粉与维生素片相比，脂肪含量及热量都相对较高。

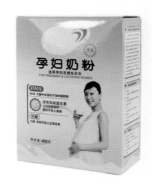

第240天 来进行盆底肌肉锻炼吧

盆腔肌肉的收缩也是构成产力的一部分，在分娩过程中协助宝宝运动，它的功能减弱也可能导致难产。所以，盆腔肌肉的锻炼显得十分重要。

盆底肌肉的锻炼可以通过收缩和放松直肠、阴道和尿道来进行，就像排尿—逼尿—排尿，上提肛门—放松—上提肛门，这样反复练习。练习方法分为快速运动和慢速运动，快速运动是在几秒钟内迅速收缩和放松，慢速运动是缓慢收缩和尽可能保持，或默数到十，然后放松休息几分钟后再重复。

这样每天锻炼数次，越接近分娩越要增加锻炼次数，收缩保持的时间也逐渐延长。这种运动要坚持到产褥期，因为有助于产后盆底组织的恢复。

可以通过检测判断这种锻炼是否有效果，检测锻炼的效果可以用以下方法。

1. 排尿时，看排尿过程中能否让它停阻或控制其缓慢排泄。

2. 在大腿间夹一面镜子，观察在收缩运动时阴道和肛门是否上提。

3. 放一干净手指于阴道内，感觉在运动锻炼时是否有缩紧感。

▼不能因为身体笨重就不做运动了，此时练习辅助分娩动作、练习助产呼吸技巧等正适当。只是练习要适度，如果感到累了，应马上休息。

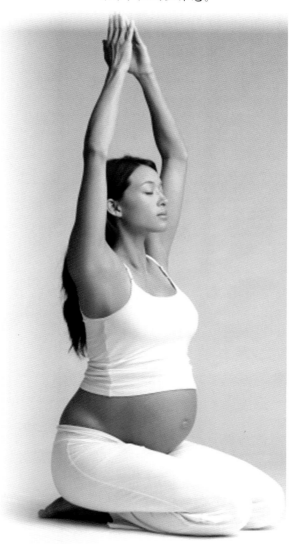

第241天 九月胎教之折纸

　　折纸又称"工艺折纸"，是一种以纸张折成各种不同形状的艺术活动。折纸并不仅仅限于单色或者双色，根据所需要表达的事物本身，可以使用色彩丰富的材料进行折纸。妊娠期间，孕妈妈做一些简单的折纸工艺，不仅可以活跃思维，还可以让心情平静下来。准备一张方形纸来折一艘帆船吧。

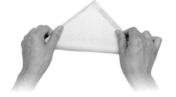

1. 沿虚线将纸张朝箭头方向对折；

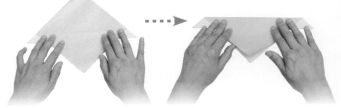

2. 沿虚线再将纸张朝箭头方向对折；

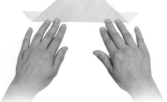

3. 沿折线将纸张朝箭头方向向后折；

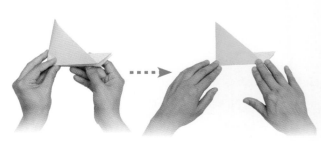

4. 将上面一层沿虚线朝箭头方向对折；

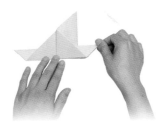

5. 折成如图的形状后，然后翻到另一面；

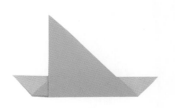

6. 即成帆船了。

第242天 准爸爸的九月爱心美食

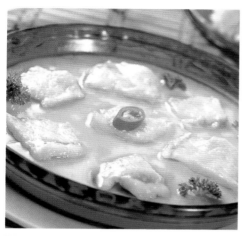

芙蓉鱼片

原料： 黑鱼1条（约750克），鸡蛋2个

调料： 清汤350克，盐、鸡精、豉油汁各少许，水淀粉适量

1. 将黑鱼宰杀洗净，切片后拌上水淀粉；
2. 鸡蛋取蛋清，加盐、鸡精，冲入清汤拌匀，上蒸笼蒸至凝固；
3. 将备好的鱼片放在蒸熟的蛋液上，淋上豉油汁，再蒸4分钟即成。

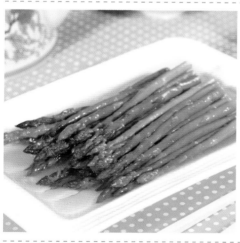

鸡汁鲜芦笋

原料： 新鲜芦笋350克

调料： 食用油、盐、鸡汁、淀粉、鸡精各少许

1. 将新鲜芦笋洗净，切去老根；
2. 锅中放油烧热，下入芦笋翻炒匀，加入少许水，水沸后加入除淀粉外的调料，煨烧至入味，用淀粉勾芡即成。

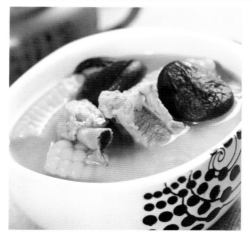

香菇玉米排骨汤

原料： 排骨500克，玉米2根，香菇8朵

调料： 盐、鸡精各适量

1. 排骨洗净剁成块，入沸水中汆烫，捞出再洗净；
2. 玉米洗净切成段，香菇泡软去蒂切成大片备用；
3. 锅中放入适量水，烧沸后加入排骨、玉米、香菇，大火转中小火，慢慢煨煮约50分钟，加盐、鸡精调味后即可食用。

第243~244天 什么时候停止工作呢

为了在家庭和事业中取得平衡，怀着宝宝上班的孕妈妈不在少数。准妈妈在怀孕期间同样可以做到怀孕工作两不误，但在投入工作的同时，别忘了应该量力而行。我国的《女职工劳动保护规定》中，也有针对女职工在劳动和工作中因生理特点造成的特殊困难而制定的规定，还指出了女职工在孕期禁忌从事的劳动范围。怀孕是一个特殊的生理过程，孕妈妈可根据情况，保障自己的合法权益。必要时，还可以适时停止工作，确保母婴安全。那

么，孕妈妈在什么样的情况下应该停止工作，安心待产呢？

如果孕妈妈工作的环境相对安静、清洁，且危险性较小，或是长期坐在办公室工作，同时身体状况良好，那么可以一直工作到预产期的前一周或两周回到家中，静待宝宝的诞生。

如果孕妈妈的工作是需要长期使用电脑，或是在工厂的操作间工作，或是阴暗嘈杂的环境中，孕妈妈在怀孕期间就应及早调动工作。如果不能调动，那么建议孕妈妈听从

医生指导，选择在合适的时间早点离开工作岗位，留在家中安心待产。

如果孕妈妈的工作是经常需要走动或站立，如商场销售人员、酒店服务人员等，那么建议孕妈妈在预产期前的三周左右离开工作岗位回到家中待产。

在孕晚期，有些孕妈妈可能会感觉到行动特别不便，如果准妈妈的工作强度并不是很大，那么孕晚期依然可以坚持工作，只是要避免颠簸、强度大或上夜班、长时间站立的工作。如果孕妈妈的工作量较大，建议提前一个月开始休产假。

按照有关规定，育龄妇女可享受98天的产假，怀孕满38周的上班族准妈妈可在家中休息，为临产作准备。

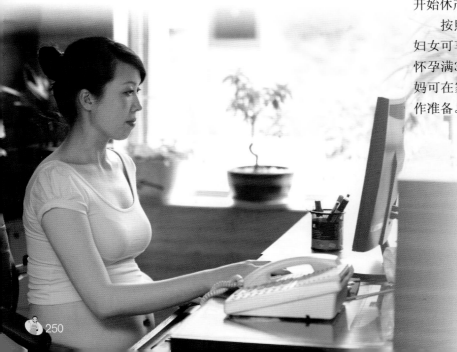

第245天 天热和天冷的时候怎么办

▼孕妈妈不要长时间待在空调房里，且空调温度不宜调得过低。

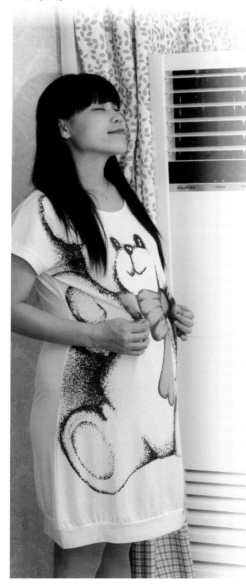

不宜长时间使用电扇和空调

由于孕妈妈的新陈代谢十分旺盛，皮肤散发的热量也较多，基础体温比一般人高0.3～0.5℃，所以比一般人耐热能力差。在炎热的夏季，如果孕妈妈用电风扇久吹不停或长时间使用空调，就会有头晕头痛、疲乏无力、食欲下降等不良反应出现。因为电扇和空调的风吹到皮肤上时，汗液蒸发作用会使皮肤温度骤然下降，导致表皮毛细血管收缩，血管的外周阻力增加而使血压升高；表皮血管呈舒张状态，血流量增多，尤其是头部因皮肤血管丰富，充血明显，对冷的刺激敏感，从而易引起头晕、头痛症状。孕妈妈出汗多时，更不要马上吹风扇或吹空调，因为这时全身皮肤毛孔疏松，汗腺大开，冷风极易乘虚而入，轻者伤风感冒，重者高热不退，给孕妈妈和胎宝宝的健康造成危害。

孕妈妈要少使用电扇和空调，也不宜对着空调和电扇直吹。

不宜用电热毯

天冷的时候，孕妈妈最好不要使用电热毯，以免造成下一代大脑发育不良。这是因为当人们使用电热毯时，由于人体和电热毯之间存在着电容，因此即使是绝缘电阻完全合格的电热毯，也会有感应电压产生并作用于人体。人体与电热毯之间的感应电压可达到40～70伏特，且有15微安的电流强度。这个电流虽小，但由于电热毯紧贴在孕妈妈身下，对处于发育阶段的胎儿可能存在潜在的危险，最易导致各种器官的畸形，同时对胎儿大脑发育不利，使出生后的婴儿智力低下。因此，为了下一代的健康，孕妈妈还是不要使用电热毯为好。如需取暖，可以采用其他方法。

第246天 生产难易度的判断

影响自然生产产程的因素

很多人认为根据孕妈妈的体形在一定程度上可以判断出生产的难易程度，其实不然，影响自然生产产程的因素包括以下几方面。

孕妈妈的年龄。年龄超过35岁的高龄初产妇，机体软组织弹性较差，宫颈及盆底组织、阴道、外阴变硬，宫口不易扩张或扩张较慢，产程则会延长。

子宫颈口与骨盆组织的松弛程度。经产妇的子宫颈和骨盆底组织较初产妇松软，其宫口开得快，产程会较短。年龄相同的初产妇的子宫颈的松软度也会不同，

宫颈组织的厚硬程度也有差异，产程时间也不会完全相同。

胎儿在子宫中的位置。胎儿为枕前位，有利于胎儿下降和娩出，不会延长产程。处于其他位置的胎儿娩出较困难，会使产程延长。胎头延长不入骨盆，也会给分娩带来困难，使产程延长。

生产的次数。通常情况下，经产妇生产的速度较快，这是因为经产妇的产道经过一次的"历练"后，较能适应胎儿分娩的过程；除非有其他因素的影响，最常见的是子宫收缩不良，有时会减缓生产进程，否则通常比第一胎生得快。

由此可见，生产是一个高度精密的过程，用肉眼是难以判断生产的难易程度的。

屁股大的孕妈妈容易娩出宝宝吗

很多老年人认为女性屁股大，就容易生宝宝，这种说法科学吗？

女性骨盆是胎儿娩出时必经的骨性产道，其形状、大小直接影响分娩过程，骨盆可分为女式、男式、类人猿式以及扁平式四类。女式的骨盆即为横卵圆形或圆形；男式的即为心脏形或楔形；类人猿式的即为长前后卵形；扁平式的即为横卵圆形，但前后径很短。

这四类的骨盆对分娩的影响，以"女式"及"类人猿式"较有利于生产，而"男式"及"扁平式"都不利于阴道式生产。其实，临床可见多是混合型骨盆，而且人们无法通过肉眼来透视骨盆的形态，屁股大比较会生小孩的说法，也只是臆测。

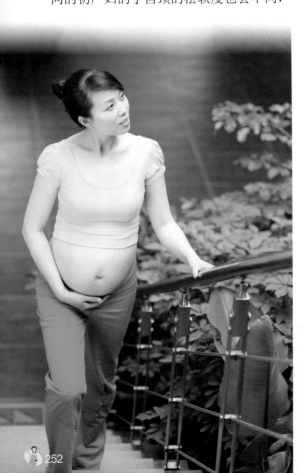

第247天 九月胎教之听音乐

孕妈妈可根据心情来选择不同的胎教音乐。平缓柔和，带有诗情画意的乐曲具有镇静的作用；曲调优美流畅、跳跃起伏，旋律轻灵优雅的，可以解除孕妈妈忧郁的情绪；轻松悠扬、节奏明朗的音乐，可以起到舒心的作用；乐曲清新柔美，抒情明朗，可以消除孕妈妈的疲劳；曲调激昂、引人向上，旋律婉转欢快，具有令人精神振奋的作用；轻盈灵巧的旋律，以及安详柔和的情调，则有催眠的作用。

进入孕晚期，孕妈妈应该多听优美欢快的乐曲，以缓解焦虑及恐惧的心理。今天孕妈妈就来欣赏一首欢快喜庆的民族乐曲《喜洋洋》吧。

全曲分三段，第一段用跳跃欢快的节奏表现了热烈欢腾的场面，第二段舒展优美，犹如欢乐的人们在尽情歌唱，第三段再现第一段的主题，把人们又一次带入载歌载舞的喜庆之中。

整首乐曲曲调优美酣畅、起伏跳跃，旋律轻盈优雅，以浓郁的民族风格表现了中华民族乐观开朗的性格，给人们呈现了一个热闹喜庆的欢快场面。

▼孕妇听音乐最好使用专用传声器，也可用耳机或外接扬声器。孕妇经常欣赏名曲，在欣赏音乐中既可以调节孕妇的情绪，又可通过孕妇丰富的联想将音乐的美好传递给胎儿，让胎儿间接接受音乐的熏陶。

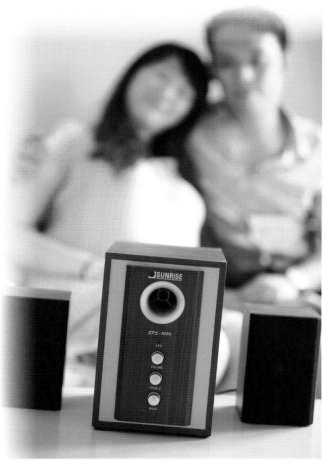

第248天 子宫内感染的防治

发生子宫内感染的原因

由于子宫颈内有黏稠的黏液起到阻塞作用，使得细菌不能进入子宫腔。所以，正常的妊娠和分娩，孕妈妈的子宫内可保持无菌，不会发生感染。虽然子宫内感染的发生率在孕妇中只占0.5%～1%，但会对产妇和胎儿的生命造成很大的威胁。

子宫虽然有羊水的保护，但有些情况如胎膜早破、超过24小时仍未临产、产程延长以及产妇贫血体弱等，都可能会引起子宫内感染。也有少数产妇的羊水抗菌能力较差，阴道内的致病菌可乘虚突破防线进入子宫内，造成子宫内发生感染。

子宫内感染的症状

产妇的子宫一旦受到感染，便会出现体温升高、白细胞增多、心率加快、子宫体有压痛等不适症状。胎膜已破者，则有混浊的羊水流出，味臭。当临产羊水流出时，可能导致胎心增快，每分钟达180次以上。

子宫内感染的影响

早期感染时如果采取及时的治疗，对产妇及胎儿一般没有太大的影响，但由于感染发生在宫腔内，早期感染时产妇可能没有任何症状，往往容易造成误诊。

感染严重时，如不及时应用药物，则病菌可经过胎盘进入母体血循环，导致产妇出现败血症、中毒性休克等。同时羊水中的细菌进入胎儿体内后，胎儿可能会发生子宫内肺炎、败血症、脑膜炎等。有的新生儿看上去虽然没有任何异常，但到婴儿期时，就可能出现上述感染现象，而且有50%以上的发病的胎儿和新生儿发生死亡，即使存活，也可能会留下神经系统后遗症。

如何预防子宫内感染

为了预防子宫内感染，当妊娠末期时，孕妈妈应严禁性生活，要注意适当休息、保持良好情绪和摄取足量的营养。当发现阴道有液体流出时，切不可粗心大意，应尽快到医院检查，以便采取及时的防治措施。

分娩前，孕妈妈还要注意尽量避免过多的肛门与阴道检查，因为一些不卫生的检查工具可能会造成子宫内感染，同时也可减少检查对于宫体造成的刺激。

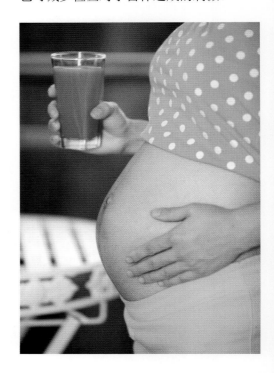

第249天 胎儿宫内发育迟缓的了解

什么是胎儿宫内发育迟缓

胎儿宫内发育迟缓是指妊娠满37周，胎儿出生体重低于2500克，或低于同孕龄正常平均体重的两个标准差，或低于同孕龄正常平均体重的10个百分点。这样的婴儿成长发育较差，大约在1年之内，躯干的发育和智力均赶不上正常儿。这种病在我国发生率平均为6.39%，是围产期的主要并发症。

胎儿宫内发育迟缓的原因是什么

一般情况下，造成胎儿宫内发育迟缓有以下三个方面的原因。

孕妈妈方面的因素。孕妈妈患有慢性疾病或产科方面合并症，有接触化学毒物或放射线等历史。

胎儿方面的因素。由于胎儿细胞分裂规律紊乱，影响胎儿发育，或者缺乏某种基因影响蛋白质合成等引起先天性畸形。

胎盘方面的因素。如胎盘发育不良，胎盘较小，胎盘形态多呈分叶状，因此，通过胎盘供应胎儿的营养物质必然受到影响。

如何预防胎儿宫内发育迟缓

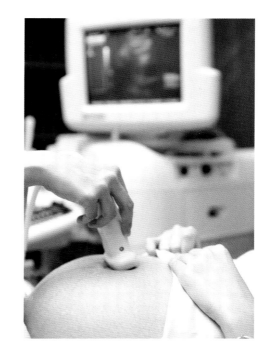

孕妈妈应避免接触毒物和放射性物质，勿吸烟、酗酒等。妊娠后应避免病毒感染，忌乱服药。从妊娠3个月起，应特别注意增加蛋白质、维生素、铁、钙的摄入。注意防治妊娠高血压疾病、肾炎等内科合并症，避免影响子宫胎盘供血。孕妈妈，尤其是有内科疾病及水肿的孕妈妈，应该增加侧位卧床休息的时间，并采取左侧卧位，可以有效地输送子宫胎盘供血，以增加胎盘血流量。

含必需氨基酸的复方氨基酸静脉注射或羊膜腔内注射，补充维生素，可促进胎儿生长发育。如能早期发现，早期补给锌、叶酸，有利于胎儿生长发育。

如果为宫内发育迟缓的胎儿，分娩前应定期做胎心监护、超声波检查，准确了解病情变化。分娩后新生儿应重点监护，长期了解其生长发育情况。

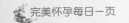

第250天 胎盘功能的检查

检查胎盘功能的好处

从妊娠36周开始，孕妈妈要定期到医院做有关胎盘功能的检查。做这项检查是为了关注胎盘功能的健康状况，如果发现了异常情况，医生就会根据孕妈妈的综合情况采取相应的措施，从而避免意外发生。

胎盘功能的检查方法

◎胎动计数

孕妈妈可以根据计算胎动的次数来判断是否存在胎盘功能不全。因为胎盘供血状态与胎动有着紧密的联系，如果胎盘功能减退，胎宝宝就会因缺氧而导致胎动减少。如果胎宝宝的活动次数突然下降超过50%，或逐日下降超过50%而不能恢复，或12小时之内少于10次，便可能是胎盘功能不全，孕妈妈应该引起高度重视。

◎胎心率监测

根据胎宝宝心率变化的情况也可以判断是否存在胎盘功能不全。如果胎宝宝活动时胎心率呈加速变化，即说明胎盘功能属于正常情况，一周之内不会发生因胎盘功能减退所导致的胎儿死亡现象。

◎化验检查

借助对胎盘分泌的孕激素、胎盘生乳激素、绒毛膜促性腺激素等激素的检查，可以判断胎盘功能是否正常。

◎B超检查

B超不仅能对早期妊娠、异位和异常妊娠作出诊断，而且能对胎儿生长情况及生长速度、胎儿存活、胎儿大小、胎盘位置、胎盘成熟度、羊水多少等进行探查。

胎盘功能不全的预防

1. 妊娠期间孕妈妈要合理安排膳食，要保证每日摄取足够的蛋白质、维生素、植物纤维、钙、铁等营养物质，保持良好的胃口，多吃一些新鲜的水果和蔬菜。

2. 孕妈妈要注意劳逸结合，不要过度疲劳，也不要过于慵懒。每天要坚持到室外散散步，这样可以促进全身血液的循环。

3. 在家中要按时计算胎动次数和监测胎心率，并做好记录，密切关注腹中宝宝的健康状态。

4. 严格按照医生的要求，定时做产前检查，尤其是患有心脏病、妊娠高血压或肾病的孕妈妈。

只有坚持按照上述要求来做，才能及时发现胎盘功能异常的情况，从而让医生采取进一步干预措施。

第251~252天 专家指导

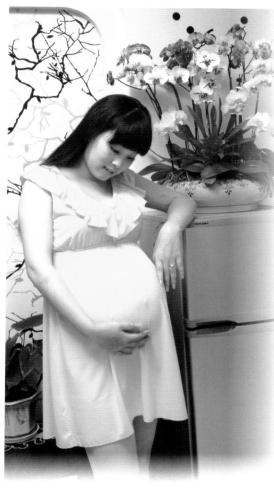

查中发现，那些用维生素A、维生素D治疗皮肤病的妊娠女子，生下了很多畸形婴儿。因为大量食用鱼肝油后，孕妈妈体内的维生素D过量，会引起胎儿主动脉硬化，不仅会影响其智力的发育，还会导致肾损伤及骨骼发育异常。为使后代健康成长，妊娠女子在服用鱼肝油时一定要慎重。

不要随便注射催产针

催产针是产科医生常用的催产素，它能增强子宫的收缩。很多人认为只要胎宝宝足月就可以使用催产针，让宝宝快点出生，其实这种想法是错误的。催产素虽然有催生的作用，但如果使用不恰当，就可能使子宫收缩过强或不协调，使得胎宝宝在子宫内窒息。当胎位不正或骨盆狭窄时，用了催产素后就可能引起子宫破裂，因为催产素即使能使子宫收缩很强，但胎位不正、骨盆小，胎儿就无法通过产道，最终导致子宫破裂。

因此，在打催产针之前孕妈妈一定要检查胎位情况和骨盆的大小，然后根据具体的情况来判断是否能打催产针。

孕妈妈为什么会漏尿

到了妊娠晚期，由于子宫越来越大，从而压迫膀胱，加上骨盆底肌肉的无力，导致孕妈妈如果咳嗽、打喷嚏或者大笑时就会有尿液漏出。解决这种情况的最好方法就是尽量控制盐分和水分，经常排小便，防止便秘，避免提重物，还要经常进行骨盆底肌肉的锻炼。

孕妈妈不宜滥服鱼肝油

鱼肝油含有丰富的维生素A和维生素D，是治疗维生素缺乏症的药物。许多妊娠女子认为鱼肝油含维生素丰富，对胎儿有益，便大量服用，殊不知过多服用鱼肝油，会导致胎儿畸形。

国外遗传和生理学专家在研究和调

孕妈妈的变化

第37周：子宫底高度在脐与剑突之间或略高。由于胎儿下降，胃的压迫感有所减轻，呼吸也顺畅了一些。

第38周：肚皮胀得鼓鼓的，肚脐眼消失了，成了平平的一片。

第39周：下降的子宫压迫膀胱，尿频、便秘更为明显，阴道分泌物也更增多起来，产道也变得柔软有弹性。

第40周：每日反复出现数次子宫收缩，就是临产的前兆。

胎宝宝的发育

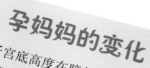

第37周：现在大概重2.9千克，从头到脚长48厘米左右。宝宝到现在已经算是足月了。

第38周：重3千克左右，长约49厘米。抓握已经很有力，器官已经完全发育，并各就其位。

第39周：约有50厘米长，重约3.2千克，脂肪层继续加厚，外层皮肤正在脱落，取而代之的是下面的新皮肤。

第40周：平均体重是3.4千克，身长大约在51厘米。皮肤呈淡红色，体形圆润，细毛儿几乎看不见了，内脏、肌肉、神经等都非常发达，完全具备生活在母体之外的条件。

孕10月

进入
倒计时啦

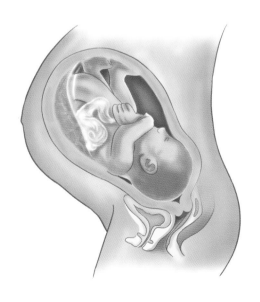

第253天 孕10月的饮食原则

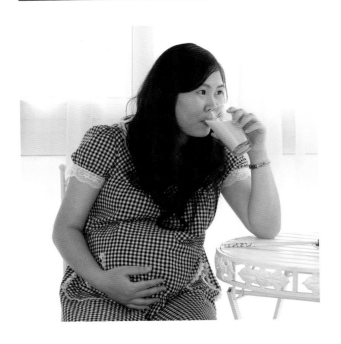

这一时期，孕妈妈为了保证生产时的体力，饮食除注意增加营养外，仍要以富含纤维素多的蔬菜、水果为主，同时保证摄取足量的蛋白质、糖以及钠、钾、钙、铁和磷等营养元素。

越是临产，就越应多吃些含铁质的蔬菜（如菠菜、紫菜、芹菜、海带、黑木耳等）。因为此时孕妈妈胃肠受到压迫，常会有便秘或腹泻等症状发生，可以增加进餐的次数，每次少吃一些，而且应吃一些容易消化的食物。

一天的饮食安排

早餐	菜肴：各种新鲜青菜1盘，鸡蛋1个，肉类50克 主食：牛奶250克，高粱面水饺8个（约150克） 水果：香蕉2根或苹果1个
中餐	菜肴：猪肝炒菠菜，香椿煎蛋，小白菜粉丝炖排骨2小碗 主食：米饭2小碗，或小花卷2个（约150克） 水果：葡萄约200克
晚餐	菜肴：青瓜虾球，炒合菜，玉米鲫鱼汤 主食：米饭2小碗，或馒头2～3个 水果：品种可根据自己的口味选择

第254天　准爸爸加油哦

准爸爸应关心体贴妻子

随着妊娠天数一天天增加，尤其到了妊娠后期，丈夫要为妻子分娩作好充分的准备。准爸爸还要像以前那样在情感上关心体贴妻子。分娩前，准妈妈行动不便，丈夫要给予多方照料，体贴入微。每日与准妈妈共同完成胎教的内容，这时已到了胎教的最后阶段，一定要把胎教坚持到底，还需要每日陪准妈妈活动、散步，这样有利于子宫收缩，只是不能让准妈妈太疲劳了。

准爸爸应为分娩作准备

准爸爸要确定好医院的住院床位，安排好送妻子去医院的交通工具及应付紧急情况发生而准备的措施，整理好母子的衣服、用具。还要有足够的经济准备，以支付分娩所需费用及产后妻子和孩子补充营养的费用。

准爸爸应去产前学习班

在妊娠晚期，孕妈妈对分娩大都怀着既期待又恐惧的矛盾心理。一方面，因为腹部膨大，压迫下肢，活动不能随心所欲，同时出现尿频、便秘等症状，这使得孕妈妈易出现激动和心烦情绪，另一方面，对丈夫和亲人的依赖心理也会增强。此时，准爸爸可以去上产前学习班，学习一些缓解妻子精神紧张的方法，如帮助孕妈妈洗浴、做家务劳动、陪孕妈妈散步等，还可以帮助妻子进行辅助分娩和呼吸技巧练习。

准爸爸应为准妈妈按摩

准爸爸经常为准妈妈进行按摩，这样不仅可以减轻孕妈妈的妊娠纹和赘肉，而且也是向妻子表达爱意的一种方式。通过按摩增进夫妻间的感情，使得准妈妈经常处在愉悦的状态，当准妈妈心情愉快时，胎宝宝也会发育良好。夫妻间的感情融洽，就是极好的胎教。

准爸爸应学习分娩知识

随着孕妈妈的肚子越来越大，身体负担也越来越重，行动极不方便，而且又要面对分娩的压力，因此，此时的孕妈妈身心都有很大的负担。那么，准爸爸就要从身、心两方面来关心、照顾妻子，与妻子一起学习一些有关分娩的知识，以便充分利用学习的知识来保护孕妈妈和胎宝宝的安全。

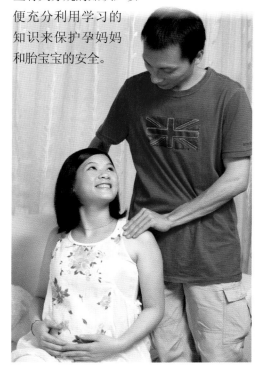

第255天 入院待产的时间

正常的孕妈妈在出现临产先兆时应及时入院。如果入院时间太早，时间过长还不分娩，孕妈妈的精神容易紧张，也很容易疲劳，会引起滞产。如果入院太晚，又容易发生意外，危及孕妈妈和孩子的生命。一般情况下，出现以下情况入院待产比较合适。

临近预产期。 如果平时月经正常的话，基本上是预产期前后分娩，所以，临近预产期就要准备入院。

尿频。 孕妇本来就比正常人的小便次数多，间隔时间短，但在临产前后突然感觉到离开厕所后马上又要小便，说明胎儿头部已经入盆了，应立即入院。

子宫收缩增强。 当宫缩间歇由时间较长，转入逐渐缩短，并持续时间逐渐增长，且强度不断增加时，应赶紧入院。

见红。 在分娩的24小时内，50%的女性常常有一些带血的黏液性分泌物从阴道排出，称"见红"，这是分娩即将开始的一个可靠征兆，应立即入院。

另外有以下情况者，应该提前入院作好准备。

1.高危孕妈妈应提早入院，以便医生检查和遇到意外时及时采取措施。

2.过去有不良性生育史，如流产、早产、死胎、新生儿畸形等。

3.妊娠中出现某些异常现象，如羊水过少、羊水过多、妊娠高血压等。

4.妊娠合并内科疾病，如心脏病、肝炎、肾炎等疾病患者。

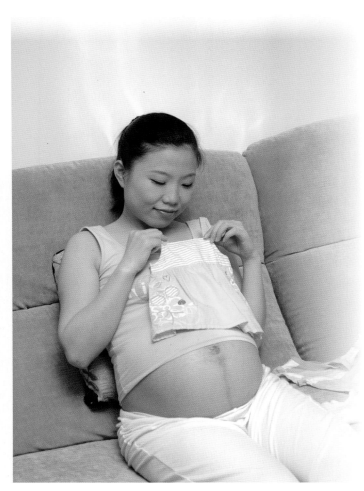

第256天 十月胎教之欣赏名画

临近分娩，有些孕妈妈会比较紧张，一面害怕分娩时的疼痛，一面又很期待宝宝的出生，这种矛盾的心理会让许多孕妈妈出现焦虑不安。加上此时身体沉重，许多运动受到限制，所以，此时欣赏一些世界名画不失为一个缓解孕妈妈焦虑情绪的好方法。

下面这幅画为拉斐尔所作的油画——《美丽的女园丁》。此画通过美丽的女园丁的形象，表现圣母玛利亚的世俗之爱的精神。笔锋细腻，技巧完美，表现出了女园丁的亲切、和蔼。赤子的纯洁可爱，对于母性的依恋，给人一种感受煦暖阳光普照的亲情。此画生动传神地传达了作者对生活的渴望，孕妈妈集中注意力凝视画面，是不是也感受到了这种美好呢？

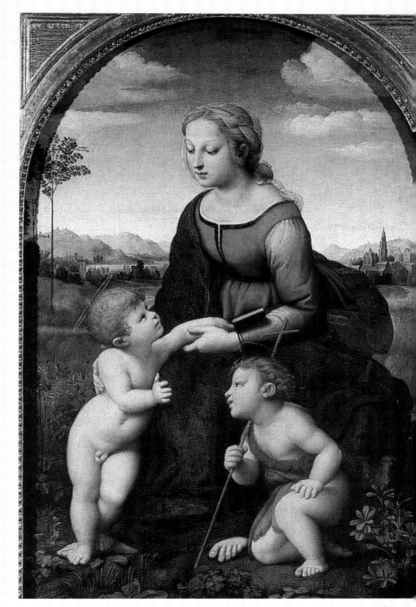

第257天 分娩前的膳食要求

为了保证孕妈妈营养的需要，此时每天的膳食最好做到以下几点。

1. 摄取主食400～500克，植物油50毫升。

2. 蛋类可以提供孕妈妈需要的优质蛋白质、叶酸、B族维生素和铁等，因此，孕妈妈应每天食用1～3个鸡蛋。

3. 摄取各种鱼、瘦肉等80～150克，每周最好食用300～500克动物肝脏。

4. 孕妈妈适量吃些豆类食品，将对胎儿健脑十分有益。每天可食用200克大豆制品。

5. 每日必须食用400～500克新鲜蔬菜，如芹菜、油菜、萝卜、番茄等，新鲜水果如苹果、香蕉、橘子、红枣等，根据个人情况选择食用。

6. 为了保证碘的摄入，孕妈妈每天应食用海鱼、海虾、紫菜等。

7. 孕妈妈每天要保证充足的水分，富含各种矿物质的汤水也是必不可少的。

准备巧克力

产妇在临产前要多补充些热量，以保证有足够的力量屏气用力，顺利分娩。很多营养学家和医生都推崇巧克力，认为它可以充当"助产大力士"，并将它誉为"分娩佳食"。一是由于巧克力营养丰富，含有大量的优质碳水化合物，而且能在很短时间内被人体消化吸收和利用，产生出大量的热能，供人体消耗。二是由于巧克力体积小，发热多，而且香甜可口，吃起来也很方便。产妇只要在临产前吃一两块巧克力，就能在分娩过程中产生热量。

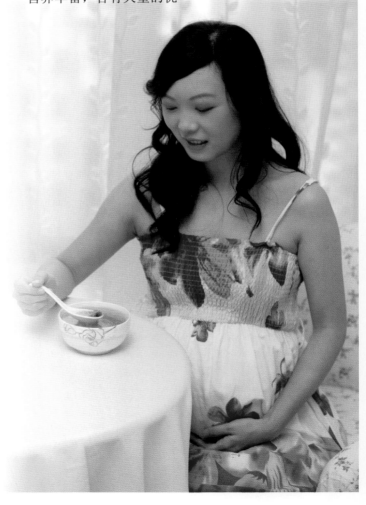

第258~259天 预防胎儿窘迫

什么是胎儿窘迫

胎儿窘迫是指胎儿在宫腔内缺氧而引起的一系列症状。产前或临产时缺氧均可导致胎儿窒息死亡。胎儿窘迫常因为母体血液中含氧量不足、胎盘功能不全或胎儿血循环受阻（脐带受压）所致。从发生的速度可分为急性和慢性两类。慢性胎儿窘迫常发生于产前阶段，多见于孕妈妈在怀孕前已有的全身性疾病，如贫血、肾病等；急性则多发生于临产阶段，常见于怀孕后所并发的疾病，如前置胎盘、羊水过多或过少等。

发生急性胎儿窘迫的原因

1.脐带并发症，如脱垂、打结、过短等。

2.胎盘并发症，如胎盘早剥、前置胎盘、血管前置。

3.难产处理不当。

4.胎儿因素，如胎儿出血、大脑产伤，或止痛及麻醉剂应用不当。

如何预防胎儿窘迫

1.应认真做好产前检查，尽早掌握自己有无可能发生慢性胎儿窘迫的各种原因，如有则要积极进行治疗。如怀孕时伴有妊娠中毒症、过期妊娠、妊娠期合并全身性疾病等，需进行胎心监护，对妊娠整个过程进行严密观察。

2.临产时去医院住院，医生会给孕妈妈进行胎心监护。绝大多数可通过早期发现、及时正确处理来降低新生儿窒息发生率及死产、新生儿死亡等。

3.如是属于产力异常、滞产及胎头浮动的产妇，则需加强监护，临产时尽量少用宫缩素及麻醉剂。脐带并发症及产力异常，是胎儿窘迫最常见的原因。一旦有异常现象，医生会适时正确处理各种异常分娩。

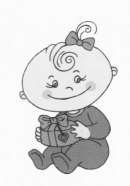

第260天 准爸爸的十月爱心美食

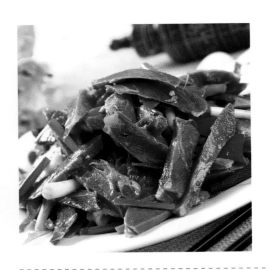

拌黄牛肉

原料： 熟的黄牛肉400克，香葱30克，红椒、大蒜各少许

调料： 豉油、香油各适量

 做法

1. 将黄牛肉切成薄滚刀块备用；
2. 香葱洗净切成段，红椒洗净切丝，大蒜去膜洗净后剁成蓉；
3. 将黄牛肉和葱段、红椒、蒜蓉装入碗中，加入调料拌匀即可。

tips 黄牛肉可补气、养脾胃。

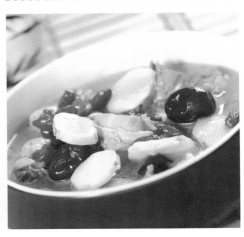

淮山大枣炖鸡

原料： 鸡腿块400克，淮山50克，红枣8颗，枸杞10克

调料： 盐适量

 做法

1. 鸡腿块汆烫后再用冷水冲洗净；
2. 将所有原料放入炖盅，加入淹没材料的水，盖上盖后隔水炖煮至鸡块熟烂，加盐调味即可。

tips 越是临产，越要吃含铁丰富的食物。

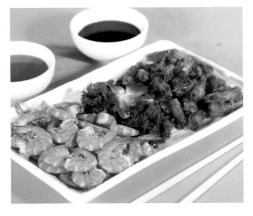

两吃基围虾

原料： 基围虾500克，椒盐适量

调料： 海鲜汁、食用油、淀粉各适量

 做法

1. 将虾从虾头处切开，挑去虾线，再将虾头、虾身均洗净；
2. 虾身入沸水中焯熟，虾头蘸上干淀粉，入油锅中炸熟，盛出后撒上椒盐；
3. 将虾身、虾头装入盘中即成。

第261天 学会呼吸运动

　　到此时孕妈妈身体已经非常笨重，几乎进行不了什么活动了，唯有散步是孕妈妈最适宜的运动。要注意这时的孕妈妈在散步时，应该抬头、挺直后背、伸直脖子、收紧臀部，保持全身平衡，稳步行走。孕妈妈还可以进行一些利于分娩的呼吸运动、盆底肌肉锻炼等。

　　学会不同的呼吸法是很重要的，在分娩中孕妈妈将能够在不同的时间里灵活运用每一种技术，以此来帮助自己放松，保持体力，控制身体，抑制疼痛，以使自己感到镇静，免遭恐惧，通过集中精力呼吸来对自己身体产生高度的控制作用。呼吸运动是分娩中减轻产痛最常用的方法，但呼吸也有技巧，分为深呼吸、浅呼吸和短促呼吸。

◎深呼吸

　　深呼吸适合于子宫收缩开始和结束的时候。其技巧是孕妈妈尽量做到放松，当吸气时，会感觉到肺的最下部充满了空气，胸廓下部向外和向上扩张。如果孕妈妈舒适地坐着，家人把手放在孕妈妈的背下部，能够通过吸气使其移开。这有点像叹气结束时的感受，接下来缓慢而深沉地将气呼出。这种深呼吸会产生一种镇静的效果。

◎浅呼吸

　　浅呼吸适合于子宫收缩达到高点的时候。技巧是吸气要浅，感觉吸到肺的上半部，当肺的上部分充满气体时，胸部的上部和肩胛就会上升和扩大。此时如果家人将手放到孕妈妈的肩胛上便会感觉到。呼吸应丰满而短促，嘴唇微微开启，通过喉部把气吸入。每次浅呼吸约10次之后，就需做一次深呼吸，之后再做一次即可。

◎短促呼吸

　　短促呼吸用在子宫颈口未开大前抵御向下用力和镇痛，其技巧是呼吸上提放松，以不感到用力为度。孕妈妈应仰卧，后膝盖弯曲，双手交叉握在胸前，吸气后用鼻快速短促地重复呼吸5次。口微微张开，慢慢呼气，重复练习。

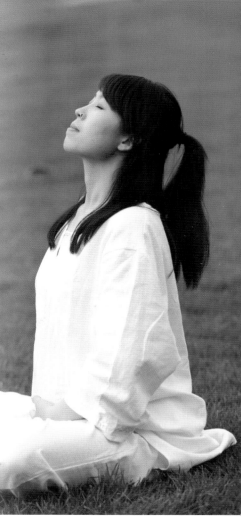

第262天 准备好物品

怀孕到第10个月时，分娩时所需要的物品就要陆续准备好，这些物品主要包括孕妇的和婴儿的用品。

准备孕妇的用品

产妇的证件。医疗证、挂号证、医疗保险证。

衣物。肥大的睡衣或内衣至少2套；棉质内裤至少4～6件；棉质、宽带、前面或侧面可拉开的胸罩2～3件；棉线袜2双，拖鞋1双。

日常用品。毛巾7～8条；小洗脸盆1个（产妇洗

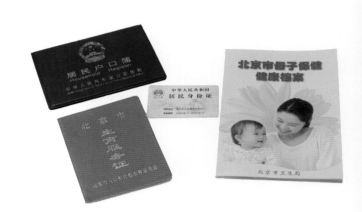

下身专用）；牙刷、牙膏、梳子、护肤品等洗漱用具1套；产妇用卫生巾及卫生纸各适量。

母乳喂养用品。手动吸奶器1个，乳头保护天然油脂适量，消毒湿巾1条，乳头保护罩1个。

其他。餐具1套，塑料或金属饼干筒1个（放置小食品），以及记录纸、笔（产妇或家属住院期间记事用）、零钱、手机等。

准备宝宝用品

婴儿洗澡用品。婴儿专用的洗浴用品，2条软毛巾（洗身体用），1条洗脸用的小毛巾，一条用来擦干身体的大毛巾，以及椭圆形的浴盆、消毒棉球或纱布。

婴儿床上用品。活动床或摇篮（可供婴儿白天使用），一条小毛毯或被子，带栏杆的婴儿床，数条棉质床单（以备尿湿更换用），可在婴儿床上吊挂的小玩具。

婴儿食品。配方奶粉，补钙用品。

婴儿日常用品。棉质尿布或纸尿裤，纯棉质婴儿服装，童车。

人工喂养用品。125毫升奶瓶、250毫升奶瓶，普通奶嘴、防塌陷奶嘴，奶嘴消毒器，漏斗（便于将热好的奶倒入奶瓶中），奶瓶刷。

特殊用品。体温计，75%酒精。

这些物品孕妇及其家属应提前准备，备完后做个记录，临产前再次检查一下。

第263天 准爸爸必修课

创造良好的气氛

越临近产期，孕妈妈越容易出现紧张、焦虑、恐惧的心情，对于妻子的这种心理，丈夫一定要想办法帮妻子消除。当妻子显得不耐烦时，挑剔、耍脾气时，丈夫可以用一些幽默或诙谐的语言，来调节妻子的情绪；也要多鼓励妻子，让她多想想腹中的胎儿，激发她的爱子之情。还可以陪同妻子一起进行生产辅助运动的练习，以加深父母与孩子的感情，不断地给胎儿以鼓励，这对胎儿有很大的意义。

生产时，也要为妻子进行触摸或轻轻揉摸背部、腰部、腹部等部位，在带给妻子柔情的同时也有助于减轻其痛楚。在妻子阵痛间隙，可以和妻子一起想象宝宝的模样，讲讲将来怎样培养他，宝宝会如何调皮，如何可爱，生活会如何精彩等，努力制造轻松气氛。

准备分娩时用的物品

这个时期丈夫应该把一切都准备好，随时准备迎接临产的到来。在妻子生产前，丈夫要准备好充足的水、点心或妻子平时喜欢吃的小零食，最好再准备一些巧克力，随时补充能量。

陪妻子到产房看看

随着产期的临近，孕妈妈及家属应做好分娩的思想准备，可以多阅读一些有关分娩的书刊，了解分娩的过程，做到心中有数。准爸爸还可以陪同准妈妈到产房去

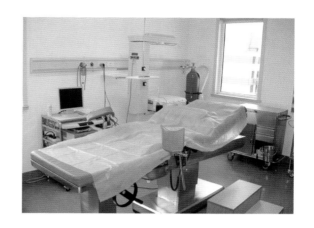

看一看，孕妈妈如果对自己所要待的产房环境有所了解，就不会那么紧张了。

产床

产床上设有利于产妇分娩的支架，有些部位可以抬高或降低，床尾可去掉。

胎儿监测仪

可时刻记录下宫缩和胎儿心跳，通过这种仪器可以了解胎儿情况。

保温箱

因新生儿的热量易于丧失，为防止体温降低过快，有时会将其放入保温箱内。

吸氧设备

宫缩时胎儿的血液和氧气供应都会受到影响，吸氧会使产妇的氧气储备增加，增加对宫缩的耐受能力，对产妇和胎儿都有好处。

吸引器

胎儿在母体内处于羊水包围之中，口腔和肺内有一定量的羊水存在，新生儿受到产道的挤压，羊水被挤压出去，少数新生儿口腔内仍有羊水，甚至还会有胎粪，就需要用吸引器吸出，它是产房必备的设备之一。

第264天 十月胎教之讲故事

本周，就让孕妈妈与胎宝宝一起享受这个《小蝌蚪找妈妈》的故事吧！宝宝快要出生了，他也很快就要找到妈妈啦！

暖和的春天来了，青蛙妈妈在泥洞里睡了一个冬天，也醒来了。她从泥洞里慢慢地爬出来，跳进池塘里，在碧绿的水草上，生下了许多黑黑的、圆圆的卵。

春风吹着，阳光照着，青蛙妈妈生下的卵，慢慢地活动起来，变成一群大脑袋、长尾巴的小蝌蚪。小蝌蚪在水里游来游去，非常快乐。

有一天，鸭妈妈带着小鸭到池塘来游泳，他们想起了自己的妈妈。于是他们一齐游到鸭妈妈身边，问："鸭妈妈，鸭妈妈，您看见过我们的妈妈吗？"

鸭妈妈亲热地回答说："看见过，你们的妈妈有两只大眼睛，嘴巴又阔又大。好孩子，你们到前面去找吧！"

"谢谢您，鸭妈妈！"小蝌蚪高高兴兴地向前面游去。

一条大金鱼游过来了，小蝌蚪看见大金鱼头顶上有两只大眼睛，嘴巴又阔又大。他们想：一定是妈妈来了，就追上去喊："妈妈！妈妈！"

大金鱼笑着说："我不是你们的妈妈。我是小金鱼的妈妈。你们的妈妈有四条腿，好孩子，你们去找吧！"

"谢谢您！金鱼妈妈！"小蝌蚪又向前面游去。

一只大乌龟在水里慢慢地游着，后面跟着一只小乌龟。小蝌蚪游到大乌龟跟前，仔细数着大乌龟的腿："一条，两条，三条，四条。四条腿！四条腿！这回可找到妈妈啦！"

小乌龟一听，急忙爬到大乌龟的背上，昂着头说："你们认错啦，她是我的妈妈。"

大乌龟笑着说："你们的妈妈有白白的肚皮，穿着好看的绿衣裳，唱起歌来'呱呱呱'，走起路来一蹦一跳。好孩子，快去找她吧！"

"谢谢您，乌龟妈妈。"小蝌蚪再向前面游过去。

小蝌蚪游呀游呀，游到池塘边，看见一只青蛙，坐在圆圆的荷叶上"呱呱呱"地唱歌。

小蝌蚪游过去，小声地问："请问您：您看见我们的妈妈吗？她有两只大眼睛，嘴巴又阔又大，四条腿走起路来一蹦一跳的，白白的肚皮绿衣裳，唱起歌来呱呱呱……"

青蛙没等小蝌蚪说完，就"呱呱呱"大笑起来。她说："傻孩子，我就是你们的妈妈呀，我已经找了你们好久啦！"

小蝌蚪听了，一齐摇摇尾巴说："奇怪！奇怪！为什么我们长得跟您不一样呢？"

青蛙笑着说："你们还小呢。过几天，你们会长出两条后腿来；再过几天，又会长出两条前腿。四条腿长齐了，褪掉尾巴，换上绿衣裳，就跟妈妈一样了。那时候，你们就可以跳到岸上去捉虫吃啦。"

小蝌蚪听了，高兴得在水里翻起跟斗来："呵！我们找到妈妈了！我们找到妈妈了！"

第265天 分娩方式的选择

目前医院一般采用三种分娩方式，即自然分娩、无痛分娩与剖宫产。一般医院会对产妇做详细的全身检查和产科检查，检查胎位是否正常，估计分娩时胎儿有多大，测量骨盆大小是否正常等，如果一切正常，就会建议采取自然分娩的方式。如果有问题，则会采取剖宫产。无痛分娩则是由患者自身来决定的，不想忍受产程剧痛又能自然分娩的人可选择无痛分娩。

剖宫产是处理高危妊娠和难产的有效方法，自然分娩的产妇产后恢复快，而且婴儿有经过产道挤压的过程，因此在呼吸系统等方面的发育也较好，是情况正常的产妇的最佳选择。无痛分娩则为害怕生产疼痛的产妇提供自然分娩的机会。

自然分娩

自然分娩又称阴道分娩，是在产力的作用下，胎儿头部从最小径线通过母体产道，自然娩出胎儿的过程。经过医生测量检查后，确认可自然分娩的孕妈妈均可施行。

对于多数孕妈妈来讲，最好的分娩方式还是选择自然分娩，因为自然分娩没有手术可能出现的并发症和创伤，分娩后活动自如，身体恢复快，子宫上不留瘢痕，如果再次分娩较瘢痕子宫的产妇危险性小。而且，自然分娩对胎儿有益，也不会出现手术生产时器械损伤新生儿的危险。

无痛分娩

无痛分娩也是自然分娩的一种形式，是指在分娩过程中用各种方法使产妇的疼痛减轻甚至使之消失。目前通常使用的分娩镇痛方法有两种：药物性的和非药物性的。药物性的是应用麻醉药或镇痛药来达到镇痛效果，目前应用最多。非药物性的是通过产前训练、指导子宫收缩时的呼吸等来减轻产痛；分娩时按摩疼痛部位或利用中医针灸等方法，也能在不同程度上缓解分娩时的疼痛。

无痛分娩并不是人人都适合。须经过妇产科和麻醉科医生认真检查后才能确定是否可以采取这种分娩方式。如有妊娠并发心脏病、药物过敏、腰部有外伤史的产妇，应向医生咨询，由医生来决定是否可以进行无痛分娩。有阴道分娩禁忌证、麻醉禁忌证的人就不可以采用此方法。如有凝血功能异常，绝对不可以使用这种方法。

剖宫产

剖宫产是产妇在分娩过程中，由于产妇及胎儿的原因无法使胎儿自然娩出而由医生采用的经腹切开子宫取出胎儿及其附属物的过程。

剖宫产手术的实施降低了孕产妇及围产儿的死亡率，对产钳及困难的臀位产造成的创伤及新生儿并发症也明显减少。但剖宫产有利也有弊，它毕竟是一种手术，有可能对新生儿和产妇自身造成不必要的损伤，选择时应谨慎对待。

第266天 了解自然分娩

自然分娩的优点

1.孕妈妈的规律宫缩是对胎儿身体的按摩,对日后孩子的感官系统的发育有益。

2.通过产道的挤压,能够使胎儿把吸入肺里的羊水吐出来,减少娩出后窒息发生的危险。

3.可有效配合宫缩用力。

4.母亲身体恢复得比较快,也比较好。

5.自然分娩是人类最自然的分娩方式,对人体造成的不良影响小。

▲了解几种分娩方式的优劣势,再参考医生的建议,选择适合自己的分娩方式。

自然分娩的缺点

1.产程较长,会有产前阵痛、阴道松弛、子宫膀胱脱垂后遗症、会阴损伤或感染、外阴血肿等状况。

2.产后可能因子宫收缩不好而出血,若产后出血无法控制,需紧急剖腹处理,严重者需切除子宫,甚至危及生命。

3.有产后感染或发生产褥热的隐患,尤其是早期破水、产程延长者。

4.会发生急产(产程不到3小时),尤其是经产妇及子宫颈松弛的患者。

5.胎儿难产或母体精力耗尽,需以产钳或真空吸引协助生产时,会引起胎儿头部血肿。

6.胎儿过重,易造成肩难产,导致新生儿锁骨骨折或臂神经丛损伤、羊水中产生胎粪,导致新生儿胎粪吸入症候群。

7.胎儿在子宫内发生意外,如脐绕颈、打结或脱垂等现象。

8.毫无预警地发生羊水栓塞。

第267天 十月胎教之唱歌

临近分娩，胎教不能放松，来给宝宝唱儿歌吧，不会唱也没关系，将歌词生动地念给宝宝听也能起到较好的效果。

对着漂亮的宝宝画像，唱道：

一边一个小脸蛋，
圆圆的小下巴，
黑色的大眼睛，
还有一个大脑门。
噢！
这就是妈妈的小宝宝！

还有关于五官的儿歌：

眼睛
小眼睛，亮晶晶，
样样东西看得清。

鼻子
小鼻子，两个孔，
各种气味它都懂。

嘴巴
小嘴巴，会说话，
快快快，叫妈妈！

耳朵
小耳朵，听得清，
妈妈叫，快答应。

手
我有两只手，
十个手指头。

脚
小小脚，走路好，
宝宝不要大人抱。

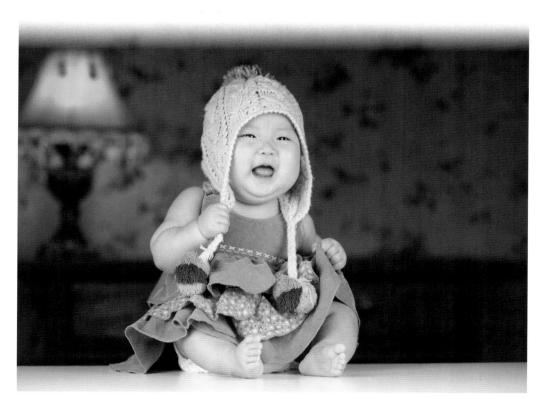

第268天 会如期分娩吗

到了预产期就一定分娩吗

胎儿在母体内发育平均需要266天。鉴于排卵日期可能提前或推后，胎儿的成熟及分娩又存在一定的个体差异，实际只有5%的孕妈妈恰好在预产期那天分娩，而75%左右则在预产期前2周内及其后2周内临产。故妊娠38～42周间分娩，均属于足月产。

超过预产期2周或2周以上仍不临产者为过期妊娠。存在着如胎儿过大或胎头过硬，分娩时胎儿不容易通过产道的难题。还有，过期产胎盘老化或功能减退以及羊水减少，致使胎儿不能耐受产程中强

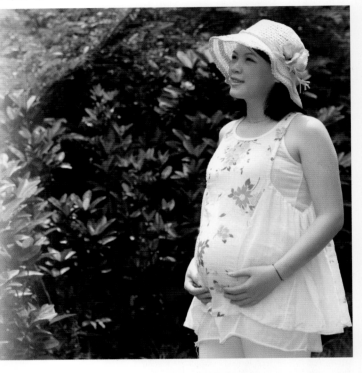

烈的子宫收缩而易发生宫内缺氧等高危因素，对胎儿安全娩出不利。所以，应尽量设法避免发生过期妊娠。

超过预产期的孕妈妈，仍应按时进行产前检查。经医生核对预产期，一旦确定已过1周时，应遵照医生要求及时入院，接受适当的引产措施。

过期妊娠的预防及处理

过期妊娠的发生率为8%～10%。过期妊娠对母子不利，尤其对胎儿有害，为防止过期妊娠，应做到以下几个方面：

1.按期做孕期保健检查。

2.核对末次月经及以往月经周期是否规律，以准确计算胎龄。

3.凡预产期（经核实）超过10天，应入院作好引产准备，计划分娩。

4.凡羊水不少，胎儿大小适中，胎盘功能正常，宫颈尚不成熟的，可积极进行宫颈软化，在全面监测后，延迟分娩2～3天。如果没有条件监测，则应及时采取引产措施，勿使妊娠超过42周。

第269天　孕妈妈你准备好了吗

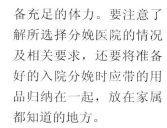

预产前2周随时有发生分娩的可能。这时，孕妇每天都会感到几次不规则的子宫收缩，经过卧床休息，宫缩就会很快消失。孕妇需要保持正常的生活和睡眠，吃些营养丰富、容易消化的食物，如牛奶、鸡蛋等，为分娩准

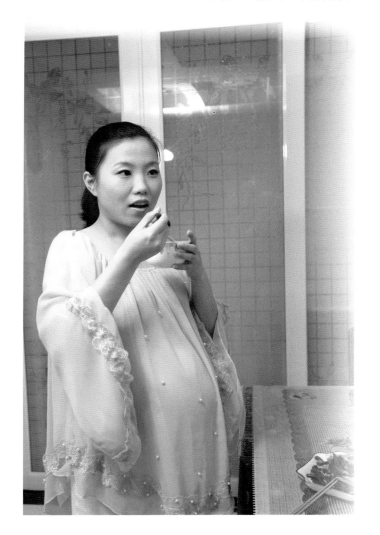

备充足的体力。要注意了解所选择分娩医院的情况及相关要求，还要将准备好的入院分娩时应带的用品归纳在一起，放在家属都知道的地方。

还需注意以下几点。

1.分娩时体力消耗较大，因此分娩前孕妇必须保证充分的睡眠时间。

2.合理安排孕妇的生活，接近预产期的孕妇应尽量不外出和旅行，但也不要整天卧床休息，做一些力所能及的轻微运动还是有好处的。

3.临产前应绝对禁止性生活，免得引起胎膜早破和产时感染。

4.孕妇必须注意身体的清洁，由于产后不能马上洗澡，因此，住院之前应洗澡，以保持身体的清洁。尤其要注意保持外阴清洁，每天早晚用肥皂、温开水反复洗涤外阴、大腿内侧和下腹部。若到公共浴室洗澡，必须有人陪伴，以防止湿热的蒸气引起孕妇的昏厥。

5.在临产期间，准爸爸应尽量不要外出，夜间要在妻子身边陪护。

第270天 分娩前的心理保健

孕妇临近分娩时的心理反应

分娩对孕妇来讲是一件重大的应激事件，特别是初产妇，恐惧、焦虑、忧郁是她们最常见的心理反应，然而准妈妈在分娩时，心情越紧张，肌肉就会绷得越紧，产道不容易撑开，婴儿不能顺利出来，不但疼痛会更厉害，而且还会造成难产、滞产。相反，心情舒畅，让肌肉和骨盆放松，婴儿才能顺利通过。同时，如果准妈妈过度焦虑，则容易导致子宫收缩乏力，可能增加助产率和产后出血。

缓解临产前紧张情绪的方法

1. 定期做好孕期保健、定期检查，确保宝宝的安全，消除担心。

2. 注意营养、休息，经常散散步、听听轻音乐，尽可能地放松自己，或看一些喜剧片，读一些高雅的书籍，不看恐怖影视、小说，以免增加额外的紧张。

3. 安排好分娩前的准备工作，协商好分娩过程中可能出现的问题和解决办法。

4. 与社会多接触，尤其是周围亲人，跟妈妈们交谈，咨询产科专家，获取分娩和育儿的感受和经验，以消除心中的疑问，了解分娩和育儿的知识。

5. 学习和练习分娩镇痛的呼吸和按摩方法。

6. 安排好工作，处理好家庭、社会关系，消除各种矛盾，不让不良的情绪带到临产中。

减轻分娩疼痛的心理疗法

孕妇应增加分娩的信心，保持良好的情绪，从思想上消除对分娩的恐惧不安的心理障碍。保持平静的心情，想象生产顺利的情景，同时自我暗示"很快就能见到宝宝了"。参加孕妇学校的课程，了解生产的过程和引起疼痛的原因，有助于克服对分娩的恐惧心理。

总之，要有冷静的态度，运用事先对分娩过程的详细了解，做好配合助产人员的准备。这种心理状态能很好地帮助产妇克服产前的种种不适，也有利于产后的尽快恢复。

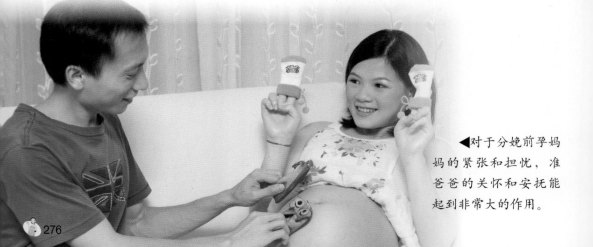

◀对于分娩前孕妈妈的紧张和担忧，准爸爸的关怀和安抚能起到非常大的作用。

第271天　临产五忌

◎忌怕

很多孕妇对分娩有恐惧感，害怕疼痛和危险，临产期越近，越是紧张。其实这种害怕完全没有必要。分娩几乎是每个女性必经的一关，事到临头，人人都得承受。现代医学发达，分娩的安全系数大大提高，分娩手术的成功率接近百分之百，一般不会出现意外。

◎忌累

临产前，工作量、活动量都要适当减少，应该养精蓄锐，准备全力以赴地进入临产过程。

◎忌粗

妊娠末期不可粗心大意，要避免长途旅行或单独外出，以免突然临盆，措手不及。

◎忌忧

临产前要精神振作，情绪饱满，摆脱一切外在因素的干扰。尤其不应该顾虑即将诞生的婴儿的性别，家人也不应该给孕妈妈施加无形的压力，免得给孕妈妈带来沉重的心理负担，使分娩不顺利。

◎忌急

到了预产期并非就要分娩，提前17天或推后7天都是正常的情况。孕妇不要着急，也不要担心，因为这些都无济于事，否则会损伤自己的身体，影响了胎儿的发育。

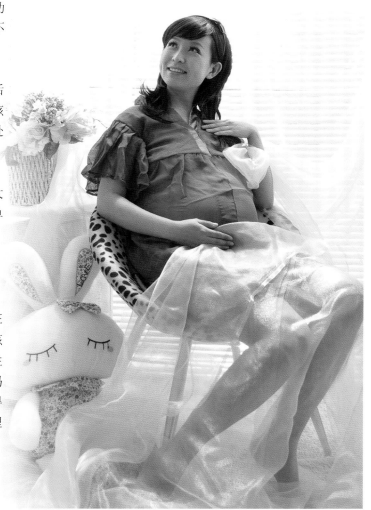

第272天 产程的了解

第一产程

第一产程又称为宫口扩张期。开始时，子宫每隔10多分钟收缩一次，收缩的时间也比较短。后来，子宫收缩得越来越频繁，每隔1～2分钟就要收缩一次，每次持续1分钟左右。当宫缩间歇越短时，宫口就开得越快，产妇的疼痛就越明显。

胎膜破裂多发生在第一产程末，当位于胎先露前方的羊膜承受不了子宫收缩的压力时即发生破裂，羊水由阴道流出，流出的羊水经过产道，有助于胎儿通过。

有些产妇对分娩异常恐惧，精神十分紧张，即使是临产后子宫收缩引起的正常疼痛，也能使她们不休息，不吃东西，大喊大叫，结果使体力大大损耗，没有足够的力量来增加腹压，娩出胎儿。

在第一产程中记住阵痛时选择舒适的体位。除非医生要求应保持某种体位；阵痛间隙时休息，保存体力；及时补充高能量的营养食物，储备能量，顺利度过分娩第一期。

第二产程

第二产程又称为胎儿娩出期。此阶段胎儿在产道内继续下降的同时，还将完成一连串适应性的旋转动作，产妇随一阵阵宫缩会自发地想屏气用力，在非自主性子宫收缩力和可受产妇主动调控的腹肌、肛提肌收缩力的协同作用下，胎儿被推出母体，降临人世间。

产妇用力的大小和正确与否，直接关系到胎儿娩出的快慢、胎儿是否缺氧，以及产妇会阴部损伤的轻重程度。所以，这时产妇要按照助产师的指导，该用力时用力，不该用力时就抓紧时间休息。

这一时期当出现宫缩时，产妇的双脚要蹬在产床上，两手分别握住产床旁的把手，用力前深吸一口气，然后屏住，弯起背来（不要拱起来），收紧腹部肌肉，像解大便一样向下用力，并向肛门屏气。每次宫缩时，尽可能地持续用力，一次宫缩期间用力3～4次，每次持续用力10秒左右，这样不会过度疲劳，且可较省力，

并可防止因一次用力时间过久导致血氧浓度下降，有利于促进子宫收缩。

在宫缩停止的间歇期里，产妇要全身肌肉放松，喝点水，抓紧时间休息，切忌大喊大叫或哭闹折腾。当宫缩再次出现时，再重复前面的动作。

当胎头即将娩出时，助产人员会提醒产妇不要再用力了。此时，当腹阵痛来临时，产妇要慢慢吐气，让宝宝的头慢慢地娩出，防止胎头过快冲出，撕裂阴道内组织或会阴。当胎儿娩出的时候，产妇的臀部不要扭动，保持正确的体位。

第三产程

第三产程即胎盘娩出期。从胎儿娩出后到胎盘娩出，一般不超过30分钟。胎儿娩出后，产妇顿觉腹内空空，如释重负，子宫收缩。如果超过30分钟胎盘不下，应听从医生的安排，由医生帮助娩出胎盘。胎盘娩出意味着整个产程全部结束。

第273天 分娩时怎样配合医生

产妇分娩需要医生或助产人员帮忙，同时产妇也需要积极地配合才能使产程更顺利。产妇的分娩大多数是采用半坐位，即产妇躺在产床上，头部稍高，脚蹬在产床上。这种体位有利于分娩时助产人员为产妇保护会阴。

第一产程中如何配合医生

在第一产程中，宫口未开全，产妇用力是徒劳的，过早用力反而会使宫口肿胀、发紧，不易张开。此时产妇应做到如下几点：

1. 保持思想放松、精神愉快。许多产妇由于缺乏对分娩的一般常识，当子宫收缩引起的疼痛加剧时，心里会很紧张，然而这种紧张的情绪会使食欲减退，引起疲劳、乏力，直接影响子宫收缩，影响产程进展。所以，产妇要保持思想放松、精神愉快。

2. 保存体力，注意休息，适当活动。在阵痛间隙要保持安静，利用宫缩间隙好好休息，节省体力，切忌烦躁不安，消耗精力。如果胎膜未破，可以下床活动，适当的活动能促进宫缩，有利于胎头下降。因为分娩是一漫长的强体力劳动，需要足够的体力来完成。

3. 采取最佳的体位。除非是医生认为有必要，不要采取特定的体位。只要是对妈妈好的必定也对宝宝有利。任何体位，能使产妇感觉减轻阵痛就是最佳的。

4. 补充营养和水分。分娩时，尽量吃些高热量的食物，如粥、牛奶、鸡蛋等，并保证水的摄入，以保障有足够的精力来承担分娩重任。

5. 勤排小便。膨胀的膀胱一方面有碍胎先露下降和子宫收缩，另一方面膀胱也会因受压而充血、水肿，使膀胱的张力下降，发生排尿困难，增加尿路感染的机会。在产程中，应在保证充足的水分摄入前提下，每2～4小时主动排尿1次。

6. 舒缓用力。在阵痛强烈时会不知不觉地使劲，但此时切忌屏气用力，用力要舒缓，精神要放松。

第二产程中如何配合医生

第二产程时间最短，但也是分娩的时期。宫口开全后，产妇要注意随着宫缩用力。宫缩间隙要休息，放松，喝点水，准备下次用力。当胎头即将娩出时，产妇要密切配合接生人员，不要再用力屏气，避免造成会阴严重裂伤。

第三产程中如何配合医生

在第三产程，产妇要保持情绪平稳。分娩结束后2小时内，产妇应卧床休息，此时可以喝些红糖水，少量进食，补充消耗的能量。一般产后不会马上排便，如果产妇感觉肛门坠胀，有排大便之感，要及时告诉医生，排除软产道血肿的可能。如有头晕、眼花或胸闷等症状，也要及时告诉医生，以便及早发现异常，并给予处理。

第274天 了解剖宫产

剖宫产的优点

1. 产程较短，且胎儿娩出不需要经过骨盆。当胎儿宫内缺氧、巨大儿或产妇骨盆狭窄时，剖宫产更能显示出它的优越性。

2. 由于某种原因，绝对不可能从阴道分娩时，为了挽救母婴的生命而施行手术，也可以说是救命的手术。

3. 剖宫产的手术指征明确，麻醉和手术一般都很顺利。

4. 如果施行选择性剖宫产，于宫缩尚未开始前就施行手术，可以免去母亲遭受阵痛之苦。

5. 腹腔内如有其他疾病时，也可一并处理，如合并卵巢肿瘤或浆膜下子宫肌瘤，均可同时切除。做输卵管结扎手术也很方便。

6. 对已有不宜保留子宫的情况，如严重感染、子宫不全破裂、多发性子宫肌瘤等，亦可同时切除子宫。

7. 由于近年剖宫产术安全性的提高，许多妊娠并发病和妊娠合并症的终止妊娠，临床医生选择了剖宫产术，减少了病症对母婴的影响。

剖宫产的缺点

1. 剖腹手术对母体的精神上和肉体上都是一种创伤。

2. 手术时可能发生大出血，损伤腹内其他器官，术后也可能发生泌尿、心血管、呼吸等系统的合并症。

3. 手术后子宫及全身的恢复都比自然分娩慢。

4. 可能出现发烧、腹胀、伤口疼痛、腹壁切口愈合不良甚至裂开、血栓性静脉炎、产后子宫弛缓性出血等。

5. 2年内再孕有子宫破裂的危险，避孕失败做人流时易发生子宫穿孔。

6. 婴儿因未经产道挤压，不易适应外界环境的骤变，易发生新生儿窒息、吸入性肺炎及剖宫产儿综合征，包括呼吸困难、紫绀、呕吐、肺透明膜病等。

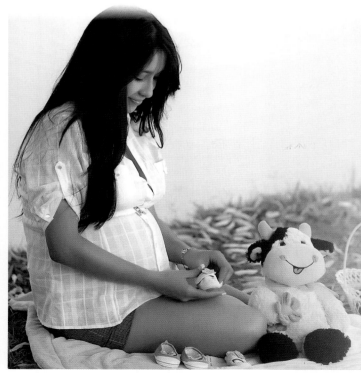

第275天 了解分娩征兆

临近分娩的征兆

上腹部压迫症状减轻。妊娠36周后，孕妇的子宫和产道变软，胎头入盆，子宫开始下降，减轻了对膈的压迫。此时孕妇会觉得呼吸困难的现象有所缓解，胃胀、吐酸水、胃部灼热等症状都会明显地减轻。

不规律地宫缩。宫缩是指腹部阵阵无规则地发紧，宫缩没有规律，可能是1小时以上1次，也有可能十多分钟1次，而且每次持续的时间也不等，一般是几分钟到十多分钟。这是临近分娩征兆之一，与真正的产前有规律的宫缩不相同，这种现象在疲劳和兴奋时更容易出现。

尿频。尿频也是临近分娩征兆之一。这是因为下降的胎头压迫，导致膀胱存尿量少，有点儿尿就感到憋尿，并不是由泌尿系统疾病导致。

分泌物增多。为准备生产，子宫颈管张开，因此阴道分泌物增多，为透明或白色有黏性的分泌物。如果出现茶色带血的分泌物，就该住院准备了。因此，在怀孕晚期，必须经常注意分泌物的性状、颜色。

胎动减少。这是由于胎位已相对固定的缘故。但如持续12小时仍感觉不到胎动，应马上接受医生诊断。

以上这些征兆并非每个孕妇全部都具备，因人而异。即使出现这些征兆也不要慌张，并不会马上分娩，所以要冷静对待。

即将分娩的征兆

出现规则的子宫收缩。当出现有规律的子宫收缩，每隔10～15分钟1次，每次持续时间几十秒钟，即使卧床休息宫缩也不会消失，而且间隔时间逐渐缩短，持续时间渐渐延长，收缩的强度不断增强，这是临产的开始，应该立即去医院待产。

阵痛。周期性的子宫收缩就是阵痛。刚开始时是每半个小时或一个小时就会有15秒左右的腹部张力，然后间隔时间会越来越短，反复地加强规则的子宫收缩。到了10分钟1次规则阵痛时就是要开始分娩了。

见红。见红是指在分娩开始前24小时内阴道会排出一些血性黏液。当产妇"见红"时就表示24小时以内即将临产。

破水。由于子宫收缩不断加强，子宫内的羊水压力增加，羊膜囊涨破，"胞浆水"就会流出，这时应该立即将孕妇送往医院。一般情况下，孕妇会在24小时以内临产。

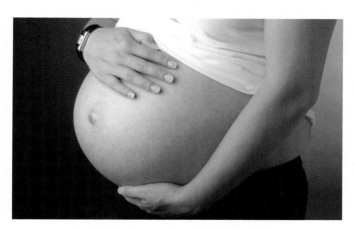

第276天 好孕须知

如何知道分娩开始了

有些孕妇在分娩的那天会感到烦躁，这是身体发出的一种明确的信号；还有的孕妇会出现心跳、燥热或者头痛等症状。这时，子宫口也开始慢慢打开，有更多的液体流出来，骨盆和小腹开始感受到拉扯的疼痛。阴道和膀胱有被压迫感也是分娩要开始的信号。当流出的血或羊水增多的时候，就是该去医院的时候了，这时阵痛也开始变得有规律了。有一个定律可以帮助孕妇判断分娩是否开始了：每4分钟有1次疼痛，每次疼痛持续1分钟，这样的阵痛节奏已经持续一个小时了。还有一种分娩即将开始的征兆，那就是孕妇开始感觉到强烈的疼痛，且强度让人难以忍受。

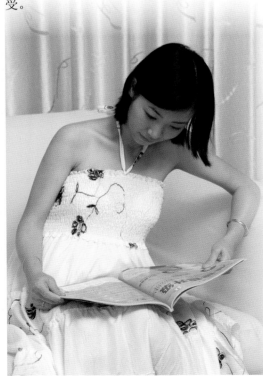

分娩需要多长时间

统计数据表明，女性在分娩第一胎的时候平均花费要大约12个小时，第二胎平均需要8.5个小时。但是这并不意味着女性在这10多个小时里要一直忍受没有间断的疼痛。每个人的情况不相同，总的来说，在熟悉的环境中、在信赖的人的陪伴下分娩会更快一些。有些产妇阵痛的时间比较短，但是疼痛的强度高；而另外一些产妇的痛感柔和一些，却需要更多时间完成这个阵痛期。分娩究竟需要多长时间因人而异，而且是可以遗传的。因此，孕妇不妨询问其他人，看看别人的分娩经历如何，这样多少对你会有所帮助。孕妇对阵痛的敏感程度与分娩持续的时间关联不大。

分娩过程中对会阴的保护

随着分娩的进展，胎头进入阴道内会对会阴部产生很大的压力。此时如果不对会阴进行保护，胎头突然娩出则有可能造成会阴的裂伤，严重时可造成直肠裂伤。过去产妇大部分在家中分娩，有人产后大便失禁就是这个原因。

在胎头将要娩出时，助产人员会用一只手托压会阴部，另一只手下压胎头使胎头以最小的径线通过阴道。这种使胎儿的头缓慢下降，阴道壁慢慢扩张的做法，叫做会阴保护。在进行会阴保护的同时，助产人员还要指导产妇用力。这时需要产妇积极配合，臀部不要随便移动。产妇与助产士配合好可以减少会阴裂伤的发生，有利于胎儿顺利娩出。

第277天 减轻分娩疼痛的方法

分娩的主要动力是子宫收缩。随着产程进展，宫缩的力量加强，宫缩使子宫壁组织暂时缺血并发生化学变化，刺激神经，加之胎头随宫颈口开大而下降，压迫腰骶部、盆底组织和直肠，使产妇感到腰、腹酸胀，坠痛。产程开始初期，产妇无明显不适，可在室内活动。随着产程的进展，宫缩加强，产妇会因子宫收缩感到疼痛。可以运用下述助产动作以减轻腹痛，加速分娩。

腹式呼吸

在第一产程中，可于宫缩开始前做好腹式呼吸准备，吸气时将腹部鼓起至需要呼气时，坚持重复此动作，宫缩稍过后恢复一般呼吸，切忌喊叫。这样可以增加氧气的吸入，减轻肌肉的疲劳和腹肌对子宫的压力，同时可转移产妇的注意力，使宫缩得以协调，宫颈口顺利开大。

体位的调节

分娩的疼痛在一定程度上是可调整的，如感觉背部剧烈疼痛，这个信号表示该改变姿势，直到疼痛有所缓解为止。宫缩时应随机变换体位姿势，找到比较不痛的体位。

按摩下腹部和压迫腰骶部肌肉

双手按摩腰骶部两侧或轻轻揉摸腹部，可以作水平式按摩，或在腹壁上以画圈方式抚摸减轻疼痛；也可以让陪产者按摩使产妇放松、舒适的部位。

胸式呼吸（屏气）

当宫颈口开全进入第二产程时，产妇自觉有排便感。此时产妇双手握紧产床扶手，两腿屈曲分开，臀部紧贴产床，于宫缩时以胸式呼吸深吸一口气屏住，如解大便样往下用力，持续时间尽量长，然后重复以上动作，直至该次宫缩结束。

宫缩过后，休息片刻，下次宫缩时重复以上动作。在胎儿即将娩出时，要听从接生人员吩咐，作短促呼吸（张口作短暂、反复吸气和呼气），臀部保持不动，以免会阴重度撕裂。

可于妊娠晚期开始练习腹式呼吸；后两种方法，产前只熟悉做法，不要操练。

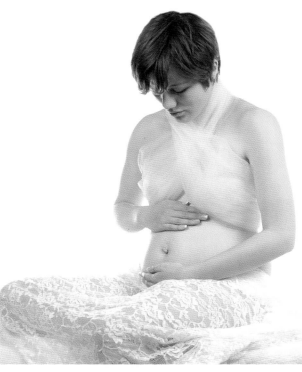

第278天 分娩中的注意事项

分娩时不宜大喊大叫

有的产妇在产程开始就忍不住大喊大叫，这是非常有害的。因为产妇在分娩时大声喊叫既消耗体力，又会使肠管胀气，以致不能正常进食，随之脱水、呕吐、排尿困难等会接踵而来，产妇最后便会筋疲力尽，子宫收缩也逐渐变得不协调。有时因宫缩乏力，宫口迟迟不能开大，产程停滞，甚至还会使宫颈因压迫时间过长而发生水肿。有时即使宫口已经开全，进入第二产程，产妇亦因全身力气均已消耗殆尽，已没有足够的力量来增加腹压以娩出胎儿了。由于宫缩乏力，胎头往往不能按正常分娩机制顺利下降及内旋转，结果本来可以顺利分娩，最终变成了难产，胎儿也易因此而受到损害。胎儿娩出后，第三产程还有可能发生产后出血，因此，产妇在分娩时不要大喊大叫。应做好分娩中的自我调节，主动与医生配合，注意休息，按时进食和排尿，以利于产程的顺利进行。

临产前要灌肠无须恐慌

孕妇由于便秘经常有粪便堆积。乙状结肠位于小骨盆腔的左后方，肠内大量粪便的堆积，分娩时往往影响胎头的顺利下降及旋转，以致妨碍产程的进展。因此，在产程开始后，如果时间允许，孕妈妈又没有灌肠禁忌的话，应接受灌肠。

灌肠能清除粪便，避免在分娩时肛门放松，粪便排出污染产床及消毒物品，会阴侧切口、会阴伤口、产道及新生儿如被粪便污染，容易发生产后感染。同时，灌肠又能通过反射作用，刺激宫缩，加速产程进展。产妇临床的灌肠，对分娩非常有益。是否需要灌肠因人而异，孕妈妈应听从医生安排，无须恐慌。

丈夫是生产的最佳陪护人

产妇生产时，最佳的陪护人应该是丈夫。现在越来越多的医院提供了温馨的家庭式的分娩环境，鼓励丈夫陪伴分娩。

丈夫陪伴在妻子身边，可以帮助妻子克服紧张心理，丈夫温柔体贴的话语可以使妻子得到精神上的安慰，丈夫的鼓励和支持可以增强妻子顺利分娩的信心。

有其信任的配偶在场，产妇感觉自己有了强大的支撑力。丈夫可以分担妻子的痛苦，也可以分享婴儿安全降生的快乐，这对于增进夫妻感情来说，也是至关重要的。

第279天 分娩时的饮食准备

分娩前的饮食准备

在分娩前，产妇一定要重视饮食营养，很多产妇在监控分娩时因子宫阵阵收缩带来疼痛而不愿进食，甚至还会发生呕吐，这对于分娩是非常不利的。正确的方法是应该尽量少食多餐，吃些容易消化、高热量、低脂肪的饮食，如稀饭、面条、牛奶、鸡蛋等，以增加体力。为利于分娩，还要注意补充足够的水分，多喝糖水或含铁元素多的稀汤，为分娩时失去过多的水分作准备。

临产前可准备1～2千克优质羊肉（或猪肉）、250克红枣、250克红糖、50克当归。待临产前3天，每天取以上原料的1/3，洗净后，加入1升水，同放入锅中煮汤，煮熟后分为2份，早、晚各1次，服至分娩时为止。既可增加孕妇的体力，有利分娩，还可以安神，并防止产后恶露不尽，有益产后疲劳的恢复。

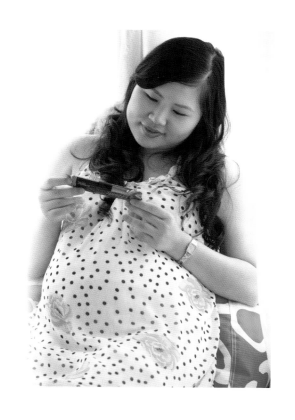

分娩时的饮食须知

分娩时，产妇要有足够的能量供给，才能有良好的子宫收缩力，才能将孩子娩出。第一产程中，由于不需要产妇用力，产妇可尽可能多吃些东西，以备在第二产程时有力气分娩。所吃的食物应以碳水化合物性的食物为主，因为它们在体内的供能速度快，在胃中停留时间比蛋白质和脂肪短，不会在宫缩紧张时引起产妇的不适或恶心、呕吐。食物应稀软、清淡、易消化，如蛋糕、挂面、糖粥等。第二产程中，由于产妇需要不断用力，此时应进食高能量、易消化的食物，如牛奶、糖粥、巧克力等。还可适当喝点果汁或菜汤，以补充因出汗而失去的水分。如果实在无法进食时，也可通过输入葡萄糖、维生素来补充能量。

第280天 分娩时正确的用力方法

当子宫口全开时，子宫收缩会使胎儿逐渐下降至骨盆的出口，此时如果加上用力的动作，可促进分娩，并缓和子宫收缩所引起的强烈刺激，使产妇轻松地度过这段时期。所谓的"用力"，与单纯的"使劲"、"用劲"不同，用力形成的腹压若不能顺着产道的方向，就毫无意义。简单地说，就是必须和排便时的用力方法相同。或许有人会认为"那太容易了"，但分娩时是躺着而非蹲着的，所以用力并不简单，而且容易使人焦躁不安。

仰卧用力

1. 两腿充分张开，膝盖弯曲，后脚跟尽量靠近臀部。

2. 两手向后举，抓住床头的栏杆或两侧的把手。

3. 先充分吸气，从鼻子吐气的同时停止呼吸，几秒钟后再慢慢地像是要排便或打开肛门似的逐渐用力，此时要紧闭嘴唇，直到最后都不要让空气漏出来。从吸气、用力到吐气完毕，大约需要25秒。

要确定用力的方法是否正确时，只要将手掌放在肛门附近，便可得知。方法正确时，手掌会被推向前；错误时，手掌几乎毫无感觉。此外，正确的用力方法是用的力量十分平均，如果只感觉手掌的前半部或后半部受推挤了，就表示方法错误。练习中如发现有以下的缺点时，需加以改正。

只有腹部鼓起。问题在于吸满气后，在吐气之前没有暂时停止呼吸就突然开始用力，或是把停止的气送进腹部，因此造成这种情况。

只有面颊鼓起。这也是停止呼吸的方法错误所造成的。与前面的情况相同，因吸气、吐气间没有暂时停止呼吸，使气没有留在胸部，而跑到口中去了。

身体向上滑。用力时，双手用力过度就会造

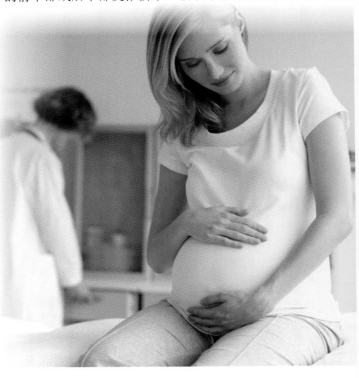

成这种情形。有这种倾向时，只要双手稍微向下移，减弱手腕的力量，即可改正。

身体向下滑。与前一情形相反，当双手用力往后推或手握的地方太低时，容易发生这种情况。总之，手握的地方太高就往下移，握的地方太低就往上移，如此反复调整，就能找到适当的位置。

背脊挺起。下腹部用力过度，或吸气时动用整个胸部想吸足气所造成的。

臀部浮起。背脊、臀部、双脚应处在同一平面上。如果重心过分放在双脚，就会使臀部浮起。

用力无法持久。吸足气后没有暂时停止就马上用力，用力自然无法持久。用力的秘诀是，吸足气后暂停几秒钟再开始用力。

侧卧用力

1. 侧卧时，身体下方的手肘轻轻弯曲，手掌放在脸旁。

2. 双脚并拢，膝盖尽量弯曲，手抱住身体上方大腿靠近臀部的地方。用双手抱也可，只是侧卧时，在身体下方的手容易疲劳。

3. 头部不可弯得太低，背脊也不可拱起至眼睛看得到肚脐的程度。胸部先充分吸气，然后和仰卧的情形相同，暂停数秒钟后再用力。

4. 此时，背脊要挺直，不可拱起，臀部向后突出般地用力。头部弯得太低或不抱住臀部而抱住膝盖，都是错误的用力方法。

这种用力的姿势就好像排便时采用侧卧的姿势一样，任何人都能轻易做到。因此，当产妇采用仰卧的姿势无法有效地用力时，不妨先以侧卧的姿势试试，等感觉较顺畅时，再换回仰卧的姿势。

仰卧时抱住双脚用力

1. 举起双腿，双手从外侧抱住膝盖内侧。双脚尽量靠近下腹部的两侧，并充分张开。此时，大腿如果充分张开，与其说是双手抱住双脚，不如说是用双手将双脚抱起来，双手不可握在一起，而要各自握拳，双脚才能充分张开。

2. 用力的同时，使下颌贴近胸口，双腿尽量张开。

3. 如果双腿没有充分张开，反而并拢在一起，或是吸足气后马上用力，只有腹部鼓起时，用力效果自然不佳。

4. 原本应贴近胸口的下颌向上突出，或用力时支撑脚部的力量比抱住脚部的力量强，使得臀部下滑，都无法达到良好的效果。

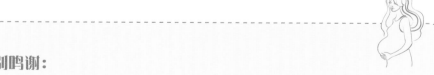

特别鸣谢：

特别鸣谢专业高端孕妇摄影机构525摄影会所，525的摄影师为本书提供了很多漂亮温馨的对应图片。他们倾注了大量心血，用独特的艺术灵感去捕捉孕妈妈每一瞬间的最真实的情感，帮孕妈妈们记录下孕期最美好的回忆。他们的图片，始终保持着清新、唯美、温馨、时尚、个性的摄影风格，我们在此对他们的杰出工作表示衷心的感谢！

图书在版编目（CIP）数据

完美怀孕每日一页 / 姜艳编著. -- 重庆 ： 重庆出版
社，2013.7
　　ISBN 978-7-229-06494-5

　　Ⅰ．①完… Ⅱ．①姜… Ⅲ．①妊娠期－妇幼保健－基
本知识 Ⅳ．①R715.3
　　中国版本图书馆CIP数据核字(2013)第089716号

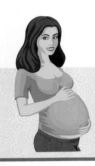

完美怀孕 每日一页

WANMEI HUAIYUN MEIRI YIYE

姜艳◎编著

出 版 人：罗小卫
策划统稿：周诗鸿
责任编辑：朱小玉
封面设计：添翼工作室

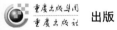 出版

重庆长江二路205号　邮政编码：400016　http://www.cqph.com
北京旭丰源印刷技术有限公司印刷
重庆出版集团图书发行有限公司发行
E-mail：fxchu@cqph.com　　邮购电话：023-68809452
全国新华书店经销

开本：720mm×1000mm　1/16　印张：18　字数：350千
2013年 7 月第 1 版　2013年 7 月第 1 次印刷
ISBN 978-7-229-06494-5
定价：39.80元

如有印装质量问题，请向本集团图书发行有限公司调换：023-68706683

版权所有　侵权必究